陕西省眼科医院

病例精解

主 编/严 宏

科学技术文献出版社
SCIENTIFIC AND TECHNICAL DOCUMENTATION PRESS
·北京·

图书在版编目（CIP）数据

陕西省眼科医院病例精解/严宏主编. —北京：科学技术文献出版社，2020.10
ISBN 978-7-5189-7207-4

Ⅰ.①陕… Ⅱ.①严… Ⅲ.①眼病—病案—分析 Ⅳ.①R77

中国版本图书馆 CIP 数据核字（2020）第 195364 号

陕西省眼科医院病例精解

策划编辑：蔡 霞 责任编辑：蔡 霞 责任校对：王瑞瑞 责任出版：张志平

出 版 者	科学技术文献出版社	
地 址	北京市复兴路 15 号 邮编 100038	
编 务 部	（010）58882938，58882087（传真）	
发 行 部	（010）58882868，58882870（传真）	
邮 购 部	（010）58882873	
官 方 网 址	www.stdp.com.cn	
发 行 者	科学技术文献出版社发行 全国各地新华书店经销	
印 刷 者	北京地大彩印有限公司	
版 次	2020 年 10 月第 1 版 2020 年 10 月第 1 次印刷	
开 本	787×1092 1/16	
字 数	279 千	
印 张	24	
书 号	ISBN 978-7-5189-7207-4	
定 价	258.00 元	

编 委 会

名誉主编　李兴洲

主　　编　严　宏

编　　者　（按姓氏拼音排列）

毕春潮　曹　娟　柴　芳　陈　颖　戴鹏飞
杜　婧　段安丽　段娴艺　郝琳娜　贾　炜
蒋慧莉　雷　涛　雷春灵　雷晓琴　李　晶
李　靖　李　双　李　妍　李　颖　李　勇
李春花　李凤至　李海燕　李兴育　李兴洲
刘　静　刘萃红　刘洪雷　刘建国　刘建荣
马　波　马千丽　马为梅　彭　静　屈超义
曲来强　邵　娟　宋虎平　孙　娜　孙连义
孙文涛　唐　莉　田　芳　田冰玉　王　静
王　娜　王　萍　王　勇　王从毅　王丹丹
王海燕　王丽萍　王润生　王伟伟　王小莉
王玉倩　魏升升　伍玉洁　武雅贞　徐倩倩
严　宏　杨　帆　叶　璐　于敬妮　喻　磊
张　华　张　婕　张　倩　张壬嘉　张娅萍
张妍春　张耀花　赵曦泉　周海燕　周荣乐
朱忠桥

编审秘书　武雅贞

名誉主编简介

李兴洲，主任医师，陕西省西安市人民医院（原西安市第四医院）院长兼党委副书记。任陕西省医师协会副会长，陕西省妇幼保健与优生优育协会副会长，陕西省医学会骨科学分会常务委员，西安医学会针法微型外科学会常务委员。《中国医院管理》杂志全国理事会常务理事，《中国卫生质量管理》理事会常务理事。荣获全国第四届"白求恩式好医生"荣誉称号。

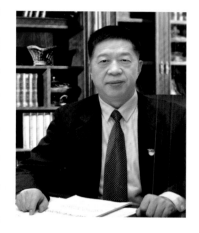

长期从事医院临床及管理工作。1985年8月毕业于西安医科大学医疗系，获学士学位。1985年开始在西安市人民医院（原西安市第四医院）工作至今。2007年晋升为骨科主任医师。历任西安市人民医院（原西安市第四医院）骨科主任、大外科主任、医务科科长、业务院长等职。

不断创新医疗服务模式，在陕西省内率先探索推行"多中心、集约化、全程化＋平台化"日间手术管理新模式。2019年全院开展日间手术率占全院择期手术约53%。强化学科建设，调整学科结构，创新以"中心制"带组医生为核心的学科发展新模式。放大优势资源的战略规划，构建优势学科群，促进了学科的整体发展水平。同时，落实各项医改工作，积极探索不同模式的医联体建设，先后组建了西部眼科联盟、广仁妇产专科联盟、西

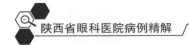
部儿童早期发展联盟及新城区城市医疗集团。极大地发挥医院的专科优势，带动西北地区的医疗技术发展，使优质的医疗资源下沉，让老百姓在家门口就能享受优质的医疗服务。

工作以来多次参与重大抢险救灾任务，因成绩突出，先后荣获市卫计委创佳评差先进个人，抗震救灾先进个人，西安市优秀共产党员，陕西省优秀共产党员称号。当选为第十八届陕西省西安市新城区人大代表。

主编简介

严宏，主任医师，教授，医学博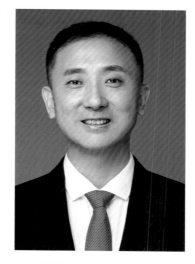士，博士研究生导师，西安市人民医院（原西安市第四医院）陕西省眼科医院院长，陕西省眼视光疾病临床医学研究中心主任，西北工业大学医学研究院特聘研究员，西安交通大学和西北工业大学博士研究生导师，陕西中医药大学和西安医学院硕士研究生导师。曾任第四军医大学唐都医院眼科主任，重庆医科大学附属第一医院特聘教授、博士研究生导师、眼科知名专家。现任中华医学会眼科学分会委员和专家会员，陕西省医学会眼科学分会主任委员，中国医师协会眼科医师分会常务委员，中国老年医学学会和中国老年保健协会眼科学分会常务委员，中华医学会眼科学分会斜视与小儿眼科学组委员，中国医师协会眼科医师分会白内障学组委员等。

从事眼科学医疗、教学和科研工作 30 余年。先后五次赴英国牛津大学眼科医院研修，于 2003 年完成为期 2 年的英国牛津大学眼科博士后研究工作。荣获中国眼科医师奖、中华眼科学会奖、总后勤部优秀教师、军队育才奖银奖、"西安市 2019 年中国医师节最美医师团队"称号等。发表论文 280 余篇，主编国内首部《弱视》等专著 5 部，参编《中华眼科学》、*Ocular Emergency* 和 *Sports – related Eye Injuries* 等专著 10 部，主持国家自然科学基金面

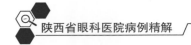
上项目6项，国际合作项目2项，省部级科研项目8项，指导博士研究生获得国家自然科学基金青年项目4项。获国家专利5项。以第一完成人获得省部级奖二等奖2项，陕西省现代教育技术和军队教学成果奖二、三等奖3项。在国内较早开展微切口白内障超声乳化联合微创玻璃体切除治疗复杂眼病，擅长屈光性白内障手术、高度近视和弱视诊治等。

前 言

临床实践是提高诊疗水平的重要途径，病例的准确记录和描述，以及全方位的深度解析，能够提高对疾病的认识和诊疗水平。而精解病例需要富有临床经验的高年资医师高屋建瓴地凝练问题，抽丝剥茧地分析病例，提纲挈领地归纳和总结，这也正是编著此书的初心。

陕西省眼科医院经过多年数代医务人员的不懈努力，已成为西部地区临床规模最大，集临床、科研、教学和康复为一体的大型综合型眼科医院。2019 年眼科年门诊量达 61 万余人次，手术量 3.9 万余台，有大量的临床病例需要总结和提炼。恰逢西安市人民医院（原西安市第四医院）建院 130 周年，期间邀请了国内外著名眼科专家参观指导，进行了全方位的多学科亚专业的学术交流。作为建院 130 周年的献礼和纪念，陕西省眼科医院全体同人有愿望和责任以此为契机总结临床经验，给全国眼科同人提供具有临床实用价值的眼科临床病例精解。

2020 年年初，陕西省科技厅联合陕西省卫生健康委员会批复了由陕西省眼科医院牵头成立的陕西省眼视光疾病临床医学研究中心，通过中心建设以构建陕西省眼视光疾病临床医学研究中心的协同网络，形成综合解决临床问题的方案，带动和引领陕西省眼视光疾病诊疗技术水平和服务能力的提升。对疾病的认识和诊疗技能的提升，临床病例的分析和积累是基础，本中心为基层医疗机构的眼科疾病诊疗技术的提升奠定了基础。

经过眼科医院十大中心的眼科人积极准备和总结，汇聚了 60 例涵盖眼底病、白内障和眼内屈光手术、角膜屈光手术、儿童眼

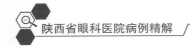
病、青光眼、眼外伤、眼表疾病、眼整形和眼眶病，以及神经眼科的珍贵病例。临床案例的分析具有直观性，是便于快速理解理论和实践结合的形式。本书图文并茂，精解分析丝丝入扣，便于眼科同道学习和理解，相信对眼科各级医师提高眼科临床诊疗水平均有益处。

以病例荟萃或病例集锦等命名的书籍不在少数，但以某眼科医院为书名的撰写形式尚属第一次尝试，也充分体现了陕西省眼科医院的临床综合实力，使得编著者更具有责任感，这就对编著者提出了更高的要求。在撰写过程中，我们反复多次与编著者沟通讨论，增加了最新的专家共识和国内外相关疾病的研究结果，其目的就是希望这本书能为各级医疗机构的眼科医师提供最新的理论和实践依据。

病例荟萃和精解是全体提供珍贵病例和参加解析专家共同努力的结晶。由于对疾病的认识、诊疗设备的不断完善，治疗理念的与时俱进，对于问题的认识也会随着科学的进步有所不同，故著书立说本身总会有遗憾。书中难免有错漏之处，恳请眼科同道予以见谅，并提出宝贵意见。

本书在撰写期间，正值全球新型冠状病毒肺炎暴发流行，尤其正逢我国武汉抗击疫情攻坚阶段，全体眼科同人积极参加抗击疫情战斗，我院先后派出 3 批次医疗队奔赴抗疫前线。同时在二线的眼科同人抓住时机，完成了病例的总结和撰写，以此纪念2020 年为中国抗击新型冠状病毒肺炎奉献的医务工作者。

在此谨向所有为西安市人民医院（原西安市第四医院）、陕西省眼科医院发展做出贡献的前辈、领导、老师、同道和学生们表示最诚挚的感谢！

目　录

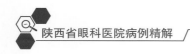

第二章　白内障和眼内屈光手术

第三章　角膜屈光手术

第四章　斜视和弱视

第八章　眼眶病和神经眼科

附录

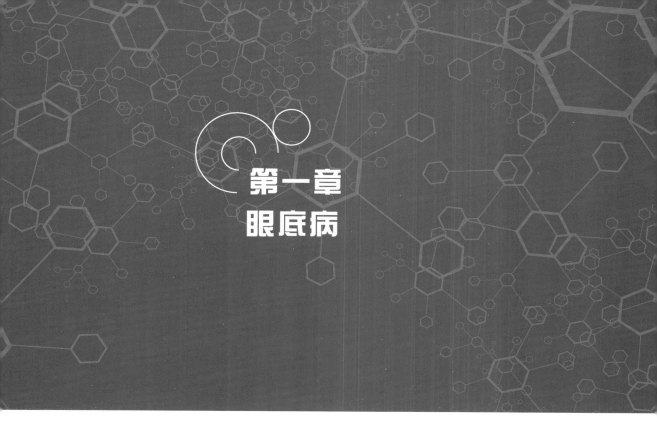

第一章 眼底病

病例1 视网膜大动脉瘤误诊为视网膜中央静脉阻塞伴继发性黄斑水肿

📋 病历摘要

【基本信息】

患者，男，55岁。主诉"右眼视力下降2月余"。

现病史：2周后于重庆某医院就诊，行眼底照相（图1-1）、相干光断层扫描血管成像（optical coherence tomography angiography，OCTA）（图1-2）检查，均诊断为"右眼视网膜中央静脉阻塞

笔记

(central retinal vein occlusion，CRVO）继发性黄斑水肿"，均建议行眼内注射抗新生血管内皮生长因子（vascular endothelial growth factor，VEGF）。患者拒绝眼内注射药物治疗，1天后来我院就诊。

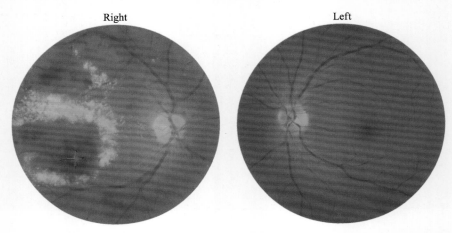

右眼颞上血管弓外侧见散在激光斑，黄斑区颞下见类圆形黄白色轻度隆起约1/4 PD（绿色十字），周围伴出血约1 PD，以病灶为中心见黄白色脂质渗出环，渗出累及黄斑区。

图1-1 双眼眼底照相

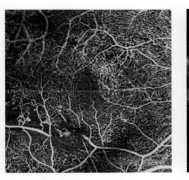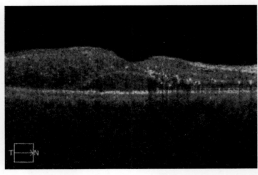

右眼黄斑区颞下视网膜层见血管瘤样扩张，其远端见小动脉扩张伴周围无灌注区，黄斑区视网膜水肿并伴神经上皮层浆液性脱离，视网膜层间见高反光点。

图1-2 右眼OCTA

既往史：高血压病史10年余；5年前因右眼视力下降诊断为右眼眼底出血（具体不详），行1次视网膜激光光凝术；因荧光素钠造影剂过敏未行荧光素眼底血管造影（fluorescence fundus angiography，

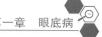
FFA）检查。患者于 2 周前于延安市某医院就诊，行相干光断层扫描（optical coherence tomography，OCT）（图 1 - 3）检查。

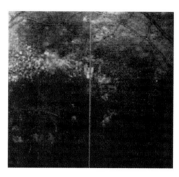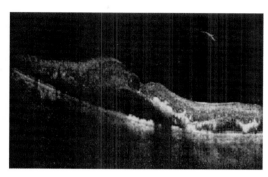

右眼黄斑区视网膜水肿，神经上皮脱离，外层见颗粒状高反射物。

图 1 - 3 右眼黄斑 OCT

【眼科检查】

视力：OD 0.12 矫正不提高，OS 1.2。双眼眼压 Tn，双眼前节（-），晶状体及玻璃体无明显混浊，右眼底视网膜动脉变细且僵直、视网膜静脉略迂曲扩张，视盘上方及鼻上视网膜见散在激光斑，颞下小动脉 2、3 级分支动静脉交叉处见类圆形黄白色轻度隆起病灶约 1/4 PD，周围伴出血约 1 PD，以病灶为中心见黄白色脂质渗出环 3 ~ 4 PD，渗出累及黄斑区。OCTA（图 1 - 4）示右眼黄斑颞下方视网膜层可见与视网膜动脉相连的团状强血流信号、周围无灌注区，右眼黄斑区神经上皮浆液性脱离。

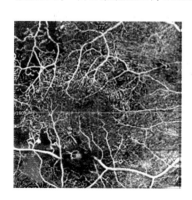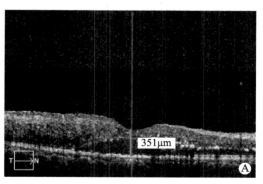

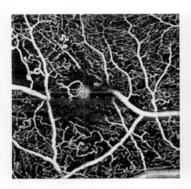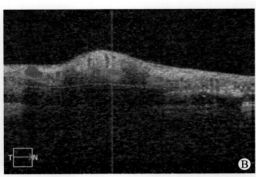

A：右眼黄斑区神经上皮浆液性脱离，黄斑中心凹厚度 351 μm。B：右眼黄斑颞下方视网膜层可见与视网膜动脉相连的团状强血流信号，其远端见小动脉扩张伴周围无灌注区。

图 1 - 4　右眼激光治疗前 OCTA

【诊断】

①右眼视网膜大动脉瘤；②右眼继发性黄斑水肿；③右眼视网膜光凝术后。

【诊疗经过】

①右眼视网膜动脉瘤周围行激光光凝术。激光参数：氩激光，时间 0.03 s，能量 0.3 W，光斑直径 200 μm，Ⅱ级反应，光凝血管瘤周围 42 点。②控制血压。

术后 4 周复查，右眼视力 0.2，右眼底颞下视网膜动脉瘤周围出血灶缩小约 1/2 PD，较前吸收，周围黄白色脂质渗出环较前变稀薄，视网膜动脉普遍较细，沿小动脉仍见多处点状出血，其周围均有不同程度渗出（图 1 - 5）。OCTA（图 1 - 6）示：右眼颞下大动脉瘤较前萎缩，黄斑区浆液性神经上皮层下积液较前吸收，动脉瘤周围仍见无灌注区。再次给予视网膜激光光凝治疗，参数同前，光凝血管瘤周围及血管瘤表面共 299 点。继续随访。

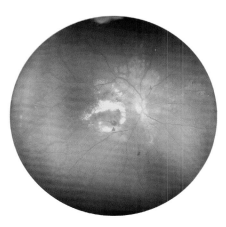

右眼黄斑中心颞下见类圆形黄白色轻度隆起，周围伴出血约 1/2 PD，较前吸收，其周围黄白色脂质渗出环较前稀薄，视网膜见多处小动脉梭形膨大（绿色箭头），周围见点状出血及不同程度点状脂质渗出。

图 1-5　右眼激光治疗 4 周后欧宝照相

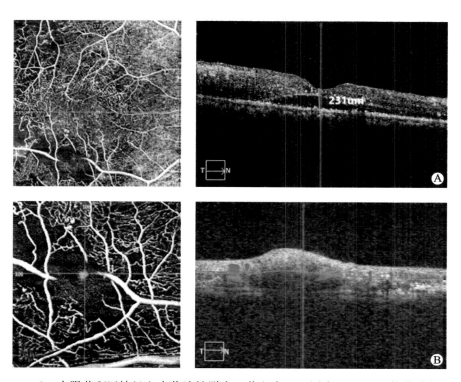

A：右眼黄斑区神经上皮浆液性脱离，黄斑中心凹厚度 231 μm，较前减轻。
B：右眼黄斑颞下方视网膜层可见与视网膜动脉相连的团状强血流信号较前减弱。

图 1-6　右眼激光治疗 4 周后 OCTA

病例分析

　　患者曾多次于几家医院就诊，均诊断为右眼 CRVO 继发性黄斑水肿，建议行眼内注射抗 VEGF 药物治疗。患者于我院门诊检查发现右眼颞下小动脉 2、3 级分支动静脉交叉处见类圆形黄白色轻度隆起病灶约 1/4 PD，周围伴出血，以病灶为中心的环样脂质渗出，初步诊断：右眼视网膜大动脉瘤。经影像学检查后支持诊断：①右眼视网膜大动脉瘤；②右眼继发性黄斑水肿；③右眼视网膜光凝术后。

　　视网膜大动脉瘤（retinal arterial macroaneurysm，RAM）是特发性获得性视网膜中央动脉的分支血管发生扩张，主要发生在视网膜动脉第二及第三分支、分岔点或动静脉交叉处，多为单个，20% 的患者是沿着同一条血管或多条血管的多个动脉瘤。高血压是最常见的相关危险因素，其他危险因素包括高血脂和全身血管性疾病。辅助检查：FFA 是诊断金标准，显示瘤样扩张的动脉立即充盈和渗漏荧光，如存在内界膜下和视网膜内出血遮挡，可在出血周围见到环形强荧光，累及的动脉可显示变细和不规则，周围毛细血管渗漏荧光。OCTA 检查：视网膜层间见血管团状血流信号。OCT 检查：渗出引起广泛的视网膜水肿，视网膜外层水肿最显著，还能显示黄斑区神经上皮脱离。本例虽未行 FFA 检查，根据 OCTA 及 OCT 的典型表现，也能够明确诊断。

　　视网膜大动脉瘤的治疗：①观察：因大多数视网膜动脉瘤可自行退化，视力能恢复得很好，所以对未影响黄斑区的病例可以进行观察。②激光治疗：激光适应证是慢性黄斑渗漏或黄斑水肿引起视力下降，用激光光凝视网膜动脉瘤表面及周围促进动脉瘤的萎缩，减少渗出，从而改善黄斑区水肿。③抗新生血管生长因子（VEGF）治疗：抗 VEGF 药物不能从根本上稳定视网膜动脉瘤病灶，仅在注射后早期黄斑区视网膜水肿明显减轻，但最终随访，对最佳矫正视力和黄斑区视网膜厚度并没有显著作用。该患者因动脉瘤的广泛渗出累及黄斑区，引起黄斑区视网膜的增厚及神经上皮层脱离，导致患者视力下降明显，给予激光光凝瘤体周围及表面，促进视网膜动脉瘤的萎缩，减轻渗出，提高视力，说明激光治疗效果较好。

🔛 雷春灵病例点评

RAM 因临床表现多样化，常与视网膜静脉阻塞（retinal vein obstruction，RVO）、息肉样脉络膜血管病变（polypoidal choroidal vasculopathy，PCV）、脉络膜新生血管（choroidal neovascularization，CNV）等眼底疾病相混淆。对于荧光素钠过敏者，无创性 OCTA 进行血流信号检测可以鉴别多种眼底疾病，RAM 在 OCTA 中特征表现为视网膜浅层可见瘤体呈强反射信号并与视网膜动脉血管相连，提示病灶位于视网膜层面。同时，RAM 引起黄斑水肿的特点与瘤体周围视网膜水肿的层次相一致，且最常累及外核层，常伴有黄斑区视网膜下液。RVO 在 OCTA 中特征表现可见视网膜浅层、深层毛细血管层的静脉及其毛细血管扩张纡曲，动脉管壁中无局灶性膨隆扩张表现，RVO 继发黄斑水肿的特点是液体积聚于视网膜外丛状层形成黄斑区囊样水肿。两者易混淆，应注意鉴别。RAM 引起慢性黄斑渗漏或水肿的患者，应选择激光治疗，激光光凝视网膜动脉瘤的周围及瘤体表面，促进视网膜动脉瘤的萎缩，从而减少渗出，稳定并提高视力。抗 VEGF 药物不能从根本上稳定视网膜动脉瘤病灶，仅在注射后早期黄斑区视网膜水肿明显减轻，提高视力，最终随访，对最佳矫正视力和黄斑区视网膜厚度并没有显著作用，因此选择抗 VEGF 治疗应慎重。

RAM 多为单个，少数患者是沿着同一条血管或多条血管的多个动脉瘤。该病例检查发现视网膜动脉普遍较细，多处小动脉在第二及第三分支、分岔点或动静脉交叉处视网膜动脉局限性梭形膨胀，周围见出血，以及伴有不同程度渗出，故考虑为多发性视网膜大动脉瘤，临床上相对少见。因其他视网膜动脉瘤处出血及渗出未累及黄斑区，且其周围见陈旧性激光斑，故密切观察，暂不给予治疗。

该案例提示在临床诊疗中，如遇继发性黄斑水肿，需寻找引起继发性黄斑水肿的原因，要注意鉴别诊断。患者因造影剂过敏，虽在外院做 OCTA 检查，但仅为常规黄斑区检查，临床医生未注明除黄斑中心外区域可疑部位重点检查，因而造成对动脉瘤位置的遗漏，因此选择适当影像学检查方法明确诊断、合理治疗非常重要。

参考文献

1. PITKANEN L, TOMMILA P, KAARNIRANTA K, et al. Retinal arterial macroaneurysms, 2014, 92: 101 - 104.

2. TSUJIKAWA A, SAKAMOTO A, OTA M, et al. Retinal structural changes associated with retinal arterial microaneurysm examined with optical coherence tomography. Retina, 2009, 29 (6): 782 - 792.

3. MAGED A, FRIEDERIKE S, PIETER N, et al. Optical coherence tomography (OCT) angiography findings in retinal arterial macroaneurysms. BMC Ophthalmology, 2016, 16: 120.

4. CHO H J, RHEE T K, KIM H S, et al. Intravitreal bevacizumab for symptomatic retinal arterial microaneurysm. Am J Ophthalmol, 2013, 155 (5): 898 - 904.

（李凤至　雷春灵）

病例2 巩膜扣带术后罕见黄斑裂孔性视网膜脱离

病历摘要

【基本信息】

患者，男，41岁。主诉"左眼视力下降伴黑影遮挡5天"。

既往史：双眼高度近视10余年，左眼自幼视力差。

【眼科检查】

视力：OS CF/20 cm，矫正不提高，眼压12.0 mmHg，眼前节未见明显异常，玻璃体絮状混浊，可见色素颗粒，眼底视盘界清色淡，盘周可见近视弧，9:00~3:00视网膜隆起，累及黄斑区，1:00可见约1 PD椭圆孔及1/3 PD圆孔，2:00~3:00变性区内可见数个筛孔（图2-1A）。

【辅助检查】

B超提示：左眼眼轴延长（33.81 mm）后巩膜葡萄肿，视网膜脱离（图2-2）。黄斑OCT提示：左眼黄斑区神经上皮层脱离，未见裂孔（图2-3A）。

【诊断】

①左眼孔源性视网膜脱离；②双眼高度近视。

【诊疗经过】

住院行左眼巩膜环扎外垫压联合巩膜外放液术，术后视网膜

9

复位。

术后情况：巩膜扣带术后 8 天复查，眼部专科检查：左眼视力 0.02，眼压 14.9 mmHg，眼前节未见明显异常，玻璃体混浊，眼底视盘界清色淡，盘周可见近视弧，视网膜平伏，豹纹样改变，9:00～1:00 手术嵴可见，裂孔位于嵴上，孔嵴关系良好。门诊行左眼视网膜裂孔光凝（图 2－1B）。

巩膜扣带术后 17 天，患者自觉左眼视物遮挡，眼部专科检查：左眼视力 CF/10 cm，眼压 12.1 mmHg，眼前节未见明显异常，玻璃体混浊，眼底视盘界清色淡，盘周可见近视弧，下方 3:00～9:00 视网膜隆起，累及黄斑区，上方手术嵴可见，原裂孔位于嵴上，孔周可见陈旧光凝斑（图 2－1C）。行三面镜检查并没有发现明确的裂孔，但根据视网膜脱离以下方为主的形态特征，高度怀疑黄斑裂孔引起，于是行 OCT 的排查，提示左眼黄斑区神经上皮层全层断裂，裂孔直径 226 μm（图 2－3B）。诊断：左眼黄斑裂孔性视网膜脱离，左眼巩膜环扎外垫压术后，双眼高度近视。2 天后行左眼玻璃体切除＋内界膜剥除＋硅油填充术。

玻璃体切除术后 15 天门诊复查，眼部专科检查：左眼视力 0.02，眼压 23.5 mmHg，眼前节未见明显异常，玻璃体腔硅油填充，眼底视盘界清色淡，盘周可见近视弧，视网膜平伏，黄斑裂孔闭合，上方手术嵴可见，原裂孔位于嵴上，裂孔周可见陈旧光凝斑。黄斑 OCT 提示：黄斑裂孔闭合（图 2－3C）。术后 35 天随访观察，眼底情况稳定（图 2－1D），黄斑 OCT 检查：黄斑裂孔闭合（图 2－3D）。

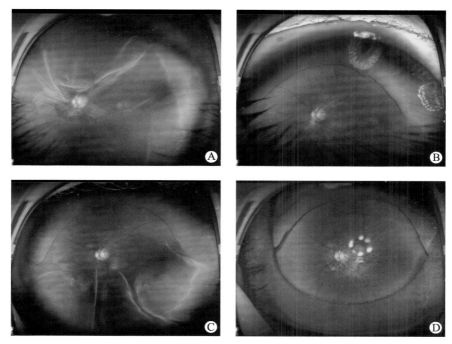

A：巩膜扣带术前上方为主的视网膜脱离，视网膜脱离范围波及黄斑区，高度近视改变。B：巩膜扣带术后 8 天，视网膜复位，孔嵴关系良好，裂孔周围可见光凝斑。C：巩膜扣带术后 17 天，下方为主的视网膜脱离，上方手术嵴可见，原裂孔闭合。D：玻切注油术后 35 天，视网膜平伏，黄斑裂孔闭合。

图 2-1　术前、术后眼底照相

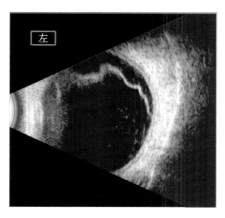

图 2-2　巩膜扣带术前 B 超示左眼视网膜脱离

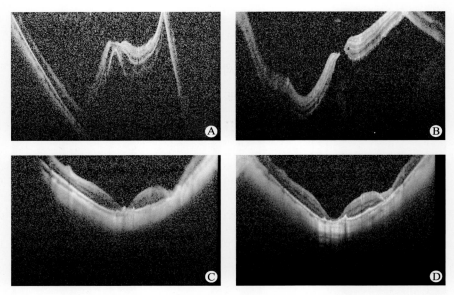

A：巩膜扣带术前黄斑 OCT，黄斑区神经上皮层脱离，未见黄斑裂孔。B：巩膜扣带术后 17 天黄斑 OCT，黄斑区神经上皮层脱离，黄斑中心全层裂孔，直径约 226 μm。C：玻切注油术后 15 天黄斑 OCT，黄斑裂孔闭合。D：玻切注油术后 35 天黄斑 OCT，黄斑裂孔闭合。

图 2-3　术前、术后 OCT 图像

病例分析

　　孔源性视网膜脱离（rhegmatogenous retinal detachment，RRD）是一种严重的致盲性眼病，是眼科急症之一，当视网膜脱离累及黄斑区时视力显著下降，若未及时救治，后果严重，巩膜扣带术是治疗 RRD 的常用术式。据文献报道，RRD 行视网膜复位手术后出现黄斑裂孔（macular hole，MH）较为罕见，发生率为 0.5% ~ 2%，出现的时间平均在手术后 7 天至 4 个月，巩膜扣带术后出现 MH 的时间为 5 ~ 8 天，平均时间为 7 天。我们回顾了近 4 年行巩膜扣带术治疗的 482 例 RRD 患者，其中 3 例患者（包括上述 1 例）在初次行巩膜环扎外垫压联合巩膜外放液术后视网膜复位，但分别于术后

17 天、46 天、11 天检查发现 MH 性视网膜脱离，OCT 检查发现大小不一的 MH，这个时间长于文献报道的时间，考虑主要是由于这个时间仅仅是检查发现 MH 性视网膜脱离的时间，而不等同于患者出现 MH 的时间，与患者在出现明显症状之前未就诊有关。

目前对巩膜扣带术后继发 MH 形成的机制尚不清楚，观点不一。Byon 等通过对巩膜扣带术后 OCT 检查分析，认为视网膜复位术后继发 MH 原理与特发性 MH 的切线牵拉学说并不一致。认为是之前已经存在的玻璃体后脱离对内层视网膜的损伤联合外层视网膜的缺血导致了 MH 的发展。Schlenker 等认为，RRD 复位后黄斑囊样水肿内的液体使囊袋处于紧张状态，致使视网膜神经上皮层层间裂开，导致板层 MH，进一步开裂导致全层 MH。Khurana 等认为，RRD 患者无论外路或内路术后，都有继发 MH 的可能性，考虑可能与黄斑前膜的形成有关。

本病例患者在初次行巩膜扣带术前 OCT 检查并未发现 MH，同时视网膜脱离以上方为主，亦不符合 MH 性视网膜脱离的形态特征，以此可以排除术前存在 MH 的可能。行巩膜环扎外垫压联合巩膜外放液术后，视网膜复位，孔嵴关系良好，于术后 8 天行视网膜光凝封闭裂孔。术后 17 天复查时再次出现视网膜脱离，脱离范围以下方为主，原孔嵴关系仍然良好，原裂孔并未开放，黄斑 OCT 检查提示小的 MH，于是进行了玻璃体手术治疗，术中剥除内界膜，填充硅油，术后视网膜复位。随访至第 2 次术后 3 个月，眼底情况稳定，视网膜复位，MH 闭合。

朱忠桥病例点评

RRD 行巩膜扣带术后继发 MH 性视网膜脱离在临床上较为少

笔记

见，相关文献报道也相对较少。目前对继发 MH 形成的机制尚不清楚，观点不一，除了考虑上述文献报道的一些观点以外，我们观察到此患者初次视网膜脱离范围累及黄斑区，伴有高度近视，在巩膜扣带术过程中行巩膜外放液处理，此三点在我们回顾的另外两个病例中同样存在，这些共性也许与 MH 性视网膜脱离的形成有一定的关系。

伴有黄斑脱离的 RRD 患者由于缺氧和视网膜色素上皮层为视网膜提供营养物质的缺乏导致黄斑区存在退行性改变和变薄，同时高度近视患者眼轴延长，巩膜随之扩张拉伸形成后巩膜葡萄肿，而视网膜延伸度远不及巩膜，于是后极部黄斑区形成反向垂直牵拉，且高度近视黄斑区视网膜和脉络膜组织萎缩变薄，易形成 MH 性视网膜脱离。在行巩膜扣带术时伴行的巩膜外放液处理，一方面，可以减少视网膜下液，利于裂孔定位，促进视网膜复位；另一方面，当存在大量视网膜下液时，快速彻底的放液处理可能会对本已薄弱的高度近视眼黄斑区结构产生影响，进而产生 MH，所以在放液时应注意控制放液的速度，缓缓地排出视网膜下液，减轻对黄斑区的干扰。

除此以外，伴有黄斑脱离的 RRD 患者大多伴有不同程度的视网膜前膜，黄斑脱离持续时间越长，伴发视网膜前膜概率就越大，尤其是视盘黄斑之间，以及黄斑区视网膜前膜较为常见。增殖膜可能会产生黄斑中心的牵拉力，促进 MH 形成。这一点需要更为详细的 OCT 观察来进一步验证。

对于 RRD 患者，不仅要重视术前的排查，了解是否合并 MH，同时应该更为重视术后的 OCT 追踪观察，对 MH 做到早发现早干预。MH 的形成对于患者视功能有极大的影响，尤其是发展为 MH 性视网膜脱离，所以术后密切的随访很有必要，可以在发生视网膜

笔记

脱离之前发现 MH，手术方式的选择可能就有不同，可能只需要玻璃体切除联合注气，甚至单纯玻璃体腔注气，减少硅油的填充，尽可能地保留患者的视功能。巩膜扣带术后 MH 性视网膜脱离的形成原因是复杂的，MH 的形成机制与特发性 MH 不尽相同，需要进一步的研究观察，术后早期的 OCT 检查，可以提供更为全面、客观的影像学资料，有助于进一步研究探讨巩膜扣带术后 MH 形成的机制及其发生发展的过程。

参考文献

1. SHIBATA M, OSHITARI T, KAJITA F, et al. Development of macular holes after rhegmatogenous retinal detachment repair in Japanese patients. J Ophthalmol, 2012：740591.

2. BYON I S, KWON H J, PARK G H, et al. Macular hole formation in rhegmatogenous retinal detachment after scleral buckling. Korean J Ophthalmol, 2014, 28（5）：364 – 372.

3. SCHLENKER M B, LAM W C, DEVENYI R G, et al. Understanding macular holes that develop after repair of retinal detachment. Can J Ophthalmol, 2012, 47（5）：435 – 441.

4. KHURANA R N, WYKOFF C C, BANSAL A S, et al. The association of epiretinal membrane with macular hole formation after rhegmatogenous retinal detachment repair. Retina, 2017, 37（6）：1073 – 1078.

5. WU T T, KUNG Y H, CHANG C Y, et al. Surgical outcomes in eyes with extremely high myopia for macular hole without retinal detachment. Retina, 2018, 38（10）：2051 – 2055.

（刘 静 朱忠桥）

病例3　以视网膜下积液为表现的2型
　　　黄斑旁视网膜毛细血管扩张症

病历摘要

【基本信息】

患者，男，53岁。主诉"右眼视物不清2周"，外院诊断"右眼中浆"，来我院进一步诊治。否认高血压、糖尿病病史。

【眼科检查】

矫正视力：OD 0.6，OS 0.8；眼压：OD 17.2 mmHg，OS 15.5 mmHg。前节（-），眼底：双眼视盘界清，色淡红，血管走行正常，双眼黄斑透明度降低，左眼颞下少许玻璃膜疣（图3-1）。黄斑OCT：右眼黄斑神经上皮局限性浅脱离（图3-2）。FFA：双眼早期黄斑中心凹旁小血管扩张，晚期黄斑区弥漫环形荧光渗漏（图3-3）。追问病史，无手术史、药物史、放射接触史等。

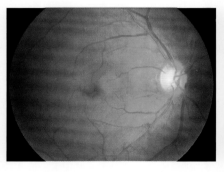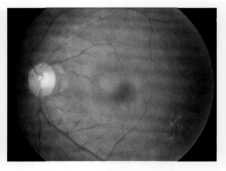

双眼黄斑旁中心凹透明度降低呈灰白色改变，左眼颞下少许玻璃膜疣。

图3-1　患眼彩色眼底像

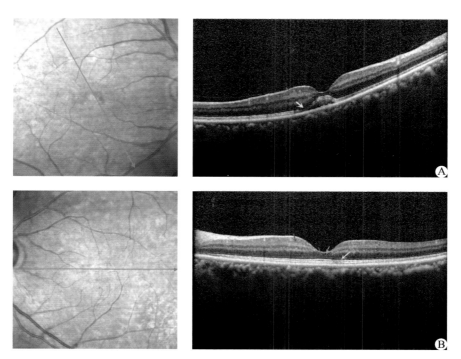

A：右眼黄斑神经上皮局限性浅脱离，颞侧椭圆体带局部缺失（黄色箭头）；内外丛状层反射信号稍增强增厚（红色箭头）。B：左眼黄斑颞侧椭圆体带信号减弱（黄色箭头），内外丛状层反射信号稍增强增厚（红色箭头），视网膜细小空腔（绿色箭头），视网膜层间点状高反射信号（蓝色箭头）。

图 3 - 2　患眼黄斑 OCT 检查

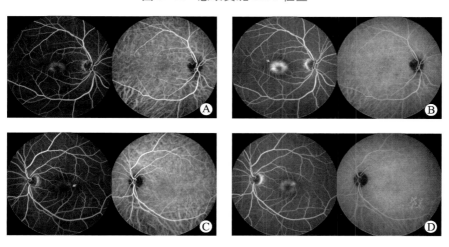

A、C：双眼早期黄斑中心凹旁小血管扩张。B、D：晚期黄斑区弥漫椭圆环样荧光渗漏。双眼颞侧可见直角小静脉（黄色箭头）。

图 3 - 3　患眼荧光素眼底血管造影检查（FFA）
和吲哚菁绿眼底血管造影检查（ICGA）

【诊断】

初步诊断：双眼黄斑水肿原因待查。

【诊疗经过】

初步诊断后，给予改善微循环，消水肿治疗。1个月后复查，矫正视力：OD 0.6，OS 0.8，复查 OCT：右眼黄斑视网膜下积液无明显变化，左眼黄斑视网膜层间空腔（图 3 – 4）。进一步行 OCTA 检查：双眼黄斑视网膜深层毛细血管扩张（图 3 – 5）。回顾 1 个月前 OCT：右眼黄斑颞侧局部椭圆体带缺失，内外丛状层反射略增强增厚。左眼黄斑颞侧局部椭圆体带信号减弱，内外丛状层反射略增强增厚，视网膜层间细小空腔，内外核层点状高反射信号（图 3 – 2）；荧光素眼底血管造影（fluorescence fundus angiography，FFA）和吲哚

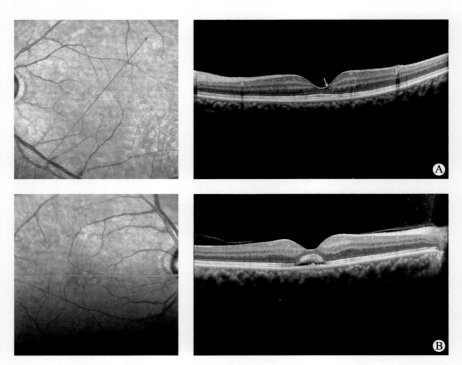

A：右眼黄斑视网膜下积液无明显变化。B：左眼黄斑视网膜层间空腔（黄色箭头）。

图 3 – 4　1 个月后复查 OCT

菁绿眼底血管造影（indocy anine green，ICGA）：双眼黄斑颞侧可见直角小静脉（图 3－3）。诊断为 2 型黄斑旁视网膜毛细血管扩张症（macular telangiectasia type 2，MacTel 2）。密切观察随访。

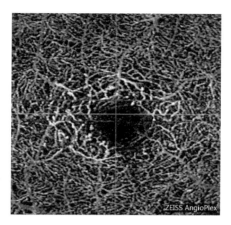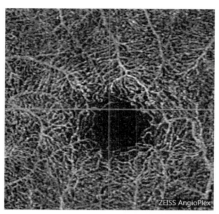

双眼黄斑视网膜深层毛细血管扩张。

图 3－5　患眼 OCTA 检查

病例分析

2 型黄斑旁视网膜毛细血管扩张症（MacTel 2）是一类较少见的视网膜毛细血管异常扩张的神经变性疾病。多见于 50～60 岁人群，累及双眼，发病存在先后顺序，可表现为视力下降、视物变形等。临床上容易误诊、漏诊。MacTel 2 本质为神经变性，特征表现为黄斑毛细血管扩张。本例患者初诊时 OCT 显示椭圆体带局部缺失、视网膜层间细小空腔、点状高反射信号，考虑为 Müller 细胞和光感受器变性凋亡的表现，这些较早期征象容易被忽略，但可以体现疾病的本质改变，有助于与中心性浆液性脉络膜视网膜病变（简称"中浆"）、视网膜血管性疾病等相鉴别。

患者 FFA 中表现双眼黄斑毛细血管扩张渗漏，还应与以下疾病

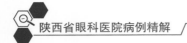

鉴别：①黄斑毛细血管扩张1型，多单眼，动脉瘤样扩张血管，以渗出为主；②糖尿病视网膜病变，有糖尿病史，眼底其他部位偶可看到微血管瘤，OCT通常显示黄斑囊样水肿；③患者因内眼手术史、药物史、放射线接触史等引起黄斑水肿表现的疾病。OCTA相对于FFA更能清晰地显示扩张的视网膜深层毛细血管，并在疾病的发展后期更直观地显示视网膜下新生血管。综上所述，MacTel 2诊断需要多模式影像结合病史分析判断。

MacTel 2是神经变性疾病，OCT一般显示神经视网膜内空腔样结构，但本例患者发病时OCT显示视网膜神经上皮下少量积液，曾被误认为中浆。据文献报道，黄斑视网膜神经上皮下积液是非增殖性MacTel 2非常少见的一种变异表现，通过小样本观察一般出现在病变3期（出现直角走行小血管）及以后，推测在血管重塑期间Müller细胞液体运输平衡被暂时打破而出现视网膜下液，长期随诊发现部分病例视网膜下液可以自行吸收且视力较稳定。本病例患者1个月后复诊时视网膜下液无明显变化但视力稳定，需密切观察随访，若视网膜下积液不吸收伴视功能下降，或出现视网膜下新生血管，需要及时干预。

➕ 王海燕病例点评

该病例初诊时曾被误诊为黄斑水肿、中浆等疾病，可见目前对于此病的认识还有待提高。2型黄斑旁视网膜毛细血管扩张症多原因不明，双眼发病，但双眼病程可不完全相同。本病患者以右眼起病，左眼并无症状，但FFA上可见双眼毛细血管扩张，并在OCTA的深层血管得以体现。FFA仍然是目前诊断MacTel 2的金标准，但OCTA图像中深层毛细血管的扩张，更方便快捷、无创地显示了疾病的特征。因此，应强调此类疾病 OCTA 检查的重要性。而本例患者的特殊性在于并没有在 OCT 图像上发现典型的神经视网膜内空腔样结构，而是出现了少见的视网膜下液，从而引起混淆，但 FFA 结合 OCTA 检查给本病患者最终得以确诊提供了帮助。在该病发病机制的研究中，主要的观点认为该病为 Müller 细胞变性所致，因此，对于非增殖期黄斑水肿，不建议使用抗血管内皮生长因子（VEGF）治疗。而当病变进展继发视网膜下新生血管时，抗 VEGF 治疗可能减缓疾病进展，阻止视功能进一步恶化。因此，本例患者未予特殊治疗，建议密切随访。目前有研究表明，神经营养因子、雌激素等手段有望为 MacTel 2 的治疗提供新方法，期待大范围多中心临床研究的结果来为临床此类患者的治疗提供依据。

参考文献

1. 刘乘熙，丁小燕. 2 型黄斑毛细血管扩张症研究进展. 中华实验眼科杂志，2018，36（8）：653 – 656.

2. POWNER M B, GILLIES M C. TRETIACH M, et al. Perifoveal Müller cell depletion in a case of macular telangiectasia type2. Ophthalmology, 2010, 117（12）：2407 – 2416.

3. MEHTA H, MüLLER S. Natural history and effect of therapeutic interventions on subretinal fluid causing foveal detachment in macular telangiectasia type 2. Br J Ophthalmol, 2017, 101：955 – 959.

4. 才艺，石璇，赵明威，等. 特发性黄斑视网膜血管扩张症 2 型的临床特点及诊断治疗研究进展. 中华眼科杂志，2019，55（1）：68 – 73.

（贾　炜　王海燕）

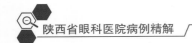

病例4 以中浆首诊眼科的库欣综合征

病历摘要

【基本信息】

患者，女，50岁。主诉"双眼反复视力下降3年余，加重3个月"。

3年前，患者出现右眼视力下降，不伴眼部刺激症状，无眼前黑影飘动，视野遮挡及眼球转动疼痛等症状。就诊于本市某医院，诊断为"右眼中心性浆液性脉络膜视网膜病变"，给予右眼底激光治疗后视力逐渐好转。维持数月后右眼视力下降再次复发。此后，患者左眼也出现类似症状，并于本市多家医院诊治，给予口服药物，具体不详，效果欠佳。患者双眼视力在反复波动中逐渐下降，最近3个月加重，右眼为著。

既往史：4年前体检发现高血压，最高血压达170/109 mmHg。服用硝苯地平，每日1片，血压控制不佳，多在150/100 mmHg。自诉血糖有时偏高，但未明确诊断糖尿病。无外源性局部、口服或静脉使用皮质类固醇药物史。

【首诊眼科】

眼科检查，OD：试片无助→数指；OS：−0.5 DS/−0.5 DC×170°→0.4；双眼前节未见异常。眼底检查如图4−1～图4−3所示。

诊断根据患者病史，结合眼底改变，诊断"双眼中心性浆液性脉络膜视网膜病变，右眼继发脉络膜新生血管"。患者双眼大量纤

笔记

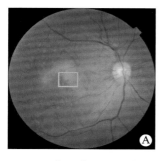
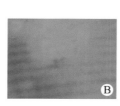
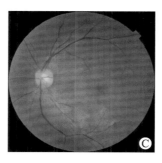

A：右眼黄斑区网膜下淡黄色渗出。B：A 图中绿色小框区域放大可见小片状出血。C：左眼黄斑区 4 PD 大小清晰划界的神经网膜隆起，下方网膜下淡黄色渗出物集聚。

图 4 – 1　眼底检查

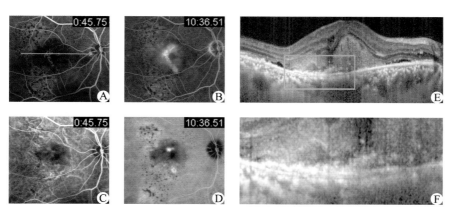

A、B：FFA 显示右眼视网膜色素上皮（retinal pigment epithelium，RPE）水平弥散性渗漏。C、D：ICGA 显示脉络膜血管扩张，通透性增强及 RPE 渗漏处染色。E：OCT 显示视网膜下大量的纤维素渗出（A 图扫描线）。F：E 图中绿色小框区域放大显示 RPE 不规则实性浅脱离，提示脉络膜新生血管的存在。

图 4 – 2　FFA 检查

维素渗出，提示中浆病情重，加之患者为女性，病程迁延达 3 年，需除外继发因素导致中浆。患者否认外源性皮质类固醇药物使用史，于是建议患者内分泌科完善血浆皮质醇浓度检查。

【转诊内分泌科】

　　内分泌门诊行小剂量（1 mg）地塞米松抑制实验：皮质醇 918.97 nmol/L↑（参考值 118.64 ~ 618.02 nmol/L）。考虑"皮质醇

笔记

23

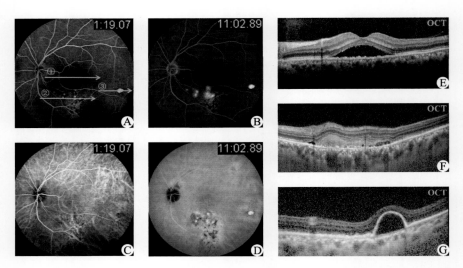

A、B：FFA 显示左眼中心凹下方 RPE 水平多个墨渍样渗漏点，中心凹颞测 RPE 脱离积存荧光。C、D：ICGA 显示脉络膜血管扩张，通透性增强，RPE 渗漏点染色及 RPE 脱离积存荧光。E：OCT 显示视网膜下浆液性渗出（A 图扫描线①）。F：OCT 显示视网膜下大量纤维素渗出（A 图扫描线②）。G：OCT 显示 RPE 浆液性隆起（A 图扫描线③）。

图 4 -3　OCT 检查

增多症"即"库欣综合征"，入院完善定位和病因诊断，确定治疗方案。

入院后行血浆皮质醇昼夜节律检查：早晨（8:00）975.02 nmol/L↑（参考值 124. 20 ~ 662 nmol/L）；下午（16:00）903. 84 nmol/L↑（参考值49. 66 ~179. 40 nmol/L）；凌晨（24:00）837. 30 nmol/L↑（参考值12. 8 ~82. 50 nmol/L）。患者皮质醇分泌显著增加，失去昼夜节律。

血浆促肾上腺皮质激素（adreno cortico tropic hormone，ACTH）检查：早晨（8:00）2. 01 pg/mL↓（参考值 7. 20 ~ 63. 3 pg/mL）；下午（16:00）1. 40 pg/mL↓（参考值 7. 20 ~ 63. 3 pg/mL）；凌晨（24:00）1. 56 pg/mL↓（参考值 7. 20 ~63. 3 pg/mL）。患者 ACTH 分泌显著降低，为高浓度皮质醇抑制所致。

笔记

糖化血红蛋白 6.3% ↑。肾上腺增强 CT 提示左侧肾上腺一类圆形肿块影，边界清楚，大小约 4 cm×4.4 cm，密度不均匀，内见高低混杂密度影，增强明显，不均匀强化（图 4 - 4）。诊断：非 ACTH 依赖性库欣综合征，左侧肾上腺肿瘤。建议手术切除肿瘤。

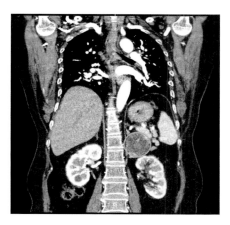

图 4 - 4　增强 CT 显示左侧肾上腺肿瘤（绿色圆圈区域）

【转诊泌尿外科】

手术切除左侧肾上腺肿瘤，病理检查结果显示：左侧肾上腺皮脂腺瘤，大小 5 cm×4 cm。术后 4 个月，患者再次眼科随访。期间未行任何眼科专科治疗。患者自述双眼视力均有提高，尤其左眼。矫正视力：OD 0.1；OS 1.0。眼底检查见图 4 - 5。

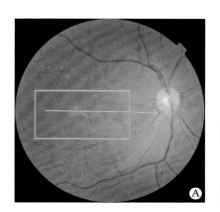

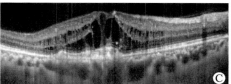

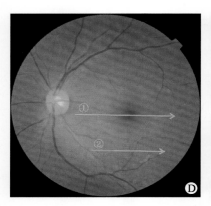
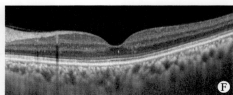
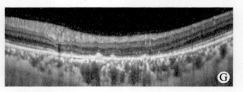

　　A、B：右眼底照相显示黄斑区原小片出血吸收，视网膜下可见黄白色病灶（B图为A图中绿色小框区域放大）。C：右眼OCT扫描黄斑显示病灶为RPE水平实性高反射，提示脉络膜新生血管，可见与脉络膜新生血管相关的视网膜内层间积液，原视网膜下渗液及纤维素完全吸收（A图扫描线）。D：左眼底照相显示黄斑区原划界清晰的神经视网膜隆起区域消失。E：左眼OCT显示黄斑区神经网膜下方液体完全吸收（D图扫描线①）。F：左眼OCT显示黄斑下方视网膜下渗出的纤维素也完全吸收，遗留外层视网膜萎缩（D图扫描线②）。

图4-5　眼底检查

病例分析

　　中心性浆液性脉络膜视网膜病变（central serous chorioretinopathy，CSCR/CSC）是临床常见的引起后极部浆液性视网膜脱离，常伴发局限性色素上皮脱离的眼底疾病。症状包括中心视力下降，视物变暗、变形、变小、变远，中央相对暗区等。以前认为该病的原发性病变是RPE的紧密连接受到损伤。吲哚菁绿眼底血管造影则加深了对该病病理机制的认识，显示脉络膜血管是CSCR的原发受累部位。目前认为脉络膜血管通透性增加，导致脉络膜静水压增加，引起浆液性RPE脱离，诱发RPE屏障功能破坏，导致RPE渗漏和后极部浆液性视网膜脱离。本病好发于40～50岁人群，男性发病率明显超过女性。病程具有自限性，预后较好，但30%～50%的CSCR患者反复发作或迁延不愈，最终导致5%～10%的患者RPE和神经视网膜出现萎缩，2%~9%的病例还可以出现继发性脉络膜新生血管，出现上述并发症的患者视力永久性下降。

诱发或加重该病的因素包括情绪波动、精神压力、妊娠及使用糖皮质激素药物或内源性糖皮质激素（皮质醇）增加。有研究显示皮质醇增多症——库欣综合征患者中，有5%的患者出现CSCR的改变，且常伴有血压、血糖升高。值得提出的是，糖皮质激素相关的CSCR男性患者更少，且容易出现双眼发病及非典型的表现。

多模式眼底影像检查显著提升了CSCR的诊断准确性，尤其对迁延不愈及重症患者。OCT检查可以观察到后极部神经视网膜脱离和RPE浆液性脱离、视网膜下纤维素渗出、扩张的脉络膜大血管。FFA检查能检测到RPE的渗漏，表现为炊烟样渗漏、墨渍样渗漏或片状的弥散性渗漏。ICGA能显示脉络膜血管扩张、通透性增强及脉络膜毛细血管的灌注不良，部分渗漏点也能被吲哚菁绿染料染色。

对于CSCR的治疗，先需要祛除病因，减少诱发因素。对离中心凹较远的渗漏点，普通激光直接光凝效果较好。对离中心凹较近的渗漏点，多数学者主张观察3~6个月以上，如视网膜下液仍未吸收，可给予半剂量光动力疗法（photodynamic therapy，PDT）激光降低脉络膜毛细血管的通透性，促进视网膜复位，有效率达90%以上。各种口服药物也用于治疗慢性CSCR，包括盐皮质激素受体拮抗剂和糖皮质激素受体拮抗剂，具有一定疗效。其他还有β-受体阻滞剂、阿司匹林、碳酸酐酶抑制剂等，疗效还需要更多的临床数据证实。

🕀 严宏病例点评

本例结合该患者眼部症状、体征、病史及多模式影像检查，比较容易诊断为双眼CSCR、右眼继发脉络膜新生血管。但经过药物和激光治疗，病程迁延达 3 年，中浆病情重，加之患者为女性，需要除外继发因素导致的中浆。近期的研究认为，CSCR 原发受累部位是脉络膜血管病变，而脉络膜血管舒缩受交感神经支配，节后纤维释放递质为儿茶酚胺类物质，其缩血管效应在糖皮质激素的"允许作用"下显著增强。所以，诊断为 CSCR 的患者，需考虑是否和糖皮质激素相关或是否存在其他的风险因素。本例患者有明显的高血压，提示需要进一步检查。

通过询问药物史，可以了解患者是否有糖皮质激素药物使用史，但是内源性皮质醇增多的库欣综合征则需要患者至内分泌科医生处协诊，这一点非常容易被眼科医生忽略，尤其在患者满月脸、向心性肥胖的外貌特征不显著的情况下。糖皮质激素相关的 CSCR 病程迁延，容易双眼发病，病情较重，符合该病例特点；而库欣综合征则以女性更常见，也与该病例性别吻合，这点显著有别于特发性 CSCR 男性易发病的特点。该患者的这些疾病特点都提示有必要就诊内分泌科医生。但是患者于多家医院眼科就诊，均未得到这一建议，导致双眼 CSCR 病程迁延，右眼甚至继发脉络膜新生血管，使视力永久性受损。

在患者就诊内分泌科后，迅速确诊为库欣综合征，定因定位诊断为肾上腺肿瘤。通过查阅文献，发现存在极少数的病例报道，位于垂体促 ACTH 肿瘤和位于肾上腺分泌大量皮质醇的肿瘤引起的库欣综合征可以导致患者发生 CSCR，通过切除肿瘤，能有效治愈 CSCR。该患者切除肿瘤后 4 个月，双眼黄斑区视网膜下液和大团的纤维素吸收，表明 CSCR 完全缓解，以后也未再复发，更加说明患者双眼 CSCR 是由肾上腺皮质腺瘤分泌的大量皮质醇导致的。有研究提出糖皮质激素通过增强脉络膜血管对儿茶酚胺类物质的缩血管反应和促进血管的高凝状态而引起脉络膜小叶微血栓形成，继发周围脉络膜血管扩张及通透性增强，导致 RPE 和视网膜浆液性脱离。尽管此观点尚未得到证实，但却是目前临床上观察到糖皮质激素引发或加重 CSCR 比较合理的解释。遗留的右眼神经网膜内层间积液为继发的脉络膜新生血管引起。患者出于多种原因拒绝了抗 VEGF 药物治疗。

　　CSCR 是非手术性视网膜病变中居第四位的常见疾病。眼科医生在诊治此病时容易忽略系统性病因的追查，局限于眼部治疗，不仅耽误全身病情，也导致眼部治疗效果较差。本例为内源性皮质醇增多的库欣综合征并发 CSCR，在诊治过程中的经验教训，提醒眼科医生在诊治 CSCR 时需要建立完善的诊治思维，及时请内分泌科医生协同诊治。

参考文献

1. DARUICH A，MATET A，DIRANI A，et al. Central serous chorioretinopathy：recent findings and new physiopathology hypothesis. Prog Retin Eye Res，2015，48：82 – 118.

2. VAN RIJSSEN T J，VAN DIJK E H C，YZER S，et al. Central serous chorioretinopathy：towards an evidence – based treatment guideline. Prog Retin Eye Res，2019，73：100770.

3. CACCAVALE A，ROMANAZZI F，IMPARATO M，et al. Central serous chorioretinopathy：a pathogenetic model. Clin Ophthalmol，2011，5：239 – 243.

4. BOUZAS E A，SCOTT M H，MASTORAKOS G，et al. Central serous chorioretinopathy in endogenous hypercortisolism. Arch Ophthalmol，1993，111（9）：1229 – 1233.

5. THOELEN A M，BERNASCONI P P，SCHMID C，et al. Central serous chorioretinopathy associated with a carcinoma of the adrenal cortex. Retina，2000，20（1）：98 – 99.

（陈颖　严宏）

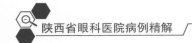

病例5 双眼视神经病变

病历摘要

【基本信息】

患者，女，56岁。主诉"双眼视物模糊，右眼2个月余，左眼半个月"。患者2个月前无明显诱因出现右眼视物模糊，无眼胀、头痛、恶心等症状，未曾治疗，半个月前出现左眼视物模糊，伴左耳听力下降。否认全身病史。

【眼科检查】

视力：OD 0.3，OS 0.5，矫正不提高；双眼前节：角膜透明，角膜后壁沉着物（keratjc praecipitates，KP）（−），房闪（−），瞳孔3 mm，光反应迟钝，晶状体混浊；双眼玻璃体：可见灰白色颗粒状混浊；双眼眼底：视盘水肿边界不清，视盘表面毛细血管扩张，盘周可见线状及片状出血，视网膜血管迂曲，黄斑中心凹反光不清（图5-1~图5-3）。

视野检查：右眼与生理盲点相连下方视野缺损，左眼周围视野缺损、中心视野保留。头颅 MRI 示：双侧基底节区腔隙性脑梗死。脑脊液：外观为无色、透明，压力 140 mmH$_2$O（正常值为 80~180 mmH$_2$O），细胞总数 9×10^6 个/L，白细胞计数 5×10^6 个/L［正常值（0~8）×10^6 个/L］，蛋白定量、葡萄糖和氯化物均于正常值范围。脑脊液抗 AQP$_4$ 抗体 IgG（−），抗 MOG 抗体 IgG（−），抗

笔记

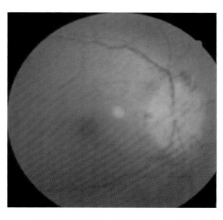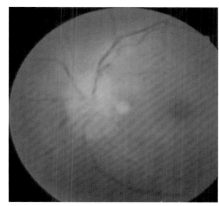

眼底照相结果示双眼视盘水肿，边界不清，视盘表面毛细血管扩张，盘周可见线状及片状出血，视网膜血管迂曲，黄斑中心凹反光不清。

图 5－1　双眼眼底照相

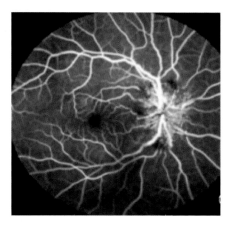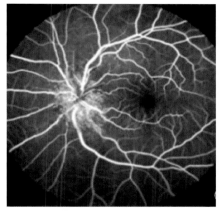

双眼视盘毛细血管渗漏，盘周片状出血遮蔽荧光，视盘边界模糊。

图 5－2　双眼早期 FFA 检查

GFAP 抗体 IgG（－）；甲苯胺红不加热血清试验（TRUST）阳性；梅毒密螺旋体特异抗体测定凝集法阳性；快速血浆反应素试验 1∶128。

【诊断】

①双眼梅毒性视神经病变；②梅毒二期。

【诊疗经过】

①青霉素 800 万 U，静脉滴注，连续 10～14 天；②醋酸泼尼松 30 mg 口服×3 天。

笔记

31

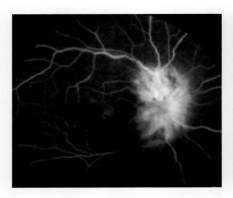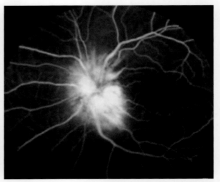

视盘毛细血管渗漏增强，视盘强荧光，边界模糊。

图 5-3 晚期双眼 FFA 检查

病例分析

梅毒螺旋体可以侵犯全身各系统和器官，梅毒性眼病表现多样，且无特异性。主要包括基质性角膜炎、葡萄膜炎及视神经病变，其中临床以梅毒性葡萄膜炎最常见，单独出现的视神经炎比较少见。梅毒感染中枢神经系统时症状不典型，根据受累部位不同，神经梅毒可以分为 5 种主要类型，即无症状性神经梅毒、脑（脊）膜梅毒（梅毒性脑膜炎和梅毒性硬脊膜炎）、脑（脊）膜血管梅毒、实质性神经梅毒（麻痹性痴呆和脊髓痨）、梅毒性树胶肿。

神经梅毒累及视神经的病理生理学过程为：梅毒螺旋体侵及脑（脊）膜及其血管，造成脑（脊）膜炎症反应和小动脉血管内膜炎，亦可累及自脑膜延续而来的视神经鞘膜和发自颈内动脉的眼动脉及其分支，进而出现视神经炎症反应、退行性变和缺血性改变，甚至视神经周围炎、视网膜病变、视神经萎缩等。由于神经梅毒临床表现和病理生理学过程多样，被称为"万能的模仿者"，误诊率较高。

笔记

青霉素是治疗梅毒的首选药。梅毒患者在初次注射青霉素或其他高效抗梅毒药物4~6 h，部分患者出现不同程度发热、寒战、头痛、乏力等流行性感冒样症状，并伴梅毒症状与体征的加重，这种现象称为赫氏反应（Jarisch - Herxheimer reaction）。约50%的一期梅毒、约75%的二期梅毒，以及早期先天性梅毒均可出现此种反应。妊娠梅毒出现赫氏反应可引起早产或胎儿窘迫。晚期梅毒赫氏反应少见，一旦出现，可引起严重继发性反应。青霉素治疗前或同时加用泼尼松可减少赫氏反应严重程度。青霉素用药宜早，剂量宜足。对于一期、二期和潜伏早期的成年梅毒患者应一次性给予240万 U 苄星青霉素 G 肌内注射，每周1次，连续3周；对于梅毒性葡萄膜炎和神经梅毒，1800万~2400万 U/d 静脉滴注，连续10~14天。对于青霉素过敏的，可改用四环素或红霉素0.5 g 口服，每日4次，共15天。眼部视网膜及视神经，从胚胎发育角度看，属于中枢神经系统的一部分，按照美国疾病预防和控制中心的治疗标准，所有眼部梅毒患者都应该按照神经梅毒治疗。

🗄 雷晓琴病例点评

梅毒是由苍白密螺旋体所引起的传染性疾病，梅毒性眼病临床表现多样，梅毒性前部视神经炎表现为视盘水肿，可伴有玻璃体炎、片状的视网膜炎和出血。后部视神经炎无视盘水肿，但可有相对性传入性瞳孔阻滞和色觉障碍，提示视神经功能受损。梅毒性视神经炎的治疗主要为全身使用青霉素治疗。梅毒性视神经炎的诊断比较困难，极易漏诊及误诊，临床医生需予以警惕，只要能早期诊断并给予正确的治疗，梅毒性眼病的预后一般很好。

参考文献

1. 王维治. 神经病学. 北京：人民卫生出版社，2006：1093 – 1099.

2. JANTZEN S U，FERREA S，LANGEBNER T，et. al. Late – stage neurosyphilis presenting with severe neuropsychiatric deficits：diagnosis，therapy，and course ofthreepatients. J Neurol，2012，259：720 – 728.

3. 张美芬. 警惕梅毒性葡萄膜炎. 中华眼科杂志，2008，44（10）：867 – 869.

（马为梅　雷晓琴）

病例6　典型性弓形虫眼病与非典型性弓形虫眼病

病历摘要

患者A

【基本信息】

患者A，女，27岁。主诉"右眼无痛性渐进性视力下降伴视物变形3个月"。

近3个月无明显诱因出现视力下降、视物变形，无眼红、眼痛等症状，无治疗史。既往有肺结核病史，目前抗结核治疗中。无其他特殊疾病史及眼外伤、手术史。

【眼科检查】

视力：OD 0.12（矫正0.2）、OS 0.4（矫正1.0）；眼压右眼

20 mmHg、左眼 18.4 mmHg；右眼结膜无充血，角膜透明，KP（－），Tyn（－），浮游细胞（－），晶状体透明，玻璃体混浊，可见炎性细胞（＋），后部可见 Weiss 环，眼底视网膜平伏，后极部散在片状色素沉着，黄斑及黄斑旁局灶性视网膜灰白色病灶，边界不清（图 6 - 1A）。左眼检查基本正常。

【辅助检查】

右眼 B 超提示：玻璃体絮状混浊、后极部球壁粗糙（图 6 - 1B）；FFA + ICGA：右眼造影早期后极部散在片状不规则弱荧光灶，边界清晰，FFA 显示其边缘视网膜小血管扩张（图 6 - 2A，图 6 - 2B），晚期该病灶边缘荧光素着染（图 6 - 2D）；造影中晚期黄斑旁及盘斑间视网膜血管荧光素渗漏，呈现强荧光（图 6 - 2C，图 6 - 2D）；ICGA 早期可见病灶内有血管充盈（图 6 - 2E，图 6 - 2F），晚期该血管未见明显荧光素渗漏（图 6 - 2G，图 6 - 2H）。左眼未见明显异常；黄斑及黄斑旁 OCT 平扫显示病灶区视网膜水肿与视网膜神经上皮层变薄并存，局部脉络膜隆起，RPE 层连续性破坏（图 6 - 3）。

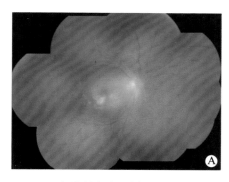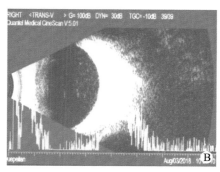

A：右眼眼底彩照拼图，后极部散在片状色素沉着，黄斑及黄斑旁局灶性视网膜灰白色病灶。B：右眼 B 超显示玻璃体絮状混浊、后极部球壁粗糙。

图 6 - 1　初诊时眼底及眼 B 超

实验室及影像学检查：血液化验梅毒、HIV、类风湿因子、血沉、抗"O"、单纯疱疹病毒、巨细胞病毒等相关检查均为阴性；

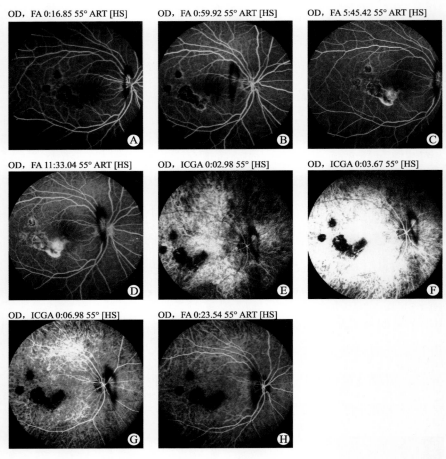

A~D：FFA 表现。E~H：ICGA 表现。

图 6-2　初诊时右眼眼底血管造影

血常规、肝肾功能等检查结果正常；胸部 CT：右肺继发性结核；右眼房水基因芯片检测：弓形虫（＋），结核分枝杆菌复合群（－），余（－）。房水弓形虫 IgG 6.2 U/L，血清弓形虫 IgG 48.78 U/L，Goldmann-Witmer（GW）系数 75.74；房水 VEGF 194.5 pg/mL，IL-6 4247.9 pg/mg，IL-10 148.2 pg/mL。

【诊断】

①右眼弓形虫病；②双眼屈光不正；③右肺继发性结核。

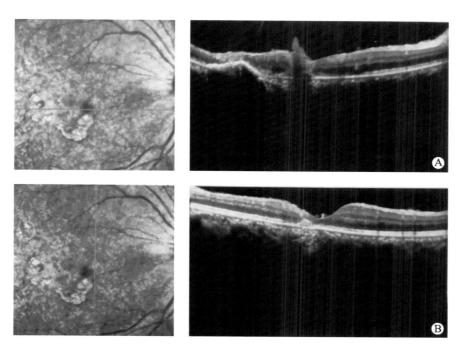

A：黄斑旁病灶区平扫，视网膜水肿，层间结构紊乱，表面增殖膜形成牵拉，颞侧局部脉络膜隆起，遮蔽其下组织信号，其表面神经纤维层变薄。B：黄斑区纵扫，下方视网膜层间结构紊乱，RPE 不连续，椭圆体带破坏，局部高反射灶隆起。

图 6 - 3　初诊时右眼 OCT 检查

【诊疗经过】

①复方磺胺甲噁唑 0.48 g×2 片/次，2 次/日；②叶酸 5 mg，1 次/日；③复合维生素 B$_2$ 片，3 次/日；④半球后注射曲安奈德 20 mg；⑤监测肝肾功能、血常规。

【随访】

治疗 2 周后视力 OD 0.3，眼压 16 mmHg，右眼前节（－），玻璃体炎性细胞（－），眼底网膜平伏，黄斑区水肿好转；治疗 1 个月后视力 OD 0.4，眼压 19 mmHg，右眼前节（－），玻璃体炎性细胞（－），眼底网膜平伏，后极部可见多处瘢痕形成，病灶区色素沉着（图 6 - 4）；治疗 8 周后复查房水弓形虫 IgG 4.09 U/L，血清弓形虫

IgG 43.58 U/L，GW 系数 28.45，增加乙酰螺旋霉素 0.2 g，4 次/日；维持治疗 2 个月后：视力 OD 0.5（矫正 0.8），眼压 19 mmHg，复查房水，房水弓形虫 IgG 0.88 U/L，血清弓形虫 IgG 38.77 U/L，房水 VEGF 15.8 pg/mL，IL-6 1.9 pg/mg，IL-100 pg/mL。停止用药。随诊 1 年，病情稳定，矫正视力 OD 1.0。

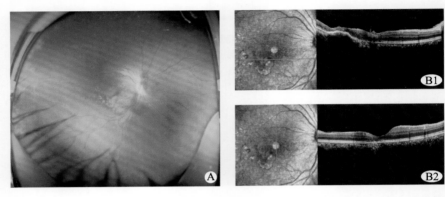

A：右眼眼底欧宝 200 照相，后极部散在色素片状沉着，黄斑区渗出明显好转。B：右眼黄斑及黄斑旁 OCT 平扫，黄斑区视网膜层间结构紊乱，RPE 不连续，颞侧局部脉络膜隆起，遮蔽其下组织信号，其表面神经上皮层变薄，黄斑前膜形成。

图 6-4　经治疗 1 个月时随访右眼眼底及 OCT 检查

病例分析

　　眼弓形虫病是由细胞内寄生虫刚地弓形虫感染眼组织，尤其葡萄膜视网膜引起的一种人畜共患寄生性原虫病。单眼发病，患者多因视物模糊就诊。其典型临床表现为显著玻璃体炎症反应，黄白色局灶性脉络膜视网膜炎，视网膜脉络膜瘢痕形成，活动性病灶（边界模糊）与陈旧性病灶（边界清晰）同时存在形成"卫星灶"，可累及黄斑；偶可见眼前段炎症反应、视网膜血管炎、视网膜坏死、视盘炎、视神经视网膜炎等非典型眼部病变。FFA 早期活动性病灶显示中央弱荧光，晚期显示荧光素渗漏，瘢痕病灶区弱荧光，晚期病灶边缘染色，血管炎区域显示荧光素渗漏；对该病诊断的金标准是病原微生物的检测。可采用 ELISA 法检测眼内液中的弓形虫抗体，其特异度和敏感度分别为 63% 和 89%，使用 GW 系数以除外假阳性可能，＞4 可确定诊断。目前最常见的治疗方案，是将乙胺嘧啶与磺胺嘧啶联合使用（增殖期抑制弓形虫的生长），即三联疗法：乙胺嘧啶（20 ~ 50 mg，每日 2 次）＋磺胺嘧啶（1 g，每日 4 次）＋泼尼松，长期使用全身不良反应包括骨髓抑制、肾功能损伤、结晶尿等。替代方案不良反应相对低：阿奇霉素/克林霉素与乙胺嘧啶，阿奇霉素/克林霉素与磺胺甲噁唑 800 mg/甲氧苄啶 160 mg，每日 2 次。

患者 B

【基本信息】

患者，女，70 岁。主诉"左眼无痛性渐进性视力下降 2 个月"。

外院诊断为"左眼葡萄膜炎"，给予复方托吡卡胺滴眼液、泼尼松滴眼液、普拉洛芬滴眼液等点眼，曲安奈德 20 mg/0.5 mL 半球后注射，治疗 1 个月后效果不佳来我院。无眼外伤及手术史，否认全身其他特殊疾病史。

【眼科检查】

视力：OD 0.6（矫正 1.0），OS 0.02（矫正无提高）；眼压右眼 18.7 mmHg，左眼 18.4 mmHg；双眼球结膜无明显充血，鼻侧球结膜增生，伸入角膜内约 3 mm，晶状体轻度混浊，右眼其余检查基本正常。左眼羊脂状 KP（＋），Tyn（＋），浮游细胞（＋），玻璃体絮状混浊明显，伴灰白色细胞（＋＋），眼底隐约见颞上一分支动脉血管白线状闭锁,其旁静脉伴被鞘,鼻上视网膜灰白色片状浸润灶,余窥不见(图6-5A,图6-5B)。

【辅助检查】

彩色眼B超显示左眼玻璃体显著混浊(图6-5C)。

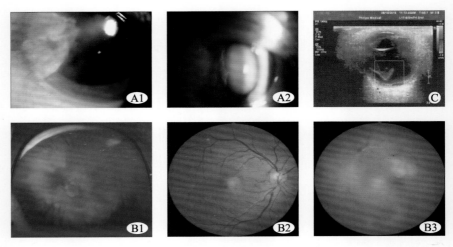

A:左眼前节照(A1,羊脂状KP;A2,左眼前部玻璃体灰白色絮状混浊)。B:眼底照相(B1,左眼广角眼底照相,Optos200;B2,右眼眼底普通照相;B3,左眼眼底普通照相)。C:左眼彩色B超(玻璃体混浊、异常光带回声)。

图6-5 我院初诊时患者眼部检查影像资料

实验室及影像学检查:血液检查梅毒、HIV、类风湿因子、血沉、抗"O"、单纯疱疹病毒、巨细胞病毒、血清抗弓形虫抗体、抗弓蛔虫抗体、血常规、肝肾功能等相关检查均为阴性;结核菌素试验(-);胸片:双肺高密度影,慢性炎性改变可能。

诊疗经过:行左眼诊断性玻璃体切除术,取玻璃体液检查:VEGF 194.5 pg/mL,IL-6 4247.9 pg/mL,IL-10 148.2 pg/mL;基因芯片检查:弓形虫(+),玻璃体液弓形虫IgG 52489.87 U/L,血清弓形虫IgG 54.82 U/L,Goldmann-Witmer(GW)系数16812.21。

详细询问病史:有长期养羊及养狗史。发病初期有左侧下颌疼痛、左侧面部肿胀、发热史,曾于当地医院静脉使用药物(具体不详)

5 天后全身症状缓解。

【诊断】

①左眼获得性眼弓形虫病；②双眼翼状胬肉；③双眼年龄相关性白内障。

【诊疗经过】

①复方磺胺甲噁唑 0.48 g×2 片/次，2 次/日；②叶酸 5 mg，1 次/日；③复合维生素 B_2 片，3 次/日；④3 天后加服泼尼松片 40 mg 晨起顿服（减 5 mg/周）。

【随访】

治疗 2 周后视力 OS 0.2，眼压：12 mmHg，KP（－），Ty（－），玻璃体混浊明显好转，眼底可见范围增加，网膜平伏，鼻上视网膜灰白色病灶范围减少，边界较前清楚（图 6-6），患者带药出院，定期复查肝肾功能及血尿常规。

治疗 2 个月门诊随诊，视力 OS 0.3（矫正不提高），眼压 15 mmHg，KP（－），Ty（－），玻璃体少量灰白色细胞，视网膜水肿基本消失，颞上动脉节段状闭锁，鼻上周边视网膜 3~4 PD 白色病灶，边界清晰。患者拒绝其他检查，因胃部不适自行停药；治疗半年后电话随访，诉左眼视力稳定，无其他不适；2 年半后患者因"左眼视力明显下降 4~5 个月"再次就诊，眼科检查：视力 OS LP，眼压：OD 16 mmHg，OS 9 mmHg，左眼前房浅，KP（＋），Ty（＋＋），虹膜广泛后粘连，晶状体灰白色混浊，玻璃体及眼底窥不见（图 6-7A）。眼 B 超：右眼眼轴 23.7 mm，左眼眼轴 21.1 mm，左眼玻璃体混浊，视网膜脱离呈"V"形（图 6-7B）。患者及家属放弃治疗。

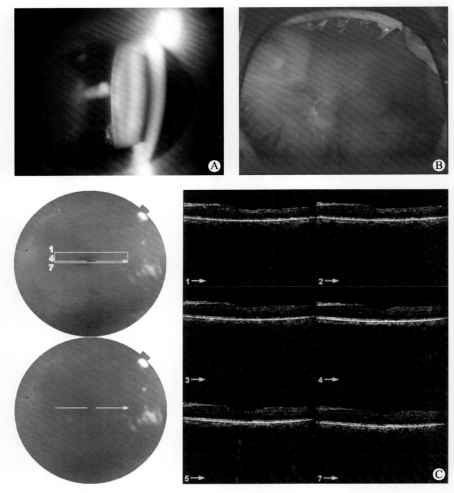

　　A：左眼前节照相,前节炎症反应消失,前部玻璃体下方少量絮状混浊。
B：左眼广角眼底照相, Optos 200。C：左眼 OCT。

图 6-6　经药物治疗 2 周眼部影像资料

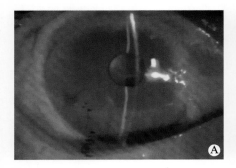
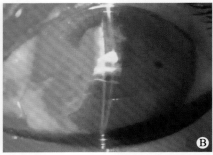

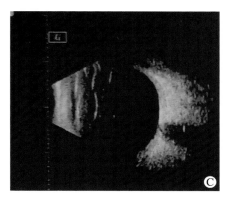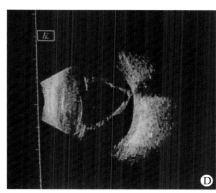

A、B：眼前节照相（A，右眼；B，左眼）。C、D：双眼 B 超（C，右眼；D，左眼）。

图 6-7 2 年半后复诊眼部影像资料

病例分析

　　眼弓形虫病分为先天性（胎盘感染）和获得性感染。80%～98% 的弓形虫性葡萄膜炎是先天性弓形虫感染再复发所致，而获得性弓形虫病则较少见，多由消化道、皮损的皮肤黏膜、输血或器官移植患病，患者全身表现为非化脓性淋巴结病及头痛、发热等感冒样症状，眼部表现为局灶坏死性脉络膜视网膜炎，伴有玻璃体炎及前部葡萄膜炎，并发视网膜血管阻塞、视网膜或脉络膜新生血管形成、黄斑囊样水肿等；本例患者系老年女性，既往体健，急性发病伴全身症状，符合获得性眼弓形虫病的诊断标准。患者虽有长期养羊及养狗史，但尚无直接证据表明由接触动物引起。经使用药物治疗症状明显缓解。

张妍春病例点评

　　上述两个病例虽然临床表现相去甚远，但根据眼内液检测弓形

笔记

虫核酸、抗体及 GW 系数等检测结果、眼部临床体征、使用驱虫药物治疗后症状均好转，可以确诊两例均为弓形虫眼病，患者 A 为弓形虫典型眼部病变的表现，患者 B 则为非典型眼部病变的表现。目前眼弓形虫病在临床上并不少见，对于有养宠物史或食用生肉史伴有肉芽肿性葡萄膜炎、玻璃体混浊、眼底黄白色病灶者需警惕眼弓形虫病，同时需注意非典型性眼部病变存在可能。该病易复发，5 年复发率 79%，有学者认为长期间断应用磺胺甲噁唑/甲氧苄啶可降低视网膜脉络膜炎的复发率。用药期间需定期复查肝肾功能、血常规、尿常规。患者 A 经较长时间药物治疗，眼部体征及眼内液检测阴性后停止用药，但仍需长期随访观察。患者 B 依从性较差，不能按时随访并且自行停药，2 年后病情加重，推测与眼弓形虫病复发并发视网膜脱离有关。

参考文献

1. 陶勇. 眼内液病原学检测的研究进展. 中华眼科杂志, 2018 (7): 551 – 556.

2. OZGONUL C, BESIRLI C G. Recent developments in the diagnosis and treatment of ocular toxoplasmosis. Ophthalmic Res, 2017, 57 (1): 1 – 12.

3. 刘文. 临床眼底病·内科卷. 北京: 人民卫生出版社, 2015.

4. DE – LA – TORRE A, VALDÉS – CAMACHO J, DE MESA C L, et al. Coinfections and differential diagnosis in immunocompetent patients with uveitis of infectious origin. BMC Infect Dis, 2019, 19 (1): 91.

5. SILVEIRA C, BELFORT R J R, MUCCIOLI C, et al. The effect of long – term intermittent trimethoprim/sulfamethoxazole treatment on recurrences of toxoplasmic retinochoroiditis. Am J Ophthalmol, 2002, 134 (1): 41 – 46.

6. BUTLER N J, FURTADO J M, WINTHROP K L, et al. Ocular toxoplasmosis Ⅱ: clinical features, pathology and management. Clin Experiment Ophthalmol, 2013, 41 (1): 95 – 108.

（李 双 李兴育 张妍春）

病例 7　儿童多灶性脉络膜炎伴全葡萄膜炎

病历摘要

【基本信息】

患儿，男，14 岁。主诉"双眼视力下降 10 天"，曾在当地县医院诊断为"双眼角膜炎"，药物对症治疗后视力无改善。于 2019 年 4 月 9 日来我院就诊并以"双眼视力下降 20 天"为主诉收住入院。患儿全身情况可，个人史无特殊。

【眼科检查】

视力：OD 0.4，OS 0.25；眼压：OD 19.1 mmHg，OS 16.3 mmHg；双眼角膜透明，前房深度可，房闪（－），浮游细胞（－），瞳孔 3 mm，直接及间接对光反射灵敏，晶状体透明，玻璃体大量灰白色颗粒均匀漂浮，眼底：视盘界清色淡红，视网膜平伏，视网膜大量散在斑片状黄白色渗出病灶，以后极部较多，其中左眼黄斑中心颞侧隆起。

【辅助检查】

双眼欧宝眼底照相显示双眼视网膜大量斑片状黄白色渗出病灶，以后极部较多，左眼黄斑区尤其明显（图 7-1，图 7-2）。双眼黄斑 OCT 显示左眼黄斑中心颞侧脉络膜大量渗出致视网膜高度隆起（图 7-3）。荧光素眼底血管造影（FFA）提示散在视网膜色素上皮病变导致的透见荧光，吲哚菁绿眼底血管造影（ICGA）提示脉络膜多发的圆形或卵圆形弱荧光，该炎性弱荧光在 ICGA 后期更清晰（图 7-4～图 7-7）。完善检查：类风湿因子、抗"O"、免疫相关抗体、乙肝病毒、丙肝病毒、梅毒螺旋体、艾滋病毒、结核分枝杆菌感染 T 细胞斑点试验等均未见异常。

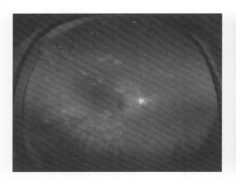
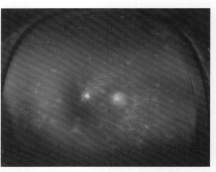

右眼视网膜下大量斑片状黄白色渗出病灶，大部分呈活动性改变，颞侧周边可见一类圆形陈旧性病灶。

图 7-1　入院时右眼欧宝眼底照相

左眼视网膜下大量斑片状黄白色渗出病灶，黄斑区尤其明显，呈活动性改变。

图 7-2　入院时左眼欧宝眼底照相

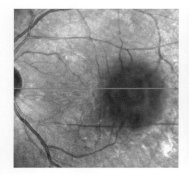
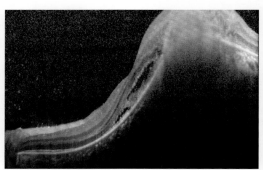

左眼黄斑中心凹颞侧因脉络膜渗出致视网膜高度隆起。

图 7-3　入院时左眼黄斑 OCT

【诊断】

双眼多灶性脉络膜炎伴全葡萄膜炎（multifocal choroiditis and panuveitis，MCP）。

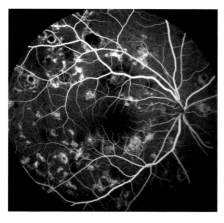
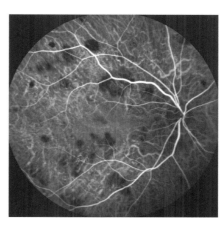

静脉期 FFA 可见右眼散在视网膜色素上皮病变导致的透见荧光，ICGA 显示脉络膜多发的圆形或卵圆形弱荧光，提示脉络膜多发炎性改变。

图 7 – 4　入院时 FFA + ICGA：右眼 43 s

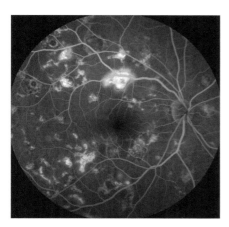
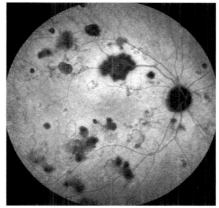

造影晚期，右眼 FFA 可见有的透见荧光在晚期有染色或轻微渗漏，提示视网膜色素上皮病变为活动性病灶；ICGA 晚期可见圆形或类圆形炎性弱荧光病灶更清晰，部分病灶周围围绕晕状较淡的弱荧光，提示活动性改变。

图 7 – 5　入院时 FFA + ICGA：右眼 19 min

【诊疗经过】

给予曲安奈德注射液 20 mg 双眼球后注射，除外激素禁忌证后，并静脉给予甲泼尼龙 500 mg 静脉滴注冲击治疗 3 天。

为进一步明确病因，2019 年 4 月 12 日行微创（25 G）诊断性玻璃体切除术（仅做），留取少量玻璃体液标本进行各种检测，结

笔记

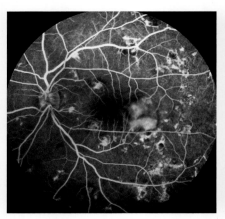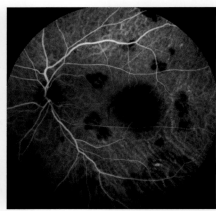

静脉期 FFA 可见左眼散在视网膜色素上皮病变导致的透见荧光,黄斑中心颞侧病灶处有轻微渗漏,ICGA 显示脉络膜多发的圆形或卵圆形弱荧光,提示脉络膜多发炎性改变。

图 7 - 6　入院时 FFA + ICGA:左眼 2 min

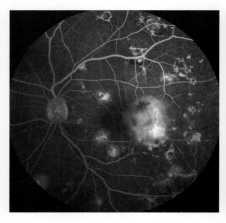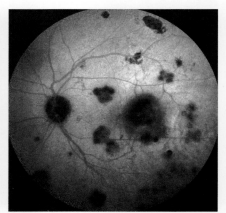

造影晚期,左眼 FFA 可见大部分透见荧光周边渗漏进一步加重,提示为活动性病灶;ICGA 晚期可见圆形或类圆形炎性弱荧光病灶更清晰,部分病灶周围围绕晕状较淡的弱荧光,提示活动性改变。

图 7 - 7　入院时 FFA + ICGA:左眼 15 min

果:风疹 IgG 阳性,提示风疹病毒感染可能性大。炎症因子:IL - 6 升高,IL - 8 升高。宏基因(mNGS)基因芯片未检测到真菌、寄生虫、细菌。HLA - A(-)。2019 年 4 月 15 日,患儿全身出现散在红色斑丘疹,皮肤科诊断:风疹?给予外用药物对症治疗,4 天后皮疹消失。结合上述证据，认为导致该患儿 MCP 的病因可能是风疹病毒。风疹病毒感染除引起风疹外，可侵犯心肌及中枢神经系统，查心肌酶谱未见异常，并请神经内科及心内科会诊提示尚无侵及中枢神经系统及心肌组织的证据。

为进一步针对病因治疗，查阅文献并请临床药师会诊，迄今无特效抗风疹病毒药物，建议广谱抗病毒治疗。在临床药师建议下给予利巴韦林及干扰素抗病毒治疗。

患者于 2019 年 5 月 5 日出院，出院时眼科查体，视力：OD 1.0，OS 0.6；眼压：OD 14.3 mmHg，OS 16.3 mmHg，双眼角膜透明，前房深度可，房闪（−），玻璃体清亮；眼底：双眼视网膜渗出病灶较前明显变淡，左眼黄斑颞侧隆起消退呈瘢痕样萎缩。复查欧宝眼底照相、黄斑 OCT、FFA 及 ICGA 均提示脉络膜视网膜炎性渗出病灶明显好转吸收（图 7-8～图 7-12）。2019 年 10 月 2 日末次随访，患儿视力：OD 1.0，OS 0.6，双眼前节及玻璃体无炎性表现，眼底：双眼视网膜散在少量陈旧性黄白色病灶，左眼黄斑中反欠清。行双眼欧宝眼底照相及黄斑 OCT 检查，较出院时无明显改变。

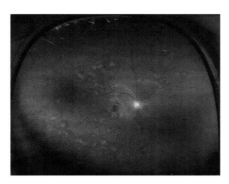
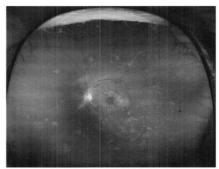

右眼视网膜下大量斑片状黄白色病灶较入院时萎缩，呈类似瘢痕样改变。

左眼视网膜下大量斑片状黄白色病灶萎缩，呈类似瘢痕样改变，黄斑区病灶与入院时对比尤其明显。

图 7-8　出院时右眼欧宝眼底照相　　图 7-9　出院时左眼欧宝眼底照相

笔记

49

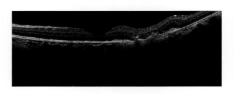

左眼黄斑中心凹颞侧脉络膜渗出较入院时已显著吸收，但该处外层视网膜受损，RPE 层局部缺损。

图 7 – 10　出院时左眼黄斑 OCT

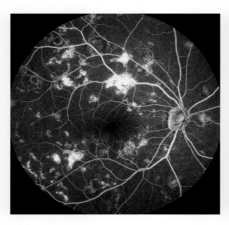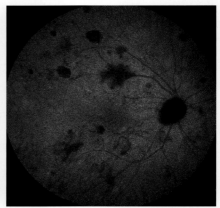

造影晚期，右眼 FFA 可见大量边缘清晰的透见荧光，边缘无渗漏，提示病灶静止；ICGA 晚期可见与入院时相比，圆形或类圆形弱荧光病灶数量明显减少，提示大部分炎性病灶已吸收，剩下的弱荧光病灶边缘无晕状改变，提示病灶静止。

图 7 – 11　出院时 FFA + ICGA：右眼 20 min

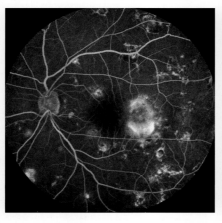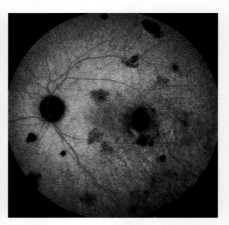

造影晚期，左眼 FFA 可见散在边缘清晰的透见荧光，大部分边缘无渗漏，提示病灶静止；ICGA 晚期可见与入院时相比，圆形或类圆形弱荧光病灶数量明显减少，提示大部分炎性病灶已吸收，剩下的弱荧光病灶边缘无晕状改变，提示病灶静止。

图 7 – 12　出院时 FFA + ICGA：左眼 15 min

病例分析

多灶性脉络膜炎伴全葡萄膜炎是 1984 年由 Dreyer 和 Gass 命名的一种原因不明的后极部多发性脉络膜视网膜炎性病变，可伴发前部葡萄膜炎和明显玻璃体炎症。本病例中该患儿的 FFA 及 ICGA 结果提示多发的脉络膜及视网膜炎性病变。该患儿没有前葡萄膜炎的表现，前房无任何炎性反应，但有明显的玻璃体炎症表现，因此在寻找病因的过程中，没有取房水检测，而是用微创玻璃体切除术留取了少量玻璃体液标本做检测。既往报道 MCP 的病因不明，推测与病毒感染有关。

通过玻璃体液检测，发现该患儿风疹 IgG 阳性，提示该患儿既往感染过风疹病毒，或正在经历风疹病毒的慢性感染，所以风疹病毒可能是导致该患儿 MCP 的病因。治疗上，在除外激素禁忌证后，给予了局部及全身激素治疗，以及针对病因的抗病毒治疗，出院时患儿视力提高，玻璃体炎症消退，眼底视网膜脉络膜炎性病灶明显消退。点状内层脉络膜（punctate inner choroidopathy，PIC）、弥漫性视网膜下纤维变性综合征（diffuse subretinal fibrosis syndrome，DSFS）与 MCP 有许多相似之处，这些病变是同一病种的不同表现还是三个不同的独立病种，目前尚无定论，但可以长期随访该病例，观察其是否复发，以及是否向 DSF 进展，从而获得对该病的进一步认识。

孙文涛病例点评

根据临床特点及辅助检查，MCP 的诊断已不再困难，但 MCP

的病因仍不清楚。关于儿童 MCP 的病例报道较少，该病例是一例少见的儿童 MCP 病例，在寻找病因方面做了大量的工作，包括全身检查、微创（25 G）诊断性玻璃体切割术留取玻璃体液标本进行检测、宏基因（mNGS）基因芯片检测方法等，现发现风疹病毒可能是导致 MCP 的病因之一。此后面对 MCP 患者，尤其是儿童患者，可借鉴这些方法争取明确病因以针对病因治疗。当然通过全身检查能明确病因的，应尽量避免局部有创检查，不得已进行有创检查，应尽量微创，做到最小量损伤。该病例也进一步证实激素治疗 MCP 抗炎效果较好，可用于无激素禁忌证的患者。建议继续密切长期随访该患儿，观察其有无复发，病情是否进展，以及是否会朝着弥漫性视网膜下纤维变性综合征（DSFS）发展等，对 MCP 的认识会更加全面。

参考文献

1. DREYER R F, GASS J D. Multifocal choroiditis and panuveitis：a syndrome that mimics ocular histoplasmosis. Arch Ophthalmol, 1984, 102：1776 – 1784.

2. THORNE J E, WITTENBERG S, JABS D A, et al. Multifocal choroiditis with panuveitis incidence of ocular complications and of loss of visual acuity. Ophthalmology, 2006, 113（12）：2310 – 2316.

3. FUNG A T, PAL S, YANNUZZI N A, et al. Multifocal choroiditis without panuveitis：clinical characteristics and progression. Retina, 2014, 34（1）：98 – 107.

4. DOAN T, WILSON M R, CRAWFORD E D, et al. Illuminating uveitis：metagenomic deep sequencing identifies common and rare pathogens. Genome Med, 2016, 8（1）：90.

5. 李凤鸣，谢立信. 中华眼科学. 北京：人民卫生出版社, 2014：2120 – 2121.

（王丽萍　孙文涛）

病例 8 巩膜外垫压联合玻璃体腔注气术治疗玻璃体切除术后孔源性视网膜脱离

病历摘要

【基本信息】

患者，女，60岁。以"左眼视力下降半年"来院就诊。1年前因左眼黄斑前膜于外院行左眼玻璃体切除、剥膜、注气（消毒空气）术。

【眼科检查】

视力：OD 0.6，OS 0.06；眼压：OD 16.0 mmHg，OS 15.0 mmHg。双眼角膜透明，前房中深，瞳孔圆约 3 mm，光反灵敏，晶状体混浊，右眼玻璃体絮状混浊，眼底视盘界清色红，视网膜平伏，黄斑区光反不清；左眼玻璃体腔房水填充，眼底视盘界欠清色淡，周边部视网膜 9:00 ~ 2:00 青灰色隆起，10:00 可见一约 1/4 PD 圆形裂孔，周边部玻璃体无明显增殖。眼部 B 超示左眼视网膜脱离（图 8 -1）。欧宝照相示左眼周边部视网膜 9:00 ~ 2:00 青灰色隆起（图 8 -2）。

【诊断】

玻璃体切除术后孔源性视网膜脱离。

【诊疗经过】

完善术前检查后行左眼巩膜外垫压、脉络膜上腔放液、玻璃体腔注气（消毒空气）术。

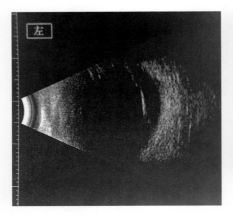

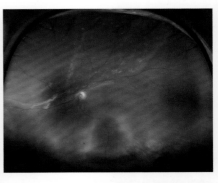

术前欧宝照相示左眼周边部视网膜 9:00～2:00 青灰色隆起，周边部玻璃体无明显增殖。

B 超显示左眼视网膜脱离征象。

图 8-1　患者术前眼部 B 超

图 8-2　患者术前欧宝照相

术中见 1 个 1/4 PD 圆形裂孔位于角膜缘后 12 mm，于上直肌内侧缘角膜缘后 12 mm 巩膜穿刺放液 0.3 mL，颜色清亮。506#硅海绵平行于角膜缘置于 9:00～11:00 巩膜表面，缝线固定于浅层巩膜。球内注射消毒空气至眼压 Tn。

术毕见裂孔封闭，视网膜平伏。术后 2 周复查欧宝照相显示左眼视网膜平伏（图 8-3），视力 OS 0.02。同时行左眼白内障超声乳化联合人工晶状体植入术，术后视力 OS 提高至 0.5。术后 1 个月行左眼视网膜光凝封闭裂孔（图 8-4），视力 OS 提高至 0.6。

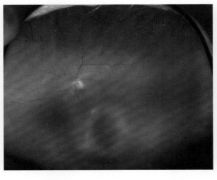

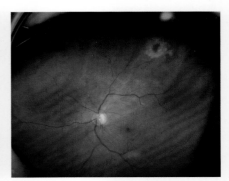

欧宝照相示左眼视网膜平伏。

图 8-3　患者术后 2 周欧宝照相

欧宝照相示左眼视网膜平伏，孔周光凝斑封闭。

图 8-4　患者术后 1 个月欧宝照相

笔记

病例分析

玻璃体切除术后视网膜脱离，其最常见的原因是 PVR 增殖牵拉，其次为未封闭或遗漏的原视网膜裂孔、术中医源性裂孔及巩膜穿刺孔并发症。与原发性视网膜脱离不同的是，由于失去正常玻璃体支撑，玻璃体切除术后无硅油填充眼视网膜脱离，即使裂孔细小或粘连欠佳，液化的玻璃体可很快进入视网膜下造成视网膜脱离，且进展迅速。

玻璃体切除术后视网膜脱离多采用二次玻璃体切除联合硅油填充术，以提高术后视网膜复位率。但此种手术方式创伤较大，存在继发性青光眼、并发性白内障、角膜变性、硅油小滴的视网膜下迁移、视神经病变等并发症，以及二期硅油取出、长期俯卧体位等问题，且二期硅油取出时仍存在再次视网膜脱离的风险。患者心理和经济负担较重。

在本例中，视网膜脱离范围较局限，活动度良好，裂孔明确且孔周未见明显 PVR，符合行巩膜扣带术的指征。此术式可避免再次玻璃体手术对眼内结构的干扰和损伤，减少出血和炎症反应等并发症，利于术后视功能的较快恢复。手术时长较短且费用较低，患者接受度较高。但单纯巩膜扣带术因无正常玻璃体顶压，难以使裂孔有效贴附于垫压嵴，手术成功率较低。巩膜扣带联合玻璃体腔注气术，利用消毒空气或长效气体的表面张力和浮力，充分填充玻璃体腔，并保持适当体位以形成持续有效内顶压，使裂孔紧密贴附于垫压嵴上，同时避免眼压波动所造成的眼底出血、脉络膜脱离等相关并发症。文献报道，段安丽等选取单纯玻璃体切除术后视网膜脱离者12眼，行巩膜扣带术（其中10眼联合玻璃体腔注气），术后视

笔记

网膜复位率 92%；取油术后视网膜脱离者 7 眼，行巩膜扣带联合玻璃体腔注气术，术后视网膜复位率 86%。

文献报道，玻璃体切除术后视网膜脱离，PVR < C1、视网膜脱离范围局限（不超过 1～2 个象限），裂孔位于赤道附近或周边部，可采用巩膜扣带联合玻璃体腔注气术。通过形成内、外顶压，促进裂孔封闭及视网膜复位。复位的视网膜可抑制视网膜色素上皮细胞的增殖与移行，减少 PVR 的发生与发展，提高手术成功率。

屈超义病例点评

此患者是一年前曾行玻璃体切除术的视网膜脱离患者，这种水眼的视网膜上一旦出现裂孔，视网膜脱离会迅速进展，在临床上属于难治性复杂性视网膜脱离类型。常规的治疗方法就是行二次玻璃体切除术，术中联合气体或硅油填充。此方法创伤大，风险大，而且术后患者所承担的痛苦及经济负担也重。巩膜扣带手术具有损伤小、恢复快、术后无须俯卧位、舒适度好、费用低等优点，主要适用于新鲜视网膜脱离，以及玻璃体状况比较好的年轻人的视网膜脱离。术者巧妙地采用了巩膜外垫压、放液联合气体填充的方法，不但快速地让视网膜得到复位，减轻了患者的痛苦及经济负担，而且还获得了比较好的视力。这种采用最小手术量解决较复杂的临床问题的方法，值得推广。

参考文献

1. NAGPAL M, CHAUDHARY P, WACHASUNDAR S, et al. Management of recurrent rhegmatogenous retinal detachment. Indian J Ophthalmol, 2018, 66（12）: 1763 - 1771.

【眼科检查】

眼科检查，视力：OD 1.0，OS NLP。左眼眼位：角膜映光−15°，左眼角膜透明，前房深浅可，下方虹膜后粘连，瞳孔对光反射消失，晶状体乳白色混浊（图9−3），玻璃体腔硅油填充，眼底窥不见。右眼前后节未见明显异常。眼压：右眼 9.0 mmHg，左眼 6.3 mmHg。

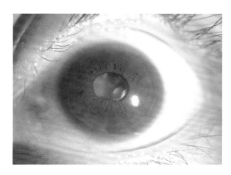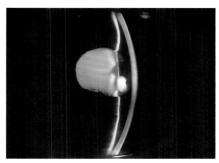

左眼并发性白内障术前眼前节照相示左眼晶状体乳白色混浊。

图9−3 左眼眼前节照相

【诊断】

①左眼并发性白内障；②左眼硅油眼；③左眼视网膜中央动脉阻塞溶栓术后；④左眼知觉性外斜视。

【诊疗经过】

入院后行左眼白内障超声乳化术。

术后1周眼科检查，视力：OD 1.0，OS NLP。左眼眼位：角膜映光−15°，左眼角膜透明，晶状体缺如，玻璃体腔硅油填充，眼底视盘边界清，颜色苍白，血管纤细，视网膜平伏，提示左眼视神经萎缩（图9−4）。右眼前后节未见明显异常。OCT示左眼视网膜神经上皮层萎缩变薄（图9−5）。

笔记

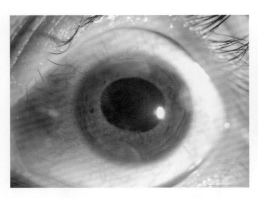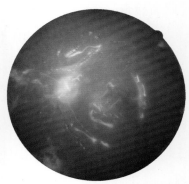

左眼角膜透明，前房深浅可，晶状体缺如；眼底照相示左眼视盘边界清，颜色苍白，血管纤细，视网膜平伏。

图9-4　左眼白内障术后1周眼前节和眼底照相

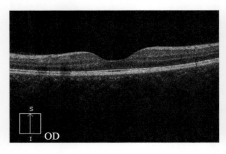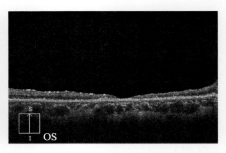

右眼视网膜及黄斑区正常，左眼黄斑区萎缩，视网膜神经上皮层萎缩变薄。

图9-5　左眼白内障术后双眼OCT

病例分析

　　此病例治疗经过为患者眉弓部注射胶原蛋白后突发左眼视物不见，12 h后于当地医院诊断左眼视网膜中央动脉阻塞，给予经股动脉穿刺眼动脉顺行溶栓术，治疗后出现左眼玻璃体积血、出血性视网膜脱离，半个月后行玻璃体切除联合硅油注入术以保眼球。1年后出现左眼并发性白内障、左眼视神经萎缩，患者为求美观行左眼白内障超声乳化术。

笔记

　　近年来国内常有报道，面部注射美容填充剂致眼部血管栓塞后果十分严重。眼动脉的分支主要有视网膜中央动脉和睫状后动脉，其中视网膜中央动脉供应视网膜内层，睫状后动脉发出分支形成的脉络膜毛细血管供应视网膜外层。面部尤其额部美容注射时，注射位置较深，针头刺破眼动脉在面部的分支血管（如滑车上动脉、眶上动脉）时填充物进入血管形成栓子，注射压力大或按压时局部压力过高，栓子逆行流动，当栓子到达眼动脉时，即可顺着血流进入视网膜动脉或睫状动脉循环，阻塞视网膜动脉，使其所供应区域发生急性缺血，最终导致视网膜内层缺氧坏死，造成视功能丧失（图9-6）。

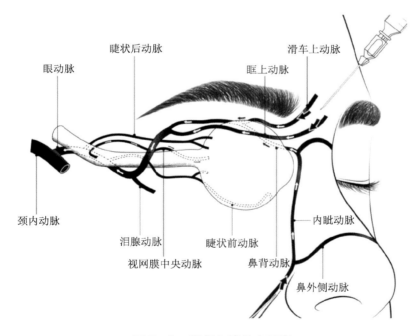

图9-6 眼部血管供应示意

　　近年来头面部注射胶原蛋白、玻尿酸等导致视网膜中央动脉阻塞（central retinal artery occlusion，CRAO）的病例时有报道。造成CRAO的原因可能为注药后引起局部出血和血栓形成，局部按压后

61

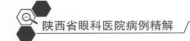

栓子经眼动脉在面部的分支血管进入眼动脉，导致视网膜中央动脉阻塞。介入眼动脉溶栓治疗可获得有效的溶栓药物浓度，同时避免了全身大剂量使用溶栓剂，术后严重并发症鲜有报道。本例为大量玻璃体积血和出血性视网膜脱离，玻璃体切除术后并发白内障，白内障手术为美容需求。

🏥 严宏病例点评

　　本例患者为面部注射胶原蛋白导致的 CRAO，在介入溶栓治疗后出现玻璃体积血的并发症。通过玻璃体切除并硅油注入手术，虽然保住了眼球外观，但因视网膜中央动脉阻塞，视力仍无改善，最终导致玻璃体切除术后硅油眼所致并发性白内障，以及知觉性外斜视的发生。

　　CRAO 预后十分不良，一些常规的治疗方法（如血管扩张剂、经静脉溶栓疗法等）再通的机会很少，效果不理想。近年来超选插管介入眼动脉治疗迅速发展，给视网膜血管再通提供了可能性。原理是通过动脉插管将小剂量溶栓药物直接送达受阻动脉处。王润生等学者首创的新型介入方法，通过眼动脉终末支进入溶栓，路径较短，极大限度避免了超选择性眼动脉或选择性颈动脉顺行介入溶栓治疗 CRAO 的风险。目前已证实启用溶栓时间与视力改善密切相关，一般认为溶栓时间为疾病发生后 4 h ~ 14 天。对于溶栓治疗要严格掌握其适应证，一般认为适应证为非感染性 CRAO，而近期有脑卒中及感染性心内膜炎或有出血倾向的患者不宜行此手术。常见的并发症包括脑血栓、脑梗死、再灌注损伤、玻璃体积血等。因此，术前应严格选择病例，术中熟练掌握手术技术，随时观察患者变化，以防止并发症及意外的发生。出现并发症需要积极进行眼外科的治疗，以期获得一定的外观和视功能。

参考文献

1. KIM Y K, JUNG C, WOO S J, et al. Cerebral angiographic finds of cosmetic facial filler – related ophthalmic and retinal artery occlusion. J Korean Med Sci, 2015, 30 (2): 1847 – 1855.

2. CARRUTHERS J D, FAGIEN S, ROHRICH R J, et al. Blindness caused by cosmetic filler injection: a review of cause and therapy. Plast Reconstr Surg, 2014, 134 (6): 1197 – 1201.

3. LAZZERI D, AGOSTINI T, FIGUS M, et al. Blindness following cosmetic injection of the face. Plast Reconstr Surg, 2012, 129 (4): 995 – 1012.

4. 王润生，雷涛，钱露，等. 眼动脉逆行于顺行介入治疗视网膜中央动脉阻塞的对比观察. 眼科学，2017, 6 (1): 35 – 44.

（张 婕 李 靖 严 宏）

病例 10　误诊为葡萄膜炎继发视网膜脱离的特殊类型视网膜脱离

病历摘要

【基本信息】

患者，男，13 岁。主诉"左眼视力下降伴眼前黑影遮挡 1 年"。

既往史：1 年前有左眼外伤史，被篮球砸伤左眼，未曾到医院就诊。

【眼科检查】

视力：OD 1.2，OS 0.01；眼压在正常范围内，右眼前节及眼底检查未见异常，左眼结膜无明显充血，角膜透明，尘状 KP（＋＋），房水闪辉（＋＋＋），浮游细胞（＋＋＋），晶状体透明，玻璃体未见色素颗粒，眼底（图 10－1）可见 12:00～10:00 视网膜青灰色扁平状隆起，鼻侧及颞上血管弓视网膜下可见增殖条索，未见明确视网膜裂孔。

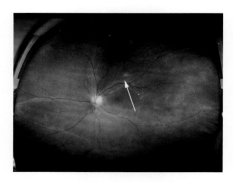

12:00～10:00 视网膜青灰色扁平状隆起，未见明确视网膜裂孔，箭头所示为视网膜下增殖条索。

图 10－1　患者入院前左眼眼底欧宝照相

【辅助检查】

FFA（图 10－2）可见左眼视网膜血管广泛渗漏。

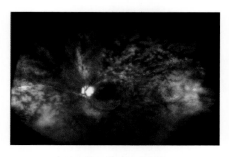

视网膜血管广泛渗漏。

图 10－2　患者入院前左眼广角造影

【诊断】

初步诊断"①左眼葡萄膜炎；②左眼继发性视网膜脱离"，并建议住院治疗。入院后再次详细检查眼底，左眼三面镜检查（图10－3）未见视网膜裂孔，颞下5:00、5:30可见两处相邻的竖条形睫状上皮撕裂，结合患者既往外伤史，考虑可能为左眼睫状上皮撕裂并发视网膜脱离，同时进一步行超声生物显微镜（ultra sound biom－crosopy，UBM），如图10－4所示，可见左眼3:00～6:00睫状上皮撕裂，入院诊断：左眼睫状上皮撕裂并发视网膜脱离。

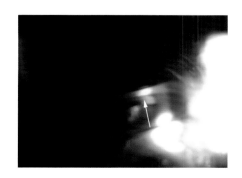

箭头所示为两处睫状上皮撕裂。

图10－3　患者术前左眼三面镜的59°斜面镜检查

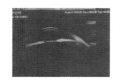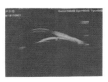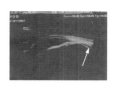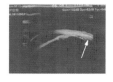

箭头所示为左眼睫状体上皮撕裂。

图10－4　患者术前左眼 UBM 检查

【诊疗经过】

入院后在全身麻醉下行左眼巩膜环扎外垫压联合前房穿刺术，术中240#硅胶带置于赤道部，接头位于鼻上象限，276#硅胶带置于2:00～7:00环扎带下，最前端距角膜缘6 mm，9:00位透明角膜缘穿刺，放出房水约0.04 mL，缝线固定于浅层巩膜，缝线跨度9 mm。

术后第 1 天专科检查：视力 OS 0.06，眼压 21.1 mmHg，左眼结膜充血，缝线在位，角膜透明，尘状 KP（＋），房水闪辉（＋），浮游细胞（＋），晶状体透明，眼底（图 10 - 5）视网膜平伏。术后 3 个月随访情况：左眼视力 0.1，矫正视力 0.15，眼压 19.2 mmHg，左眼结膜无充血，角膜透明，尘状 KP（－），房水闪辉（－），浮游细胞（－），晶状体透明，眼底视网膜平伏。

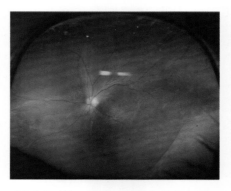

视网膜平伏，颞下可见隆起的加压嵴。

图 10 - 5　患者左眼术后第 1 天欧宝照相

病例分析

　　睫状上皮撕裂并发视网膜脱离的病例在临床上非常少见，首次文献报道是由 Klein 在外伤性视网膜的患者中发现的，睫状体平坦部无色素上皮是视网膜内界膜在玻璃体基底部向前的延续，眼部钝挫伤可引起玻璃体基底部前界的撕裂，进而引起睫状体无色素上皮撕裂和脱离，液化的玻璃体由睫状上皮撕裂处进入视网膜下，从而形成视网膜脱离。

　　由于睫状上皮撕裂并发视网膜脱离在临床上极易漏诊及误诊，钝挫伤对睫状上皮的牵引，可引起虹膜睫状体炎的体征，再加上无裂孔的视网膜脱离，极易误诊为葡萄膜炎继发的渗出性视网膜脱离，因此对于视网膜裂孔不明确的外伤性视网膜脱离，应警惕睫状上皮撕裂的可能，仔细的三面镜检查及间接检眼镜检查联合巩膜压迫法至关重要，而 UBM 可在脱离的睫状上皮发现裂孔或撕裂，进而为诊断提供可靠的依据。

　　手术是治疗外伤引起睫状上皮撕裂并发视网膜脱离唯一的方法。本病例采用了巩膜环扎加压联合前房穿刺术，术后视网膜平伏，有研究表明采用巩膜环扎加压联合冷冻治疗睫状上皮撕裂并发视网膜脱离切实有效，本病例未采取冷冻，考虑该患者视网膜下液较少，而且冷冻可能引起该患者增殖及破坏睫状体无色素上皮细胞房水分泌的功能。用硅胶带在锯齿缘附近环扎形成永久性嵴，可有效缓解睫状上皮撕裂周围玻璃体对视网膜的牵拉，而针对睫状上皮撕裂附近的加压可增加睫状体无色素上皮和外层组织贴附及机会，两者相加，从而形成新的锯齿缘，提高手术成功率。

雷春灵病例点评

　　睫状上皮撕裂并发视网膜脱离在临床上常因病程长、视力缓慢下降、眼底检查视网膜脱离但无明显裂孔而延误治疗并易误诊。经确诊后如果视网膜脱离不伴有视网膜前或视网膜下增殖或伴有增殖但没有形成固定皱褶，常采用外路手术。在本例患者诊治方面有两点借鉴：①在诊断中，由于没有明显视网膜裂孔，但有外伤史，睫状体有无病变？通过使用 UBM 眼前段检查方法，清楚显示睫状上皮撕裂的位置，对明确本病的诊断有重要意义。②在手术中，局部睫状体上皮撕裂处外垫压联合巩膜外环扎，加强局部贴合外可同时缓解玻璃体基底部的牵拉，有利于睫状上皮撕裂及视网膜脱离的复

笔记

位；考虑睫状体部位的冷凝会造成术后反应加重及低眼压的可能，术中未采用局部冷凝处理，通过术后随诊观察视网膜复位，也说明未采用冷凝可以减少手术的步骤及时间，减轻术后反应，有利于术后恢复。

参考文献

1. WILKINSON C P, RICE T A. Michels retinal detachment. 2nd ed. St. Louis：Mosby, 1997：207 – 214.

2. 屠颖，魏文斌，周丹. 睫状上皮撕裂并发视网膜脱离的临床特点和手术疗效观察. 中华眼科杂志，2007, 43（12）：1093 – 1096.

（郝琳娜　雷春灵）

病例 11　双眼血管样条纹继发脉络膜新生血管

📋 病历摘要

【基本信息】

患者，女，67 岁。主诉"左眼视力下降伴视物变形 1 个月余"。

既往史：高血压病史 10 年余，口服药物控制。20 年前因二尖瓣狭窄于北京某医院行二尖瓣手术治疗。12 年前诊断右眼湿性年龄相关性黄斑变性（wet age – related macular degeneration，wAMD），行光动力治疗。左眼分别于 2018 年 5 月、2019 年 10 月诊断为 wAMD，行 2 次视网膜光凝治疗。

【眼科检查】

最佳矫正视力：OD 指数/20 cm，OS 0.5。眼压正常。双眼晶状体皮质混浊，右眼底视盘周围见棕黑色条纹状改变，血管走行正常，黄斑区见瘢痕病灶，并有色素增生。左眼视盘周围见棕黑色放射状条纹，黄斑颞上见 1/3 PD 萎缩灶，黄斑区色素紊乱眼底彩照示双眼盘周放射状棕黑色条纹（图 11 - 1）。自发荧光示双眼视盘周围见条带状强自发荧光（图 11 - 2）。相干光断层扫描（OCT）示左眼脉络膜新生血管（CNV）（图 11 - 3）。OCT 血流成像（OCTA）示左眼脉络膜毛细血管层见异常血流信号（图 11 - 4）。荧光素眼底血管造影（FFA）静脉期提示视盘周围血管样条纹呈强荧光条带，吲哚菁绿眼底血管造影（ICGA）静脉期见黄斑鼻上 CNV（图 11 - 5）。FFA + ICGA 晚期提示双眼盘周见环形放射状类似血管形态的不规则条纹，FFA 晚期黄斑鼻上见 CNV 渗漏荧光，ICGA 后极部 RPE 萎缩及呈斑驳样改变（图 11 - 6）。

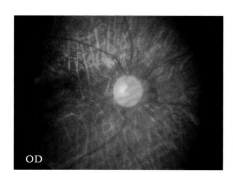
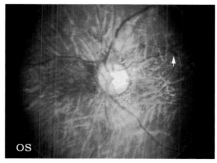

双眼视盘周围见放射状棕黑色类似血管形态的不规则条纹（箭头）。

图 11 - 1　双眼眼底彩照

【诊断】

①双眼血管样条纹继发脉络膜新生血管（右眼瘢痕期，左眼活动期）；②双眼年龄相关性白内障。

69

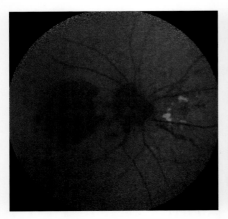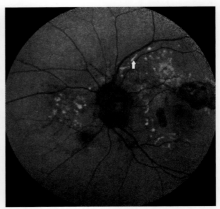

双眼视盘周围见条带状强自发荧光（箭头）。

图 11－2　双眼眼底自发荧光

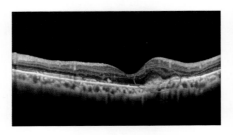

左眼黄斑区鼻上见 CNV 病灶（绿圈），边缘毛糙，上方少许积液。

图 11－3　左眼治疗前 OCT 检查

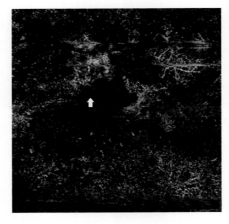

左眼脉络膜毛细血管层见异常血流信号（箭头）。

图 11－4　左眼治疗前 OCTA 检查

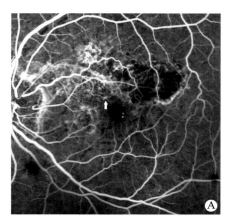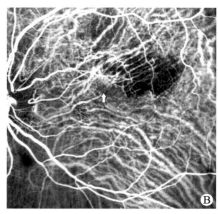

A：FFA 静脉期：视盘周围血管样条纹呈强荧光条带（箭头）。B：ICGA 静脉期，黄斑鼻上可见 CNV（绿色箭头）。

图 11 -5　左眼治疗前 FFA + ICGA 静脉期

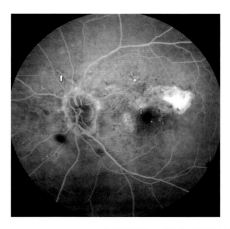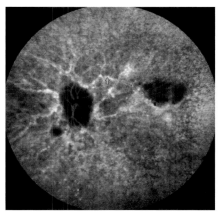

FFA + ICGA 晚期提示双眼盘周见环形放射状类似血管形态的不规则条纹，FFA 血管样条纹呈强弱相间的条带样荧光（白色箭头），黄斑鼻上见 CNV 渗漏荧光（绿色箭头）；ICGA 血管样条纹呈强荧光条带（橙色箭头），后极部 RPE 萎缩及呈斑驳样改变。

图 11 -6　左眼治疗前 FFA + ICGA 晚期

【诊疗经过】

给予左眼眼内注射康柏西普注射液 0.05 mL，术后 1 个月复查，左眼最佳矫正视力 0.6。OCT 示左眼 CNV 病灶稳定，无渗出（图 11 -7）。

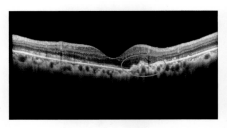

左眼 CNV 病灶（绿圈）稳定，周围组织无渗出。

图 11 –7　左眼治疗后 OCT 检查

病例分析

患者为 67 岁女性，曾多次于多家医院就诊，均诊断双眼 wAMD，双眼分别给予光动力及视网膜激光光凝治疗，右眼瘢痕形成因而视功能很差，左眼近期视物变形，故再次就诊。门诊检查发现双眼视盘周围见放射状棕黑色类似血管形态的不规则条纹，联合辅助检查后诊断为双眼血管样条纹继发脉络膜新生血管。

眼底血管样条纹是一种常染色体隐性遗传性疾病，是由于 Bruch 膜的后弹力层退行性变性破裂所致的一种疾病。一般双眼发病，病变可不对称。患病早期视力正常，当裂纹或脉络膜新生血管累及黄斑时，出现视物变形、暗点及视力下降。严重者视力下降，且不易恢复。血管样条纹常常伴随身体其他部位弹力组织引起的变性疾病，如弹力纤维假黄瘤病，易发生在 30 ~ 40 岁或以上患者，有一定的家族聚集倾向，影响到皮肤、眼、胃肠及心血管系统弹力纤维的正常发育。对于单纯的血管样条纹不建议治疗，目前主要的治疗集中在针对继发 CNV 的治疗。目前的治疗方案有：①激光：新生血管膜位于黄斑中心凹外，可采取低能量、小光斑的激光治疗，但激光后复发概率高。②光动力疗法（PDT）：减少患眼视力丧失，但不能稳定继发的 CNV 病灶，无法提高视力，同时导致瘢痕形成。③抗新生血管生长因子（VEGF）治疗：目前是治疗 CNV 的一线治疗方案，治疗后可以稳定病灶，减少损伤。从文献报道中的短期观察结果来看，抗 VEGF 治疗对于 80% 的患者可以起到稳定病灶和提升视力的作用。但该病的高复发性需要引起医生警惕，可能需要多次抗 VEGF 治疗，而且其远期的治疗效果仍需大样本观察。

本例病例被多次误诊为 wAMD，很显然患者年龄因素及双眼发病特点干扰了检查者的判断，同时检查者忽略了盘周的棕褐色不规则条纹是导致误诊的主要原因。患者既往右眼给予 PDT 治疗，目前已形成瘢痕，视力仅为指数，为避免 PDT 治疗导致瘢痕形成，左眼给予抗 VEGF 治疗，目前观察 1 个月，患者左眼视力略有提高，同时 CNV 病灶稳定，周围渗出吸收，说明治疗有效。

王海燕病例点评

血管样条纹继发脉络膜新生血管应该与湿性年龄相关性黄斑变性（wAMD）、病理性近视性 CNV、特发性 CNV，以及任何其他原因引起的 CNV 相鉴别。该病例视盘周围血管样条纹比较典型，尤其在自发荧光和 ICGA 造影晚期比较明显，在暗背景的视盘及周围组织映照下呈现强荧光条纹。该例患者年龄较大，病程较长，双眼发病，视力较差，容易与 wAMD 混淆，提示除了关注黄斑部病变，还应注意视盘周围血管样病灶，才不易误诊。对于血管样条纹继发 CNV，目前虽缺乏临床指南和大范围临床试验的结果，但目前的一

笔记

线治疗为抗 VEGF 治疗，PDT 仅为二线治疗方案。目前的治疗方案多为 1 + PRN 治疗，但本病容易复发，需要密切观察，必要时给予重复治疗。同时 50% 的血管样条纹患者合并全身系统性疾病，其中最常见的是弹力纤维假黄瘤病，因此针对此类患者应做全身检查以排除是否合并全身性疾病，尤其警惕是否有潜在危及生命的全身并发症，如心血管疾病、胃肠道出血等。此类患者在临床上并不罕见，很多患者在眼科首诊，因此应引起眼科医生的重视。

参考文献

1. NAKAGAWA S, YAMASHIRO K, TSUJIKAWA A, et al. The time course changes of choroidal neovascularization in angioid streaks. Retina, 2013, 33 (4): 825 – 833.

2. GERMAIN D P. Pseudoxanthoma elasticum. Orphanet J Rare Dis, 2017, 12 (1): 85.

3. FINGER R P, CHARBEL ISSA P, HENDIG D, et al. Monthly ranibizumab for choroidal neovascularizations secondary to angioid streaks in pseudoxanthoma elasticum: a one – year prospective study. Am J Ophthalmol, 2011, 152: 695 – 703.

4. IACONO P, BATTAGLIA PARODI M, LA SPINA C, et al. Intravitreal bevacizumab for nonsubfoveal choroidal neovascularization associated with angioid streaks: 3 – Year Follow – up Study. Am J Ophthalmol, 2016, 165 (5): 174 – 178.

5. MARTINEZ – SERRANO M G, RODRIGUEZ – REYES A, GUERRERO – NARANJO J L. Long – term follow – up of patients with choroidal neovascularization due to angioid streaks. Clin Ophthalmol, 2016, 19 (11): 23 – 30.

（李凤至　王海燕）

病例 12　抗 VEGF 联合视网膜激光光凝术治疗 Von Hippel-Lindau 综合征

病历摘要

【基本信息】

患者，女，26 岁。主诉"以右眼视力突然下降 3 天"入院。无眼胀、眼痛、畏光等不适。

【眼科检查】

裸眼视力：OD 0.08，OS 0.08；最佳矫正视力：OD −6.00 DS → 0.2，OS −7.00 DS → 1.0，外眼未见异常，眼前节未见异常，玻璃体清亮。行眼底检查（图 12−1）、OCT 检查（图 12−2）及 FFA 检查（图 12−3）。查体：右侧肩背部体表皮肤一处瘢痕样病灶(图 12−4)。

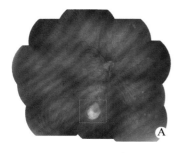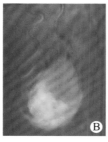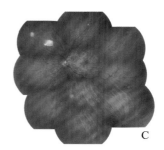

A：右眼视盘颞侧，下方边界不清，颞下分支动静脉明显增粗，迂曲扩张。B：A 图中绿色小框区域放大，可见滋养血管向下延伸至周边视网膜并形成黄白色团块状隆起病灶，呈梨状，约 4 PD 大小。C：左眼视盘边界清，在视网膜上方、鼻上、下方象限可见多个大小不一的橘红色病灶，其上均可见扩张迂曲的滋养血管，大小为 0.25～2.5 PD。

图 12−1　双眼治疗前眼底照相

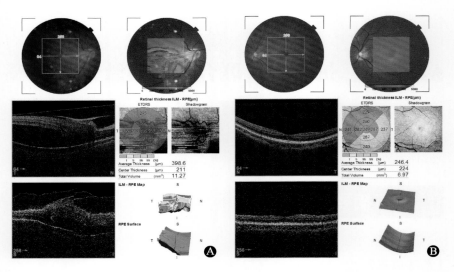

A：右眼黄斑区视网膜水肿、隆起。B：左眼未见异常。

图 12 -2　双眼治疗前黄斑区 OCT 图像

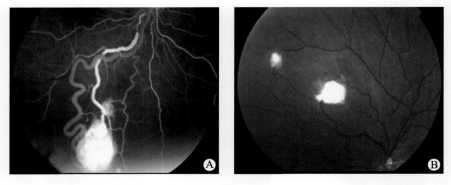

　　A：右眼动脉期可见视网膜下方中周部见一瘤样强荧光，其滋养动脉、引流静脉异常迂曲、粗大，并有迅速、大量荧光渗漏。B：左眼视网膜上方，鼻上、下方多个大小不一的瘤样强荧光，且荧光素渗漏。

图 12 -3　双眼治疗前荧光素眼底血管造影

　　追问病史，曾行皮肤血管瘤激光治疗术，其弟弟因脑出血病逝。完善全身脏器影像学检查：左侧小脑半球血管网状细胞瘤、胰腺多发性囊肿。基因检测报告：*VHL* 基因处检测到该基因杂合缺失（图 12 -5）。

笔记

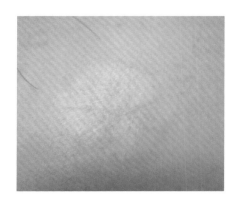

图 12 - 4　右侧肩背部体表皮肤瘢痕样病灶

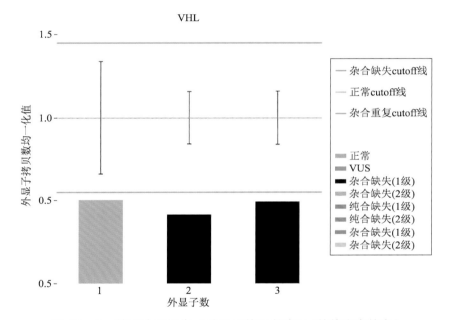

图 12 - 5　基因检测报告（外显子拷贝数变异/其他突变信息）

【诊断】

Von Hippel - Lindau 综合征。

【诊疗经过】

行双眼视网膜激光光凝术联合右眼玻璃体腔注射康柏西普 0.05 mL，共 3 次，1 个月 1 次。先行全视网膜镜下视网膜激光光凝术，1 天后行玻璃体腔注药术。光凝右眼毛细血管瘤滋养动脉及瘤体周边侧支动脉，激光能量 200 ~ 225 mW，曝光时间 0.15 s，光斑直径 200 μm，二级光斑。左眼直径 < 3 mm 瘤体直接光凝。

治疗期每个月复查视力，第 1 次治疗后 1 个月复诊，裸眼视力：OD 0.08，OS 0.08；最佳矫正视力：OD −6.20 DS → 0.5，OS −7.00 DS → 1.0，OCT 检查如图 12 −6 所示。

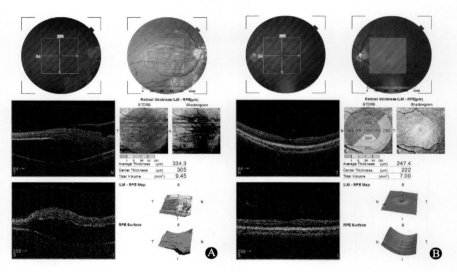

A：右眼黄斑区水肿较术前好转。B：左眼未见异常变化。

图 12 −6　第 1 次治疗后双眼黄斑区 OCT 图像

第 2 次治疗后 1 个月复诊，裸眼视力：OD 0.08，OS 0.08；最佳矫正视力：OD −6.20 DS → 0.6，OS −7.00 DS → 1.0；OCT 检查如图 12 −7 所示。

第 3 次治疗后 1 个月复诊，裸眼视力：OD 0.08，OS 0.08；最佳矫正视力：OD −6.20 DS → 0.8，OS −7.00 DS → 1.0；OCT 检查如图 12 −8 所示。

治疗后 8 个月复诊，裸眼视力：OD 0.08，OS 0.08，最佳矫正视力：OD −6.20 DS → 1.0，OS −7.00 DS → 1.0，OCT（图 12 −9）及 FFA（图 12 −10）明显好转。术后随诊 1 年，眼部及全身其他器官病情平稳。

笔记

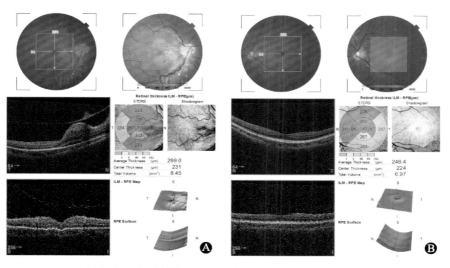

A：右眼黄斑区水肿较第 1 次术后好转。B：左眼未见异常变化。

图 12 -7　第 2 次治疗后双眼黄斑区 OCT 图像

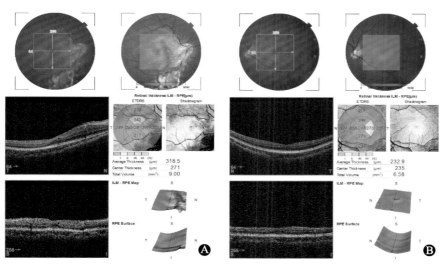

A：右眼黄斑区水肿较第 2 次术后好转。B：左眼未见异常变化。

图 12 -8　第 3 次治疗后双眼黄斑区 OCT 图像

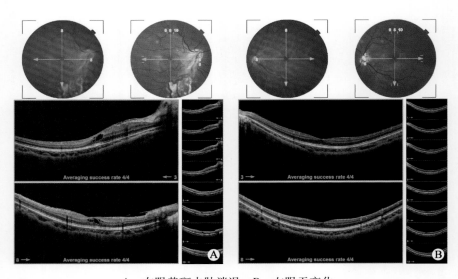

A：右眼黄斑水肿消退。B：左眼无变化。

图 12 – 9　治疗后 8 个月双眼黄斑区 OCT 图像

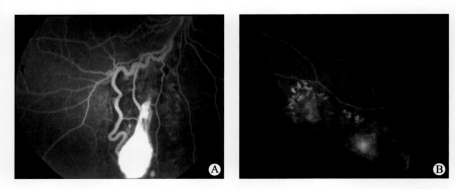

A：右眼滋养动脉塌陷变细，静脉迂曲扩张减轻，瘤体逐渐变小萎缩。B：左眼瘤体萎缩消失。

图 12 – 10　治疗后 8 个月双眼荧光素眼底血管造影

病例分析

　　1895 年德国眼科医生 Von Hippel 发现视网膜血管网状细胞瘤（retina hemangioblastoma，RHb）具有家族特性，1926 年瑞典眼科医生 Arvid Lindau 观察到视网膜和小脑的血管网状细胞瘤是中枢神经系统血管瘤病灶的一部分，并具有遗传性。到1964年，Melmon和Rosen总结了多篇临床报告，将中枢神经系统血管网状细胞瘤合并肾脏或胰腺囊肿、嗜铬细胞瘤、肾癌，以及外皮囊腺瘤等疾病正式命名为"Von Hippel – Lindau综合征"，简称VHL综合征。VHL综合征为常染色体显性遗传性肿瘤综合征，发病率为1/40 000，属罕见病的一种。VHL综合征的诊断标准为：①视网膜毛细血管瘤或中枢神经系统血管网状细胞瘤家族病史，有1种血管网状细胞瘤或内脏病变（如肾肿瘤、胰腺肿瘤、嗜铬细胞瘤、附睾或子宫阔韧带乳头状囊腺癌）等；②无明确家族史的孤立病例，若患有2种或2种以上血管网状细胞瘤，或1种血管网状细胞瘤合并1种或多种内脏病变，亦可诊断VHL综合征。随着基因测序的普及，VHL基因突变筛查成为该病诊断过程中的重要环节。VHL综合征病变累及多个器官，中位存活年龄为49岁，主要死亡原因是中枢神经系统血管网状细胞瘤破裂出血、肾细胞癌和嗜铬细胞引起的恶性高血压。

视网膜毛细血管瘤属于血管性错构瘤或发育畸形性病变，是由视网膜内增生的毛细血管内皮细胞和血管组成的良性错构瘤，为大部分VHL综合征患者首发的症状，病变呈进行性发展。早期周边眼底出现微小血管瘤，散瞳后眼底检查很难发现，眼底造影检查可发现毛细血管瘤，随病情发展在眼底颞侧视网膜可见受累的视网膜动静脉扩张、迂曲、循血管行径至周边部。此动静脉相连接处的毛细血管高度扩张成球状血管瘤，逐渐增大。瘤体红色，呈圆形或卵圆形，血管瘤处及其附近逐渐出现局限性视网膜水肿和渗出，可伴有小出血斑。由于血管瘤壁渗漏使瘤体表面和周围视网膜呈灰白色混浊。随着病程进展，渗出液中水分被吸收，脂质沉着，血管瘤周围出现环状或弧形黄白色大片硬性渗出。随着疾病的发展，出血导致的玻璃体牵拉造成视网膜脱离，最终可因继发性青光眼、葡萄膜炎、并发性白内障或眼球萎缩而致视力完全丧失。此病若早期诊断、早治疗，可防止病情进展。荧光素眼底血管造影对视网膜血管瘤病变的诊断和指导治疗具有重要意义，滋养血管和瘤体迅速充盈，瘤体荧光以瘤体为核心逐渐渗漏是视网膜血管瘤的基本影像特征。

眼内激光光凝是目前认可的有效治疗方案，对于早期的视网膜血管瘤治疗效果好，特别是瘤体直径 < 1.5 PD 者，对于瘤体较大（直径 > 2.0 PD）或虽体积不大但位于赤道之前或合并有较多渗出时，单纯反复激光光凝通常疗效不佳。光动力疗法（photodynamic therapy，PDT）、视网膜冷冻治疗也可用于治疗，但可引起短暂性视盘水肿、视网膜血管闭塞、玻璃体积血，增加视网膜渗出脱离程度等并发症。

大部分体积大和渗出多的瘤体基质细胞分泌 VEGF 较多，VEGF 的增加与血管瘤的活跃度明显相关。有研究证实玻璃体腔注射抗 VEGF 药物能明显减轻滋养血管扩张、减少瘤体周边视网膜渗出及视网膜脱离，特别是视网膜渗出物较多的病例，联合视网膜激光治疗收到了一定的疗效。

单纯的视网膜激光治疗不能控制 VEGF 水平，单纯的抗 VEGF 治疗只能暂时减低 VEGF 水平，不能根本上使瘤体萎缩。本病例选择康柏西普 0.05 mL 行右眼玻璃体腔注射联合视网膜激光光凝术，经过 3 次联合治疗后，右眼病情得到了较好的控制，瘤体明显缩小，黄斑水肿消失，视力明显提高，随诊 2 年未见病情反复。但在治疗期间需注意密切观察全身其他器官病灶变化，邀请相关科室会诊后进行眼科治疗。

严宏病例点评

本病的关键点在于早期明确诊断。由于眼科各专科医生对本病的整体性认识不足，忽视了其他系统的检查，确诊滞后现象仍较常见。病史及家族史的采集尤为重要，对没有明确家族史的孤立病例，需要两个或更多个血管网状细胞瘤，或 1 个血管网状细胞瘤合并 1 个或多个内脏病变方可确诊。一经确诊，应及早行家族其他成员的排查，及早发现，及早治疗。基因检测是较好的诊断方法，可以做到产前诊断、早期诊断，并进行早期遗传咨询及早期的干预，对提高预后有较大的帮助。本例患者为育龄期女性，因为 VHL 的遗传性，其后代有 50% 的风险存在 VHL 的致病突变，因此，建议患者做好生殖遗传咨询，科学生育，并保持随访定期复查，对其直系家庭成员应保持长期的随访和定期复查。

参考文献

1. VARSHNEY N, KEBEDE A A, OWUSU – DAPAAH H, et al. A Review of Von Hippel – Lindau Syndrome. J Kidney Cancer VHL, 2017, 4 (3): 20 – 29.

2. MAHER E R, ISELIUS L, YATES J R, et al. Von Hippel – Lindau disease: a genetic study. J Med Genet, 1991, 28 (7): 443 – 447.

3. LANE C M, TURNER G, GREGOR Z J, et al. Iaser treatment of retinal angiomatosis. Eye, 1989, 3: 33 – 38.

4. RUPPERT M D, GAVIN M, MITCHELL K T, et al. Ocular manifestations of Von Hippel – Lindau Disease. Cureus, 2019, 11 (8): e5319.

5. SALIM D K. Continuous angiogenesis inhibition in the treatment for Von Hippel – Lindau – related hemangioblastomas of retina and spinal cord. J Oncol Pharm Pract, 2019, 25 (8): 2049 – 2051.

（周海燕　严　宏）

病例13　成年早产儿视网膜病变合并孔源性视网膜脱离手术治疗

病历摘要

【基本信息】

患者，女，21岁。主诉"双眼视力差21年，加重1年"就诊。患者27周出生，有吸氧史，21年前在外院诊断"双眼早产儿视网膜病变"，具体不详，未治疗。其双胞胎姐姐眼底检查无异常。1年前患者无明显诱因出现左眼视力下降。

【眼科检查】

视力：OD 0.05，OS CF/20 cm；眼压：OD 14 mmHg，OS 12 mmHg；双眼角膜透明，KP（-），前房中深，房闪（-），晶状体透明，玻璃体轻混，右眼眼底可见颞侧视网膜固定皱褶，牵拉周边部视网膜脱离，未见明确裂孔。左眼眼底颞侧视网膜固定皱褶，牵拉颞下方视网膜脱离。

【辅助检查】

行双眼B超、双眼欧宝彩照、双眼三面镜等检查，结果显示，右眼眼底可见颞侧视网膜固定皱褶，牵拉周边部视网膜脱离，未见明确裂孔（图13-1A）。左眼眼底颞侧视网膜固定皱褶，牵拉颞下方视网膜脱离，1:00、6:00周边视网膜裂孔（图13-1B）。双眼荧光素眼底血管造影检查示双眼颞侧视网膜血管走行僵直伴荧光素渗漏（图13-2）。

扩张增殖，伴随纤维组织增生；④4 期：由于纤维血管增殖发生牵拉性视网膜脱离，先起于周边，逐渐向后极部发展，此期根据黄斑有无脱离可分为 A 和 B 两型，A 型无黄斑脱离，B 型黄斑脱离；⑤5 期：视网膜发生全脱离（约在出生后 10 周）。患者 21 年前在外院诊断为双眼早产儿视网膜病变，未进一步治疗。1 年前患者无明显诱因出现左眼视力下降，经检查确诊为双眼早产儿视网膜病变合并左眼孔源性视网膜脱离，采用左眼巩膜环扎外垫压术治疗，术后视网膜复位良好。

🏥 赵曦泉病例点评

　　早产儿视网膜病变是影响早产儿视功能的严重疾患，部分 ROP 可发生视网膜脱离甚至全视网膜脱离。视网膜脱离的患儿如果不治疗则视功能很差甚至失明，4 期 ROP 患儿的手术原则是既要最大限度解除或缓解纤维膜对视网膜的牵引，又要避免并发症的出现。患者右眼颞侧固定皱褶视网膜脱离累及黄斑，但无明确裂孔，已错过最佳治疗时期，手术风险高且不能提高视力。而左眼合并了裂孔性视网膜脱离，视力进行性下降，需手术治疗避免视力丧失。因裂孔与 ROP 引起的颞侧周边纤维增殖膜关系密切，如采用玻璃体手术，很难彻底清除颞侧增殖膜，解除裂孔周围张力，视网膜复位困难，且易损伤透明晶状体。故采取左眼巩膜环扎外垫压手术，封闭裂孔，同时缓解玻璃体内纤维膜对视网膜的牵拉，且保留透明晶状体，以最小损伤达到最佳的视功能恢复。该病例为成年后就诊的合并裂孔性视网膜脱离的早产儿视网膜病变 4 期患者，较为少见，而手术后视网膜复位佳，对患者保留一定视功能具有积极意义。

笔记

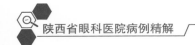
早产儿视网膜病变早期的规范筛查及治疗非常重要，目前通过规范筛查，及早发现需要治疗的 ROP 患儿，通过抗 VEGF 及视网膜光凝等治疗，绝大多数患儿不会发展到视网膜脱离，4 期 ROP 诊断及时也大多数可以通过保留晶状体的玻璃体手术减少视功能的损伤。因而早产儿视网膜病变的规范筛查及治疗非常重要，如就诊医院不能治疗，需及时把患儿转诊至上级医院诊治。

参考文献

1. SEN P, WU W C, CHANDRA P, et al. Retinopathy of prematurity treatment：asian perspectives. Eye（Lond），2019，34（4）：632 – 642.

2. 李孝纯，曹晓光，黎晓新，等. 晚期早产儿视网膜病变巩膜外加压手术及玻璃体切割手术疗效观察. 中华眼底病杂志，2016，32（5）：505 – 509.

（柴 芳 赵曦泉）

病例 14 成功保留患眼的睫状体良性肿瘤局部切除手术

病历摘要

【基本信息】

患者，男，47 岁。主诉"左眼视力下降 6 个月，伴胀痛 1 个月"。

患者于 6 个月前无明显诱因出现左眼视力逐渐下降，不伴眼红眼痛，否认外伤史，1 个月前出现左眼胀痛不适，在当地医院拟诊"左眼球内占位",至我院进一步就诊。既往史无特殊。

【眼科检查】

视力:OD 0.6,小孔 1.0,眼压 16.3 mmHg,结膜无充血,角膜透明,前房中央深度 4~5 CT,房角宽开,瞳孔直径 3 mm,对光反射灵敏,晶状体透明,玻璃体透明,部分液化;视盘界清、色淡红,C/D = 0.3,A/V = 2/3,中心凹反光清晰。视力:OS CF/20 cm,眼压 38.9 mmHg,结膜无充血,角膜透明,中央前房中央深度 4~5 CT,下方及鼻侧房角关闭,相应虹膜向前膨隆,上方及颞侧房角宽开,瞳孔直径约 5 mm,晶状体鼻侧局限混浊,向后移位,散瞳后见 6:00~9:00 虹膜后可见棕褐色隆起的肿瘤组织,玻璃体透明,部分液化,视盘界清、色淡白,C/D = 0.9,A/V = 2/3,中心凹反光弥散(图 14 – 1)。

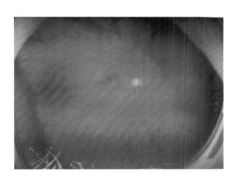

视网膜平伏,视盘苍白,C/D = 0.9,A/V = 2/3,中心凹反光弥散。

图 14 – 1 左眼术前眼底照相

【辅助检查】

超声生物显微镜检查(ultrasound biomicroscopy,UBM)见图 14 – 2,左眼散瞳后眼前节照相见图 14 – 3,左眼彩超:鼻侧虹膜处实性占位,约 8.3 mm × 7.0 mm × 4.0 mm,边界清晰,内回声部均匀,未见血流信号。超声造影检查:左眼等回声结节,未见造影剂进入,考虑良性占位。磁共振检查:左眼球内侧壁靠近晶状体内缘

笔记

可见大小约 5 mm×4 mm 异常信号，T1WI 等信号，T2WI 低信号。腹部 B 超：肝、胆、脾、胰、肾未见明显异常。血液检查部分：肿瘤标志物检查无阳性发现；血常规、凝血、乙肝病毒、丙肝病毒、艾滋病、梅毒、肝功能、肾功能及血糖检查无阳性发现。

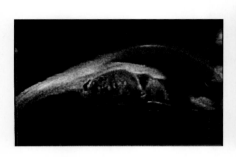

虹膜后可见肿瘤占位，挤压虹膜向前及晶状体向后移位。

图 14-2　左眼超声生物显微镜检查

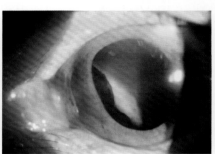

散瞳后晶状体鼻侧局限混浊，向后移位，鼻侧虹膜膨隆，6:00~9:00 虹膜后可见棕褐色隆起的肿瘤组织。

图 14-3　左眼眼前节照相（术前）

【诊断】

①左眼睫状体占位性病变；②左眼继发性青光眼；③左眼并发性白内障；④左眼继发性视神经萎缩。

【诊疗经过】

全身麻醉下行左眼睫状体肿瘤完整切除、白内障超声乳化玻璃体切除（25 G）、视网膜激光、视网膜病损冷冻、硅油填充术。术后病理报告为神经纤维瘤。术后修正诊断为：①左眼睫状体神经纤维瘤；②左眼继发性青光眼；③左眼并发性白内障；④左眼继发性视神经萎缩。患者术后左眼视力 CF/20 cm，眼压 18.9 mmHg，前节及眼底照相（图 14-4，图 14-5）。随访至今 1 年，未发现肿瘤复发。

笔记

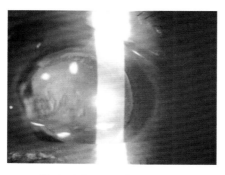

散瞳后鼻下虹膜节段缺损，晶状体缺如，红光反射存在。

图 14-4　术后左眼眼前节照相

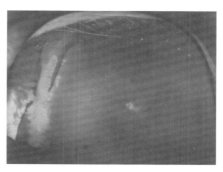

视网膜表面可见散在斑片状出血，鼻侧可见视网膜脉络膜缺损边缘，边缘数排密集激光斑。

图 14-5　术后眼底照相

病例分析

睫状体肿瘤属于葡萄膜肿瘤，葡萄膜肿瘤好发于脉络膜，发生于虹膜与睫状体部位者明显少于脉络膜。睫状体肿瘤向前发展容易引起眼压升高和虹膜膨隆，甚至虹膜根部离断，向后发展则可导致周边部视网膜脱离，向中央发展可压迫晶状体，使之发生移位或脱位。睫状体局部切除术可选择性用于治疗睫状体肿瘤，凡无玻璃体腔种植、睫状体肿瘤在 4:00～5:00，肿瘤最大直径小于 16 mm，全身情况良好，无眼部及全身转移，尚有部分视力者均可选择睫状体局部切除术。局部切除不仅能保留患眼、保留部分视力，还可进行病理诊断，是一种较为理想的治疗方法。

本例患者为中年男性，隐匿起病。就诊的主要原因是高眼压相关症候群。肿瘤向前和向中央生长，造成了眼压升高和晶状体移位。术前 UBM 检查可以明确肿瘤累及的钟点数，超声、MRI 和 CT 检查可以更加明确肿瘤大小和位置，同时结合超声造影的检查，可以初步判断肿瘤的性质。该患者 MRI 检查提示肿瘤边界清晰，

笔记

T1WI 等信号，T2WI 低信号，超声造影检查示等回声结节未见造影剂进入，提示肿瘤无血供或乏血供，良性可能性大，同时肿瘤大小在（6 mm×4 mm）~（8 mm×4 mm），选择局部切除法治疗睫状体肿瘤，收到了很好的治疗效果。

毕春潮病例点评

睫状体肿瘤常见的病例类型为恶性黑色素瘤、黑色素细胞瘤、睫状体无色素上皮瘤、胶质瘤等。睫状体肿瘤的诊断与治疗是临床经常遇到的难题之一。UBM 检查在睫状体肿瘤中的意义重大，除形态学评价外，UBM 还可提供关于肿瘤定位的可靠信息。超声造影在眼科的应用研究尚处于起步阶段，其既能观察病变二维表现，又能观察病变内血流灌注的微循环表现，且不受屈光间质清晰程度的影响，不受视网膜脱离的影响。UBM 和超声检查双剑合璧，再辅以 MRI、CT，可以初步判断肿瘤的性质、位置和大小，有助设计手术方案，对于经选择的患者采用局部板层巩膜睫状体切除及玻璃体视网膜联合手术，既能保存眼球，亦可保留部分视力，已成为睫状体肿瘤的有效治疗方法。

参考文献

1. 魏文斌，胡士敏，朱晓青，等. 睫状体肿瘤局部切除联合玻璃体视网膜手术的疗效分析. 中华眼科杂志，2002，38（5）：286-288.

2. 王兆瑞. 超声生物显微镜在虹膜睫状体肿瘤影像诊断中的价值. 中华实验眼科杂志，2017，35（8）：702-703.

3. DAMATO B E, PAUL J, FOULDS W S. Risk factors for residual and recurrent uveal melanoma after trans-scleral local resection. Br J Ophthalmol, 1996, 80（2）: 102-108.

笔记

（邵 娟　毕春潮）

病例 15 以玻璃体积血为首诊表现的
脉络膜黑色素瘤

病历摘要

【基本信息】

患者，女，46岁，主诉"左眼视力突然下降40天"入院。40天前无明显诱因出现左眼视力突然下降，无明显眼痛，无眼红，无头痛等。

既往史：7年前因"右侧卵巢囊肿"外院手术切除。

【眼科检查】

视力：OD 0.6，OS 0.04；眼压：右眼 20 mmHg，左眼 10.6 mmHg。右眼睑结膜无充血，角膜透明，前房深，房闪（-），细胞（-），瞳孔圆，直径 3 mm，光反射可，晶状体密度高，眼底视盘色可界清，视网膜平伏；左眼睑结膜无充血，角膜透明，前房深，房闪（-），细胞（-），瞳孔圆，直径 3 mm，光反射略迟钝，晶状体密度高，玻璃体血性混浊，眼底窥不进。B 超（图 15-1）：左眼玻璃体积血。

【诊断】

左眼玻璃体积血。

【诊疗经过】

行左眼玻璃体切除术。术中切除部分血性玻璃体后，见大量视网膜下出血，上方见暗黑色圆顶形隆起物，手术暂停。术后眼底欧宝照相（图 15-2）：左眼上方实性隆起灶，下方视网膜下出血伴

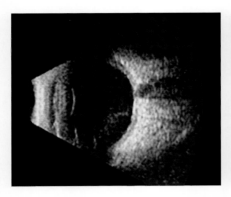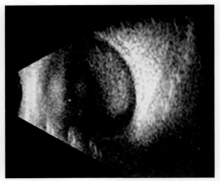

图 15 - 1　术前左眼 B 超示左眼玻璃体积血

脱离。行三面镜检查（图 15 - 3），59°镜内可见上方隆起的棕色肿物。术后复查 B 超（图 15 - 4）：左眼玻璃体腔可见类圆形中高回声，左眼脉络膜脱离。左眼彩超（图 15 - 5）：玻璃体腔内占位，大小约 15 mm × 3.7 mm，CDFI 示其表面可见血流信号，考虑来自脉络膜病变，脉络膜黑色素瘤可能性大，左眼球后壁异常回声，考虑渗出性病变并视网膜浅脱离。眼眶 MRI（平扫＋增强，图 15 - 6）：左眼球上壁占位，大小约 10 mm × 9 mm，T1WI 肿物呈高信号，T2WI 肿物呈低信号，增强扫描可见强化。腹部彩超未见明显异常。胸部 CT 平扫未见明显转移灶。行荧光素眼底血管造影及吲哚菁绿眼底血管造影（图 15 - 7），FFA 显示左眼颞上周边大片弱荧光，遮挡其下的组织，下方周边大片弱荧光区，末梢血管晚期荧光渗漏；ICGA 示左眼上方及下方弱荧光遮蔽，考虑左眼脉络膜占位性病变。

修正诊断：左眼球内占位，脉络膜黑色素瘤？行第 2 次手术治疗（玻璃体切除＋白内障超声乳化摘除＋肿瘤内切除＋视网膜光凝＋电凝＋注硅油术）。术中取肿瘤组织送病理学检查，提示恶性黑色素瘤（图 15 - 8）。术后第 1 天视力 OS 0.04，眼压 20 mmHg。左眼视盘界清，视网膜平伏，激光斑清晰（图 15 - 9）。之后转肿瘤科进一步诊治。

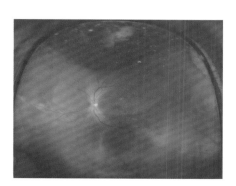

左眼上方实性隆起灶，下方视网膜下出血伴脱离。

图 15-2 首次玻璃体切除术后眼底欧宝照相

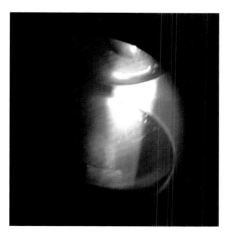

左眼上方隆起的棕色肿物（下方 59°镜内可见）。

图 15-3 首次玻璃体切除术后三面镜检查

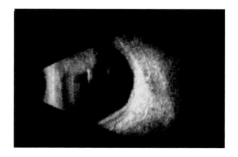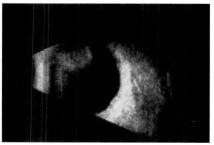

左眼玻璃体内类圆形中高回声，左眼脉络膜脱离。

图 15-4 首次玻璃体切除术后复查 B 超

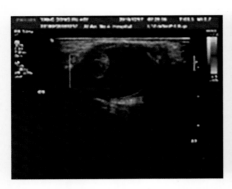
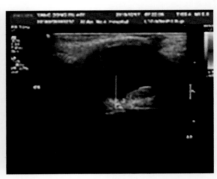

　　左眼玻璃体腔内前方鼻侧可见大小约 10 mm×9.3 mm×7.3 mm 异常回声，边界欠清，内回声不均匀，内部可见低回声区，CDFI 提示其内及表面可见血流信号，左眼球后壁毛糙增厚，可见大小约 15 mm×3.7 mm 的局限性隆起，CDFI 提示其表面可见血流信号。左眼玻璃体内异常占位，考虑来自脉络膜病变，脉络膜黑色素瘤可能性大；左眼球后壁异常回声，考虑渗出性病变并视网膜浅脱离。

图 15-5　左眼彩超

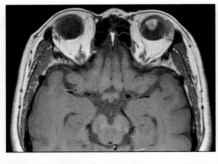
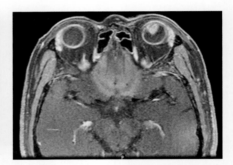
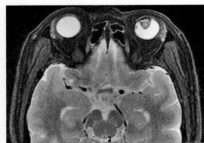
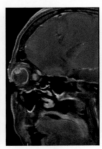
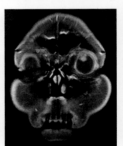

　　左眼球上壁占位，大小约 10 mm×9 mm，T1WI 肿物呈高信号，T2WI 肿物呈低信号，增强扫描可见强化。

图 15-6　眼眶 MRI（平扫＋增强）检查

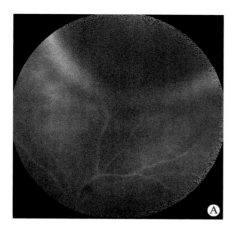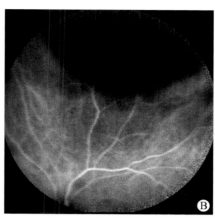

A：FFA，左眼颞上周边大片弱荧光，遮挡其下的组织，下方周边大片弱荧光区，末梢血管晚期荧光渗漏。B：ICGA，左眼上方及下方弱荧光遮蔽。考虑左眼脉络膜占位性病变。

图 15 −7　荧光素眼底血管造影及吲哚菁绿眼底血管造影

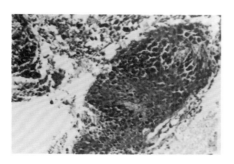

左眼脉络膜小块组织提示符合恶性黑色素瘤改变。

图 15 −8　病理学检查

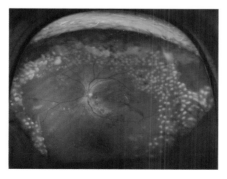

术后左眼视网膜平伏，视网膜切开处周围激光斑清晰。

图 15 −9　第 2 次玻璃体切除术后眼底照相

病例分析

脉络膜黑色素瘤是成年人最常见的眼内原发性恶性肿瘤。发病部位：脉络膜多见，占 78%~85%，其次为睫状体，占 9%~12%，虹膜占 6%~9.5%。

临床表现：脉络膜黑色素瘤若位于眼底周边部，则早期无自觉症状；若位于后极部，则早期主诉视力减退，视野缺损，视物变形，眼前黑影，色觉异常，持续性远视屈光度增加等。肿瘤增大，继发视网膜脱离时，视力严重下降。整体病程大体可分为眼内期、继发性青光眼期、眼外蔓延及全身转移期四个阶段，但四期演变不一定循序渐进。眼内期内肿瘤的生长有结节型和弥漫型扩展两种形式。其中结节型生长的肿瘤起始于脉络膜大中血管层。外受巩膜、内受 Bruch 膜限制，初期只能沿脉络膜平面向四周缓慢扩展，隆起度不高，呈圆形或类圆形灰黄色或灰黑色斑块，覆盖其上的视网膜无明显改变。肿瘤处脉络膜不断增厚，隆起度不断增高，顶起视网膜，一旦突破 Bruch 膜和色素上皮限制，肿瘤则在视网膜神经上皮下迅速生长，形成一个头大、颈窄、基底宽广的蘑菇状团块，在肿瘤颈部斜坡处液体积聚形成浆液性脱离，有时受重力影响，在远离肿瘤处形成低位视网膜脱离。由于肿瘤生长迅速，血供障碍而发生肿瘤组织大量坏死，可诱发剧烈眼内炎或眼压升高，部分合并玻璃体积血，此时眼底无法透见。荧光素眼底血管造影：早期肿瘤处弱荧光，动静脉期有肿瘤血管与视网膜血管同时显现，呈双循环现象，晚期呈高弱荧光混杂的斑驳状荧光。B 超：隆起 2 mm 肿物即可显示，半圆形或者蘑菇状改变，肿瘤边缘血管呈窦样扩张，声像图上前缘回声光点多而强，向后光点减少，接近球壁形成无回声区，即所谓"挖空现象"。MRI：因脉络膜黑色素瘤组织内含有的黑色素物质具有顺磁作用，在 T1WI 玻璃体为低信号，肿瘤为高信号，在 T2WI 玻璃体为高信号，肿瘤为低信号；增强扫描可见强化；无色素性脉络膜黑色素瘤在 T1WI 和 T2WI 均为低信号。

治疗：需要考虑多种因素，包括视力、肿瘤大小及部位、肿瘤的生长特点、患者全身状况等。其中直径小于 10 mm，厚度小于 3 mm 的较小脉络膜黑色素瘤，生长并不活跃者，应定期观察；直径 10 ~ 15 mm、厚度 3 ~ 5 mm 的中等大小肿瘤，可选择放疗、局部切除或眼球摘除；直径超过 15 mm 的大肿瘤，最安全的措施是眼球摘除。近赤道部生长活跃的小或中等大小肿瘤，可放疗或局部切除，同样大小肿瘤若位于后极部通常采用放疗；视盘附近的肿瘤可以放疗，但包绕视神经的肿瘤应行眼球摘除。

该患者因左眼视力突然下降入院，平素体健，玻璃体血性混浊，术前 B 超提示玻璃体积血，未能提示球内占位性病变，给诊断增加了一层迷雾。首次玻璃体手术操作谨慎，发现球内占位后及时中止手术。术后及时全面的检查提示脉络膜黑色素瘤可能，为进一步诊治提供方向。

宋虎平病例点评

患者为中年女性，左眼视力突然下降 40 天入院。既往否认糖尿病、高血压等。术前初次的眼 B 超检查未能探及肿瘤，给诊断造成了一定的难度。玻璃体积血最常见的十类原因包括：视网膜裂孔和视网膜脱离、玻璃体后脱离、眼外伤、视网膜血管性疾病伴缺血性改变、视网膜血管瘤、炎症性疾病可能的缺血性改变、黄斑视网膜下出血、其他引起周边视网膜新生血管疾病、视网膜毛细血管扩张症、Terson 综合征等，而脉络膜黑色素瘤引起玻璃体积血较为少见。尽管 Gass 在 1963 年报道了一例 52 岁女性患者，以玻璃体积血为首要表现，住院治疗数天后玻璃体积血减少，发现眼底灰色隆起肿物，考虑恶性病变，最终眼球摘除后确诊为脉络膜黑色素瘤，然而以玻璃体积血作为首要表现的脉络膜黑色素瘤仍然少见。Fraser 对 450 例脉络膜黑色素瘤进行回顾性分析，发现以玻璃体积血作为首要表现的患者仅占 2.9%。另外，脉络膜黑色素瘤引起玻璃体积血的原因可能在于肿瘤的生长受到了 Bruch 膜的限制，Bruch 膜起到了类似压脉带的压迫作用，压迫肿瘤血管，减少了肿瘤的静脉回流，静脉瘀滞，血管扩张，最终血管破裂而大量出血。

当遇到突然视力丧失、玻璃体积血，脉络膜黑色素瘤应作为鉴别诊断之一，并且术前超声探查需要细致全面，必要时辅助彩超、MRI 平扫 + 增强扫描等进一步诊断。

参考文献

1. PATRICK O, NATALIE W, FREDERICK A, et al. Hemorrhagic choroidal melanoma. Am J Ophthalmol Case Reports, 2018, 10（2）: 105 – 107.

2. 王子扬，杨文利，李栋军，等. 中小脉络膜黑色素瘤的超声诊断及鉴别诊断分析. 中华眼科杂志，2018, 54（11）: 843 – 848.

3. GASS J D. Hemorrhage into the vitreous, a presenting manifestation of malignant melanoma of the choroid. Archi of Ophthalmol, 1963, 69: 778 – 779.

4. STRAATSMA BR, DIENER – WEST M, CALDWELL R, et al. Mortality after Deferral of Treatment or No Treatment for Choroidal Melanoma. Ind J of Ophthalmol, 2018, 166（10）: 1395 – 1400.

（周荣乐　宋虎平）

第二章
白内障和眼内屈光手术

病例 16　ICL 矫治双眼先天性白内障术后高度近视

病历摘要

【基本信息】

患者，女，20 岁。主诉"双眼先天性白内障术后渐进性视物不清 3 年"于 2019 年 8 月 26 日就诊我院。

患者于 12 年前因"双眼先天性白内障"在我院行"双眼白内障超声乳化摘除并人工晶状体植入 + 后囊膜切开 + 前部玻璃体切除

术",术后视力恢复良好。3年前,无明显诱因觉双眼渐进性视物不清,无眼红、眼痛等不适,就诊于当地医院,诊断为"双眼高度近视",给予戴镜矫正。现患者要求摘镜,为求手术治疗,就诊于我院,诊断为"双眼高度近视,双眼人工晶状体眼",建议手术治疗。患者饮食好,睡眠可,二便正常。

【眼科检查】

入院后眼部查体:视力:OD 0.1,OS 0.3;矫正视力:OD 0.6,OS 0.8。眼压:OD 16.4 mmHg(1 mmHg = 0.133 kPa),OS 15.6 mmHg。双眼球结膜无充血,角膜清亮,前房深度可,瞳孔圆,3.0 mm,对光反射存在,人工晶状体透明,右眼周边囊膜机化混浊,双眼中央后囊膜已切开,玻璃体部分液化混浊,眼底见视盘色红界清,网膜平伏,呈豹纹状改变,黄斑中心凹反光可见。

【辅助检查】

双眼显然验光:OD −9.75 DS → 0.6,OS −6.25 DS → 0.8。双眼 UBM:右眼中央前房深度 3.56 mm,左眼中央前房深度 3.77 mm;双眼睫状体囊肿(右眼约9:00位,左眼约3:00位)。眼前节分析系统:右眼中央角膜厚度 528 μm,左眼中央角膜厚度 535 μm;双眼白到白均为 11.62 mm。双眼角膜内皮细胞计数均在正常范围。

【诊断】

①双眼高度近视;②双眼人工晶状体眼;③双眼睫状体囊肿。

【诊疗经过】

分别于 2019 年 11 月 5 日及 2019 年 11 月 7 日在表面麻醉下行右眼及左眼有晶状体眼人工晶状体(implantable collamer lens, ICL)

植入术。术中双眼植入后房型人工晶状体（ICL－V4c）时，其角祥位置均避开相应睫状体囊肿部位（视频16－1）。

视频16－1　双眼植入后房型人工晶状体术

术后第1天：患者诉视物时无明显光晕及眩光。眼部查体：视力：OD 0.8，OS 0.8；眼压：右眼16.7 mmHg，左眼18.3 mmHg。双眼球结膜轻度充血，上方角膜切口闭合好，角膜清亮，前房深度可，房闪(－)，虹膜纹理清，瞳孔圆，3.0 mm，对光反射存在，ICL V4c位置居中，原人工晶状体透明（图16－1），右眼周边囊膜机化混浊，双眼中央后囊膜已切开，玻璃体部分液化混浊，眼底见视盘色红界清，网膜平伏，呈豹纹状改变，黄斑中心凹反光可见。双眼前节OCT示：右眼拱高858 μm，左眼拱高1149 μm（图16－2）。术后给予患者左氧氟沙星滴眼液、妥布霉素地塞米松滴眼液、普拉洛芬滴眼液点眼，2 h一次。

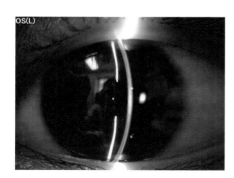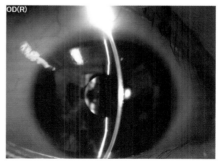

双眼角膜清亮，前房深度可，EVO－ICL位置居中，原人工晶状体透明。

图16－1　术后第1天眼前节照相

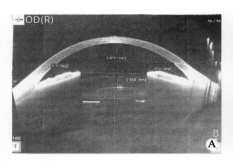
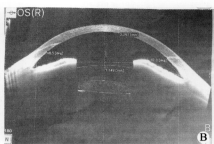

A：右眼拱高 858 μm。B：左眼拱高 1149 μm。

图 16 – 2　术后第 1 天眼前节 OCT

病例分析

　　儿童眼球处于生长发育不稳定期，先天性白内障手术后眼球的屈光状态是变化的，且有普遍向近视发展的趋势，部分患者发展为严重的眼轴过度延长和大幅度的近视漂移。对于此类患者，在其屈光状态稳定后，如果有摘镜需求，可以采用人工晶状体置换术，但目前为止，人工晶状体置换术仍然是临床难度和风险均较高的手术。为了降低手术风险，可以采用屈光手术来矫治其残留的近视。对于近视的治疗而言，角膜屈光手术由于对角膜厚度的高度依赖使其临床应用受到很大限制。近年来发展起来的眼内屈光手术在矫正高度近视方面的优势逐渐凸显。有晶状体眼人工晶状体（ICL）植入术作为一种眼内晶状体屈光矫治方法，其不仅能矫治患者的裸眼视力，而且不改变角膜厚度及形状，因此是治疗中、高度近视中效果稳定、预测性好的手术方法之一。

　　在本病例中，患者为先天性白内障术后残留高度近视，屈光状态稳定，有明确的摘镜需求，但因手术时间较长，人工晶状体与周围组织粘连紧密，如行人工晶状体置换术，术中易发生囊袋破裂、悬韧带断裂等情况，需进一步行人工晶状体缝线固定术，对眼睛造成较大创伤。最终，在与患者沟通后，决定采用屈光手术来矫正高度近视。因患者双眼中央角膜厚度均小于550 μm，故选择的手术方式为双眼有晶状体眼人工晶状体植入术，术后患者双眼裸眼视力均为0.8，眼压稳定，无手术并发症，手术效果满意。

通过这则病例的手术治疗，得出以下经验：①有晶状体眼人工晶状体植入术可有效矫正先天性白内障术后人工晶状体眼残留的高度近视；②有晶状体眼人工晶状体植入手术创伤小、手术时间短，术后患者的视觉质量明显提高。在总结经验的同时，我们也发现了本病例的不足：ICL – V4c的型号选择偏大，导致术后双眼拱高均大于700 μm；因患者双眼为先天性白内障术后人工晶状体眼，术后不必担心拱高过低造成并发性白内障问题，所以选择小一号的ICL – V4c更为安全。

马波病例点评

先天性白内障术后人工晶状体眼残留近视的矫治方法，临床上大多采用配戴眼镜、角膜屈光手术或人工晶状体置换，各种方式均具有其优缺点。类似本例患者临床上并不少见，经过仔细分析病情并与患者进行充分沟通，考虑到本例患者的特殊性，我们给患者选择ICL植入术。全面的考虑和规划主要基于以下几个方面：①患者20岁，曾于12年前行双眼先天性白内障摘除联合人工晶状体植入＋后囊膜切开＋前部玻璃体切除手术，现残留高度近视，并有脱镜需求；②眼前节情况良好，后节无严重并发症，矫正视力良好；

③患者残留高度近视且合并屈光参差，角膜厚度较薄，因此配戴眼镜或角膜屈光手术并非首选；④人工晶状体稳定于囊袋内，后囊膜中央缺损，且囊袋纤维化，若行人工晶状体置换有损伤囊袋和悬韧带的可能，如行人工晶状体缝线固定则将面临更大风险；⑤经全面评估，ICL 植入手术方法简单，损伤小，风险低，效果好。由于患者为人工晶状体眼，不用顾忌拱高过低导致并发性白内障，故选择 ICL 型号大小时，在不影响角膜虹膜夹角和 ICL 稳定性的前提下，ICL 拱高预留可适当降低。因此，对于人工晶状体眼残留近视的患者，ICL 植入术不失为一种安全、有效的处理方案，值得临床推广。

参考文献

1. LIU Z Z, LONG E P, LIN D R, et al. Dynamic profile of ocular refraction in pediatric cataract patients after lens surgeries. Int J Ophthalmol, 2019, 12（12）: 1839 - 1847.

2. LAMBERT S R. Changes in ocular growth after pediatric cataract surgery. Dev in ophthalmol, 2016, 57: 29 - 39.

3. 刘延东，张印博，康焕君，等. 有晶状体眼后房型人工晶状体植入术与飞秒激光制瓣 LASIK 治疗中高度近视患者的早期临床效果对比分析. 眼科新进展，2018, 38（4）: 382 - 385.

4. 李淼，赵金荣，黄悦，等. 两种不同类型眼内接触镜（ICL）矫正高度近视术后视觉质量的比较. 眼科新进展，2017, 37（9）: 867 - 871.

（李海燕　马　波）

病例 17 飞秒激光在 ICL 植入术后白内障术中的使用

病历摘要

【基本信息】

患者，女，54 岁。主诉"左眼渐进性视物模糊 3 个月"就诊。

既往史：双眼高度近视，11 年前行右眼白内障超声乳化人工晶状体植入手术，左眼 ICL 植入手术。

【眼科检查】

裸眼视力：OD 0.6，OS 0.1。眼压：OD 15.3 mmHg，OS 16.1 mmHg。右眼人工晶状体位正，后囊膜 YAG 激光切开，玻璃体絮状混浊。左眼角膜清亮，瞳孔约 3 mm，前房约 3 CT，有晶状体眼后房型人工晶状体在位，拱高 <1 CT，并未与晶状体接触，晶状体核性混浊（图 17-1），玻璃体絮状混浊。眼底：未见明显异常。左眼角膜内皮细胞计数 2384.5 个/mm²；B 超左眼轴 27.48 mm；黄斑 OCT：左眼底黄斑区色素上皮层粗糙；前节 OCT 提示左眼拱高 0.287 μm，现有前房深度 2.660 μm（图 17-2）；OQAS（欧卡斯）客观视觉质量分析检查：左眼 OSI 值 11.0（图 17-3），角膜屈光分析仪（optical pass difference，OPD）检查：左眼全眼高阶相差瞳孔 4 mm 时 0.813 μm，眼内高阶相差瞳孔 4 mm

时 0.738 μm（图 17 - 4）。

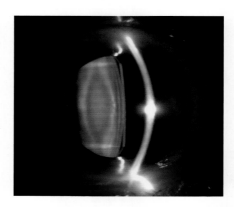

图 17 - 1   术前眼前节照：ICL 在位，晶状体核性混浊

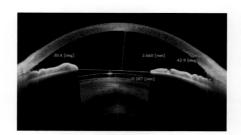

图 17 - 2   眼前节 OCT 提示拱高 0.287 μm

【诊断】

入院初步诊断：①左眼年龄相关性白内障；②左眼 ICL 植入术后；③右眼人工晶状体眼；④双眼高度近视。

【诊疗经过】

入院完善相关检查后拟行左眼 ICL 取出，飞秒激光辅助白内障超声乳化人工晶状体植入。患者右眼 11 年前植入单焦点人工晶状体，左眼要求植入单焦点人工晶状体，术后戴镜矫正老视。术后视觉质量明显提高。

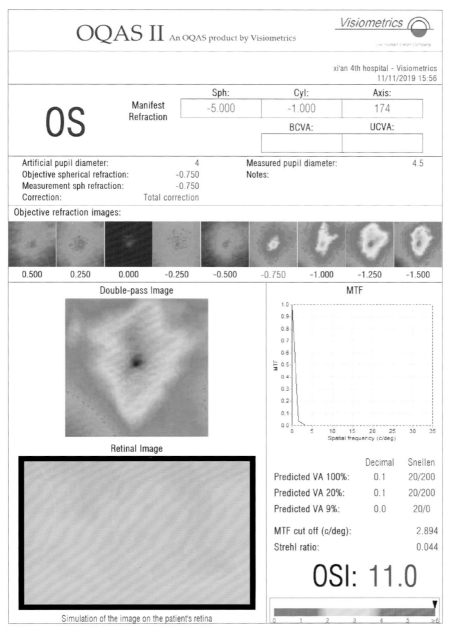

图 17 - 3　术前 OQAS：OSI 值 110.0

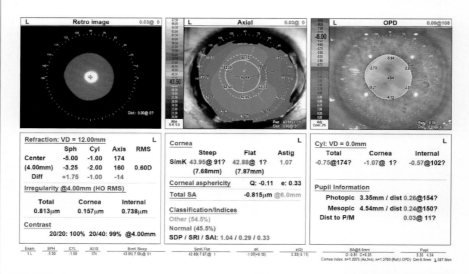

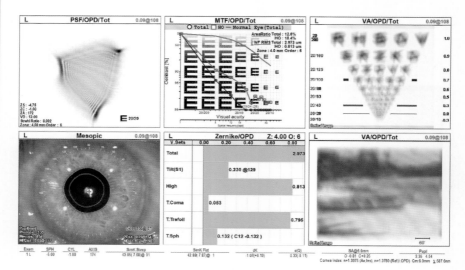

图 17-4　术前 OPD：眼内高阶相差大

病例分析

近几年飞秒激光辅助白内障手术（femtosecond laser – assisted cataract surgery，FLACS）被越来越多的数据证实可以提高手术的准确性、有效性及安全性，优化人工晶状体（intraocular lens，IOL）的位置和术眼的屈光状态。

本病例属于复杂病例，需要先将 ICL 取出再进行白内障手术，使用 LENSAR 飞秒激光设备是否可以用于 ICL 植入的白内障患者，在既往有个例病案报道将 FLACS 应用到植入 ICL 的高度近视白内障患者，拟定了手术方案和患者沟通后取得同意。术中飞秒激光撕囊直径 5.3 mm，晶状体米字型模式预劈核，Docking 后在进行晶状体前后囊膜扫描时，晶状体前囊膜扫描明显出现误差偏移，手动描绘前囊膜修正，后囊膜无法扫描，系统自动调整预劈核距离距后囊膜为 2 mm，激光发射后在前囊膜切开时因为 ICL 在晶状体前，阻挡气泡无法释放，发现有大量的气泡产生并聚集在 ICL 下方和晶状体前（图 17 – 5），阻碍了预劈核的效果。

在白内障超声乳化步骤时发现取出的 ICL 后表面有一圈激光损伤（图 17 – 6），但晶状体前囊膜切开完全游离，而晶状体预劈核没有进行，这些是在常规飞秒激光辅助白内障手术中没有遇到过的问题。患者核Ⅲ级，超声乳化人工晶状体植入手术顺利完成（图 17 – 7）。患者术后第 1 天角膜清亮，IOL 居中，左眼视力1.2，OQAS 检查左眼 OSI 值 0.9，客观视觉质量明显改善（图 17 – 8）。患者非常满意（视频 17 – 1）。本病例在既往有个例病案报道的基础上将 FLACS 应用到植入 ICL 的高度近视白内障患者，开拓了

FLACS 的使用范围，术中遇到了和常规飞秒激光辅助白内障不同的过程和结果。

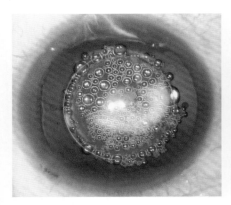

图 17 -5　飞秒激光后：
ICL 后聚集大量气泡

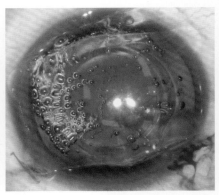

图 17 -6　术中 ICL 取出：
ICL 后圆形损伤

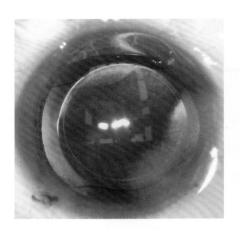

图 17 -7　术后眼前节照相：IOL 居中

视频 17 -1　超声乳化人工晶状体植入术

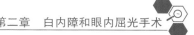

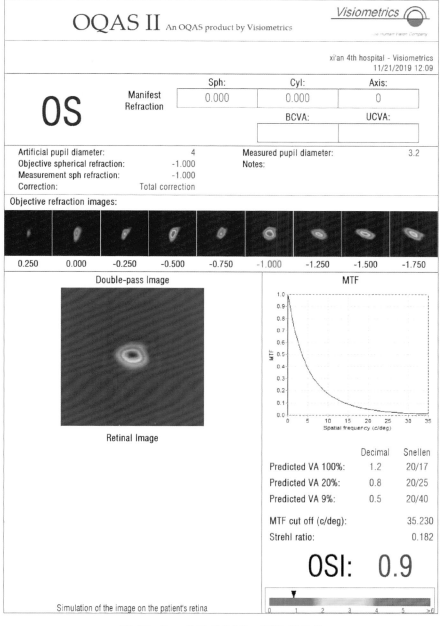

图 17-8 术后 OQAS：OSI 值 0.9

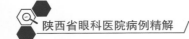

王从毅病例点评

科技的进步促进了医疗新技术的飞速发展，飞秒激光辅助白内障手术为白内障手术提供了一种新的技术支持，但手术过程中可能会面临新的问题和挑战。在本病例中飞秒激光辅助使用于植入 ICL 术后白内障眼病例中，因为 ICL 光学材料的折射率和其本身的屈光度数，LENSAR 飞秒激光设备在激光扫描聚焦点前囊膜时出现误差，需要医生术中仔细辨别，并及时手动调整修改前囊膜位置；此外前囊膜切开时 ICL 后聚集大量气泡，因此预劈核步骤比较困难，并且 ICL 后表面有圆形损伤，我们术后讨论是否可以改变参数做出一些应对方案，如修改飞秒激光前囊膜切开的上下范围，由 500 μm 降低到 300 μm，加大激光斑的间距。

术前已经查阅到有几位医生报道过 ICL 进行 FLACS 的手术案例，Anisimova 同样也是激光中有大量的气泡产生，但并没有影响预劈核效果；其次是否可以先行 ICL 取出术，再进行飞秒激光辅助白内障手术，可以避免如上的问题，但是否可能带来其他的问题，需要进一步探讨；再次根据术前评估，可以建议患者左眼植入多焦点人工晶状体混搭，帮助患者解决老视摘镜。

仍需要积累更多的飞秒激光和复杂疑难病例的手术经验，来观察飞秒激光是否能给各类患者带来更多的益处。飞秒激光在白内障领域的推广应用开启了智能白内障手术的新时代，随着病例的积累、操作平台的不断完善、手术技术和经验的提高，手术适应证也在不断拓展，但对于特殊复杂病例术前应该详尽的评估、足够重视，保证患者术后能实现完美的视觉质量。

参考文献

1. ANISIMOVA N, MALYUGIN B, ARBISSER L B, et al, Femtosecond laser – assisted cataract surgery in vitrectomized eye with posterior chamber phakic intraocular lens. Digit Ophthalmol, 2017, 23（2）：43 – 44.

2. 中华医学会眼科学分会白内障及人工晶状体学组. 我国飞秒激光辅助白内障摘除手术规范专家共识（2018 年）. 中华眼科杂志, 2018, 54（5）：328 – 333.

（李 妍 王从毅）

病例 18 合并 Terrien 角膜变性白内障手术的利与弊

病历摘要

【基本信息】

患者, 女, 49 岁。主诉"双眼视物不清 10 余年, 右眼加重 3 年"。

既往史：双眼高度近视 30 余年, 长期戴镜矫正, 20 年前发现双眼反复红痛伴异物感, 未正规治疗。

【眼科检查】

视力：OD FC/10 cm, – 10.00 DS/ – 1.50 DC × 90° = 0.1；OS 0.12, – 9.0 DS/ – 3.00 DC × 90° = 0.25, 双眼结膜未见明显充血, 右眼角膜缘 3:30 ～ 5:00 位局部结膜泡状隆起, 角膜透明, 右眼鼻上及颞上方角膜周边变薄扩张, 左眼下方周边 5:30 及 7:30 位角膜

笔记

缘局部新生血管伴角膜局部变薄（图18-1）。

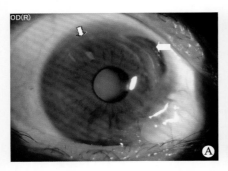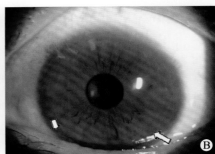

A：右眼鼻上及颞上方角膜周边变薄可见弧形沟状凹陷带，局部可透见其后的色素膜组织（白箭头），鼻下方角膜缘局部结膜泡状隆起，右眼晶状体皮质棕黄色，明显较左眼混浊。B：左眼下方周边5:30及7:30位角膜缘局部新生血管伴角膜局部变薄（白箭头）。

图18-1　双眼前节照相

双眼前房中深，瞳孔正常大小，对光反射灵敏，晶状体混浊（右眼较严重）（图18-1A），眼底窥视不清。双眼前节OCT：右眼鼻上方角膜周边变薄，最薄处仅66μm，左眼下方7:30位置周边角膜局部变薄区厚度约475μm（图18-2）。

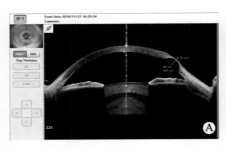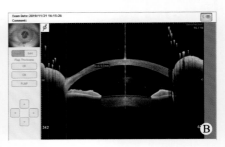

A：右眼鼻上方距离角膜中心4.75mm处角膜厚度仅66μm。B：左眼7:30位角膜病灶局部变薄区厚度约473μm。

图18-2　眼前节OCT

角膜内皮细胞计数：右眼2584.7个/m²，左眼2619.3个/m²，形态见图18-3。

笔记

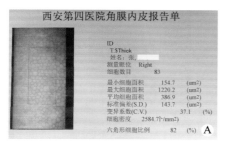
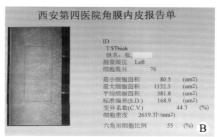

A：右眼内皮细胞 2584.7 个/m²，六角形细胞比例 82%。B：左眼内皮细胞 2619.3 个/m²，六角形细胞比例 55%。双眼角膜内皮细胞计数及六角形细胞形态及比例大致正常。

图 18-3　角膜内皮细胞计数

【诊断】

①双眼并发性白内障；②双眼边缘性角膜变性；③双眼高度近视。

【诊疗经过】

患者四处求医遭拒后，今来我院要求行右眼白内障手术治疗。完善相关检查，与眼表疾病中心协作，术前备好新鲜角膜材料，以备术中行穿透性角膜移植术可能。遂于 2019 年 12 月 6 日成功为患者实施右眼白内障超声乳化摘除联合人工晶状体植入术。术中特意将超声乳化的瓶高降低到 70 cm，负压也降低到 100 mmHg，手术顺利完成，角膜未穿孔（视频 18-1）。术后第 3 天患者裸眼视力 OD 0.2，矫正视力 -8.0 DC×40 = 0.4。

视频 18-1　白内障超声乳化摘除联合人工晶状体植入术

病例分析

Terrien 边缘性角膜变性（Terrien marginal degeneration）是一种发生于角膜边缘进展较慢的非炎症性角膜变薄病变，亦称为角膜周边部沟状变性或扩张性角膜边缘营养不良。于 1900 年由 Terrien 首次提出，确切病因不明。本病患者多数在 20～40 岁发病，通常双眼同时受累，病变发生在角膜周边部，与角膜缘平行且有一定间距，通常周边角膜变薄区域厚度仅为正常厚度的 1/4～1/2，最薄处仅残留上皮和膨出的后弹力层；晚期可因轻微的外伤或自发变薄引起角膜穿孔，尚未发现何种药物能有效地控制病情发展；一旦确诊，宜尽早施行板层或反板层角膜移植术。本例患者右眼角膜病灶最薄处仅 66 μm，眼前节 OCT 可见最薄处仅残留上皮和膨出的后弹力层，患者角膜变性单就其白内障手术本身并非疑难，但是患者即将穿孔的角膜能否耐受超乳手术中的负压和灌注流量？术中若角膜变性区穿孔，将如何处置？如果术中需行角膜移植术，角膜材料从何而来、手术切口如何选择等相关问题需要手术医生权衡利弊，做好术前、术中预案。

一般角膜上皮层的厚度为 0.05 mm，基质层约占厚度的 9/10，后弹力层是角膜内皮的基底膜，后弹力层由内皮细胞分泌形成，主要为 Ⅳ 型胶原，成年人的厚度为 10～12 μm，正因为后弹力层 Ⅳ 型胶原纤维的延展性和韧性才能使其耐受一定的眼内压而不至于断裂。至于后弹力层到底能耐受多大的压力，目前并不得知。我们此次在充分的术前预案下对角膜厚度只有 66 μm 的患眼成功实施白内障超声乳化联合人工晶状体植入术（当然术中有意将超声乳化的瓶高降低到 70 cm，负压也降低到 100 mmHg），并未发生角膜穿孔，

笔记

足以可见角膜后弹力层的韧性，同时也开拓了行业内对于边缘性角膜变性患者实施内眼手术标准的范围，具有一定的临床价值。

严宏病例点评

本例诊断明确，治疗的难点在于是否需要联合手术，即角膜移植联合白内障手术。患者角膜变性多年，但视力进行性下降，晶状体混浊较重，故视力下降的原因除角膜变性致屈光问题之外，晶状体的混浊也有较多贡献，故患者愿望通过白内障而提高视力。但66 μm 厚度的角膜边缘，对于白内障超声乳化手术来说（常规90～120 cm 水压），可能发生角膜的破裂。遗憾的是患者并不希望此时解决角膜问题，因为角膜变性和变薄已多年，进展缓慢，患者尚未准备好行角膜移植。在此情况下，我们充分准备，得到眼表和角膜疾病中心的协助，准备了新鲜全层角膜，以备术中意外。菲薄的角膜由于后弹力层的存在，却未破裂，让我们对角膜后弹力层的张力有了新认识。患者远期需要密切关注，必要时建议尽早行角膜移植或修补手术，以防突然的破裂和眼内炎的发生。

参考文献

1. 李凤鸣. 中华眼科学. 北京：人民卫生出版社，1996：1244 – 1245.

2. BORDERIE V M, SANDALI O, BUHET J, et al. Long – term results of deep anterior lamellar versus penetrating keratoplasty. Ophthalmology, 2012, 119：249 – 255.

3. YOO S H, KYMIONIS G D, KOREISHI A, et al. Femtosecond laser – as – susted sutureless anterior lamellar keratoplasty. Ophthalmology, 2008, 115：1303 – 1307.

（张娅萍 严 宏）

笔记

病例 19 TIOL 植入矫正眼内炎术后并发性白内障的散光

病历摘要

【基本信息】

患者，男，13 岁。主诉"左眼逐渐视物不清 2 年"于 2019 年 1 月 23 日就诊。

既往史：8 年前因左眼玻璃片扎伤，在外院以左眼角膜穿通伤、左眼眼内炎诊断住院治疗。分别行"左眼角膜穿通伤清创缝合并前房成形前房灌洗玻璃体腔注药术""左眼玻璃体切除并玻璃体腔注药气体填充术"。术后定期复查。

【眼科检查】

视力：OD 0.5，OS 0.1；眼压：OD 17.7 mmHg，OS 25.7 mmHg。右眼前后节未见明显异常。左眼结膜不充血，角膜鼻侧近角膜缘可见陈旧性瘢痕，KP（－），前房清，瞳孔圆，晶状体混浊，C2N1P2（图 19 - 1），玻璃体腔房水填充，眼底窥视模糊。OCT 扫描：左眼黄斑区结构大致正常（图 19 - 2）。

【诊断】

①左眼并发性白内障；②左眼玻璃体切除术后；③双眼屈光不正。

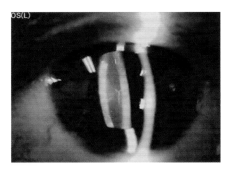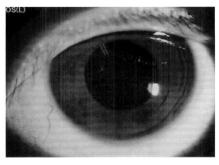

图 19 –1　患者左眼前节照相

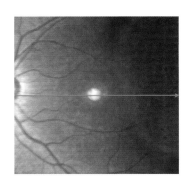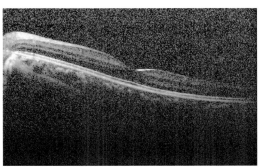

图 19 –2　术前患者左眼黄斑 OCT 检查

【诊疗经过】

入院检查：发现患者左眼角膜中央区存在规则散光 2.6 D，眼前节三维成像角膜曲率为 39.1@ 15/41.7@ 105，角膜内皮细胞数 2342 个/mm^2。于 2019 年 1 月 24 日在表面麻醉下行"左眼白内障超声乳化并人工晶状体植入术"。

术前手工标记，术中囊袋内植入爱尔康散光矫正型人工晶状体 +22.0 D，散光型号为 T4，残余散光 +0.21 D，散光人工晶状体植入轴向位于 103°。

术后第 1 天检查：视力 OS 0.8，眼压 10.9 mmHg。左眼角膜如前，前房清，瞳孔圆，人工晶状体位正，眼底视网膜平伏。

术后 3 个月检查：视力 OS 0.8，眼压 12.1 mmHg。左眼角膜如

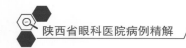
前，前房清，瞳孔圆，人工晶状体位正，眼底视网膜平伏。左眼验光：$-0.25/-0.25 \times 120 = 1.0$。

病例分析

本例患者既往外伤史为玻璃片扎伤，受伤位置在角膜鼻侧近角膜缘处，角膜中央区表现为规则散光，黄斑区结构未见明显异常。因此具有植入散光人工晶状体的适应证。患者人工晶状体植入后视力恢复理想，可能与患者既往眼内炎病情得到及时控制、视网膜功能未受到明显损害有关。本例患者术前裂隙灯下准确标记轴位，术中遵照操作规范进行人工晶状体的定位，在手术结束后再次确认人工晶状体位置，以上操作过程保证了人工晶状体轴位准确。本例患者在随访过程中未发现后发障，以及人工晶状体轴位变化。因此患者术后眼部病情稳定，3 个月后复查患者术后视力稳定，验光未见明显散光。

喻磊病例点评

散光人工晶状体因其可以矫正眼部规则散光，疗效确切，在临床中得到了广泛应用。然而在眼内炎术后患者中其应用鲜有报告。究其原因在于眼内炎术后患者存在的散光多以不规则散光为主，同时患者的视网膜功能常常较差，影响了白内障术后患者视功能的恢复。

本例患者人工晶状体植入后眼部视力理想，与患者视网膜功能未受到明显损伤有关。因此在眼内炎术后并发白内障患者中，若在

笔记

患者视网膜功能保存的情况下其存在规则散光可考虑植入散光人工晶状体，经过临床详细检查，准确计算，规范手术操作，以及定期术后复查，在临床中可获得良好的临床效果。

参考文献

1. VISSER N, BAUER N J, NUIJTS R M. Toric intraocular lenses: historical overview, patient selection, IOL calculation, surgical techniques, clinical outcomes, and complications. J Cataract Refract Surg, 2013, 39: 624 - 637.

2. KESSEL L, ANDRESEN J, TENDAL B, et al. Toric intraocular lenses in the correction of astigmatism during cataract surgery: A systematic review and meta - analysis. Ophthalmology, 2016, 123: 275 - 286.

（李兴育　喻　磊）

病例 20　PRK 术后白内障的手术治疗

病历摘要

【基本信息】

患者，男，50 岁。主诉"双眼渐进性远视力下降 2 年，加重半年"。

既往史：患者高度近视 30 余年，22 年前曾于我院行双眼 PRK 手术，术后视力恢复良好。既往体健，无全身疾病史。

【眼科检查】

裸眼视力：OD 0.12，OS 0.1。主觉验光：OD − 11.50 DS/ − 1.25

DC×60°＝0.6，OS － 19.50 DS/ － 2.00 DC×90°＝0.15。双眼晶状体混浊 OD C2N2P2，OS C3N3P3。眼部 B 超：①右眼眼轴 29.78 mm，左眼眼轴 29.80 mm；②双眼晶状体混浊；③双眼玻璃体混浊（轻度）。OCT：双眼黄斑区视网膜各层形态基本可。从角膜地形图（图 20 - 1）上来看中央区的屈光力明显低于周边区，双眼 SimK 的平均值分别为 40.22 D 和 40.77 D，显著低于人群平均值 43 D，提示在计算人工晶状体度数时不可采用常规的计算公式。

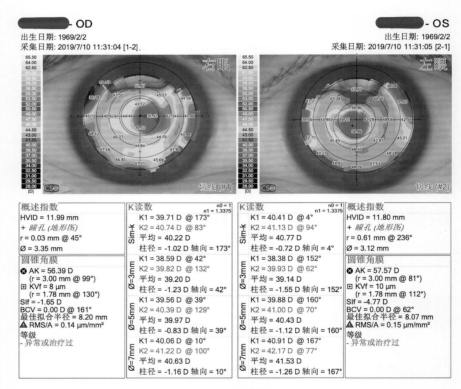

图 20 - 1　术前角膜地形图检查

术前 OPD 检查（图 20 - 2）：右眼 α 角 0.38°，日间瞳孔和夜间瞳孔的 kappa 角为 0.65，超出理想值 0.3 较多，且角膜不规则散光为 0.763，角膜形态不规则，因此不推荐植入多焦人工晶状体。患者角膜的球差为 + 1.218，建议选择高消球差非球面人工晶状体，希望术后尽可能降低患者全眼的正球差，达到较好的视觉质量。左眼的 α 角、kappa 角和角膜不规则散光也都比较大，角膜的球差为 +1.611。手术选择了具有最高负球差 -0.27 的 PCB00 非球面人工晶状体。

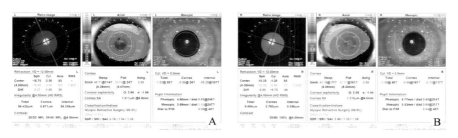

图 20 -2　术前 OPD 检查（A，右眼；B，左眼）

术前视觉质量检查（图 20 -3）：扩散函数（point spread function，PSF）、调制传递函数（modulation transfer functiom，MTF）、视力表视力都比较差，提示白内障的手术干预时机已到。可明确主要诊断为：双眼并发性白内障、双眼 PRK 术后、双眼高度近视。经过医患沟通，患者决定双眼均采取白内障手术治疗，而且要求近视完全矫正，保证远视力，对中视力及近视力无特殊要求。患者理解由于 PRK 术后角膜的前后表面曲率半径比值低（76.8%）常导致人工晶状体屈光度计算准确性降低，术后接受验配框架眼镜矫正可能的屈光误差和改善全程视力。

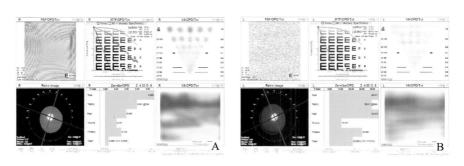

图 20 -3　术前视觉质量检查（A，右眼；B，左眼）

笔记

【诊断】

①双眼并发的白内障；②双眼 PRK 术后；③双眼高度近视。

【诊疗经过】

结合上述检查数值，我们选择了目前常用于角膜屈光术后的 Haigis - L（图 20 - 4）和 Barrett True - K（图 20 - 5）公式分别进

姓名：		公式： Haigis-L（近视）		ZEISS
出生日期： 1969-02-02		目标屈光度： 0 D		
检查日期： 2019-07-10		n: 1.3375		
手术医生：				

对测量值要检查合理性，因为可能会存在病理性变化。
仅适用于近视LASIK/LASEK/PRK！不要用于RK或远视治疗之后！

OD 右	AL: 30.09 mm (SNR = 317.4) K1: 39.11 D / 8.63 mm @ 43° K2: 40.04 D / 8.43 mm @ 133° R / SE: 8.53 mm / 39.58 D Cyl.: -0.93 D @ 43° ACD: 4.03 mm 屈光度： 0 D 0 D @ 0° 状态： 有晶状体		AL: 31.09 mm (SNR = 167.9) K1: 37.92 D / 8.90 mm @ 49° K2: 38.57 D / 8.75 mm @ 139° R / SE: 8.82 mm / 38.25 D Cyl.: -0.65 D @ 49° ACD: 4.25 mm 屈光度： 0 D 0 D @ 0° 状态： 有晶状体		**OS** 左
ZEISS CT ASPHINA 409MP		**AMO Tecnis PCB00**	**ZEISS CT ASPHINA 409MP**		**AMO Tecnis PCB00**
A0 Const: 0.647 A1 Const: 0.400 A2 Const: 0.100		A0 Const: -1.302 A1 Const: 0.210 A2 Const: 0.251	A0 Const: 0.647 A1 Const: 0.400 A2 Const: 0.100		A0 Const: -1.302 A1 Const: 0.210 A2 Const: 0.251
IOL (D) REF (D) 11.0 -1.26 10.5 -0.88 10.0 -0.51 **9.5 -0.15** 9.0 0.22 8.5 0.57 8.0 0.93		IOL (D) REF (D) 12.0 -0.85 11.5 -0.52 11.0 -0.20 **10.5 0.12** 10.0 0.44 9.5 0.75 9.0 1.06	IOL (D) REF (D) 11.0 -1.16 10.5 -0.78 10.0 -0.41 **9.5 -0.05** 9.0 0.31 8.5 0.67 8.0 1.02		IOL (D) REF (D) 12.5 -1.06 12.0 -0.73 11.5 -0.40 **11.0 -0.08** 10.5 0.24 10.0 0.55 9.5 0.86
正视IOL: 9.30		正视IOL: 10.69	正视IOL: 9.43		正视IOL: 10.88
ZEISS AT LISA 809M (AT LISA 366D)		**ZEISS CT ASPHINA 509m/mp**	**ZEISS AT LISA 809M (AT LISA 366D)**		**ZEISS CT ASPHINA 509m/mp**
A0 Const: 0.675 A1 Const: 0.028 A2 Const: 0.149		A0 Const: 1.453 A1 Const: 0.400 A2 Const: 0.100	A0 Const: 0.675 A1 Const: 0.028 A2 Const: 0.149		A0 Const: 1.453 A1 Const: 0.400 A2 Const: 0.100
IOL (D) REF (D) 11.0 -1.25 10.5 -0.88 10.0 -0.51 **9.5 -0.14** 9.0 0.22 8.5 0.57 8.0 0.93		IOL (D) REF (D) 11.5 -1.13 11.0 -0.78 10.5 -0.43 **10.0 -0.08** 9.5 0.26 9.0 0.59 8.5 0.93	IOL (D) REF (D) 11.0 -1.18 10.5 -0.80 10.0 -0.43 **9.5 -0.07** 9.0 0.30 8.5 0.65 8.0 1.01		IOL (D) REF (D) 11.5 -1.05 11.0 -0.70 10.5 -0.35 **10.0 -0.00** 9.5 0.34 9.0 0.68 8.5 1.01
正视IOL: 9.30		正视IOL: 9.88	正视IOL: 9.41		正视IOL: 10.00

(* = 手动更改，! = 值不可靠)

图 20 - 4　术前人工晶状体度数测算 Haigis - L 公式

笔记

行计算，由于此类患者术后容易出现长期的远视漂移，所以把主导眼（右眼）目标屈光度定位在 –0.50 D，非主导眼（左眼）定在 –0.75 D 左右。

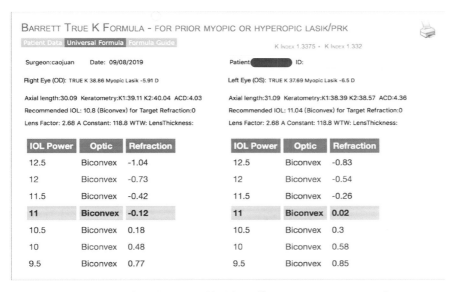

图 20 –5　术前人工晶状体度数测算 Barrett True – K 公式

患者于表面麻醉下先后分别行左、右眼白内障超声乳化摘除 + 人工晶状体植入术（视频 20 – 1）。手术采用侧角膜缘三平面主切口（1.8 mm）。环形撕囊后（前囊口径 5.5 mm）水分离、水分层，囊袋内超声乳化吸除白内障，植入 PCB00 后彻底去除粘弹剂。水密后，轻压人工晶状体，解除与前囊膜口夹持，使之与后囊膜完全贴附，中心基本位于视轴。去除开睑器后再次检查前房深度和人工晶状位置。术后常规用药。

双眼术后第 1 天，裸眼视力：OD 1.0，OS 0.8。主觉验光：OD 平光 = 1.0，OS –0.250 DS = 1.0；眼前节图（图 20 – 6）所示，患者对手术效果满意。

术后 3 个月，屈光状态稳定，裸眼视力：OD 1.0，OS 0.8。

127

主觉验光：OD 平光 = 1.0，OS − 0.500 DS = 1.0。术后 OPD 检查（图 20 − 7），球差对比术前也有明显的降低。患者获得了明显优于术前的视觉质量。

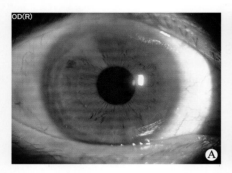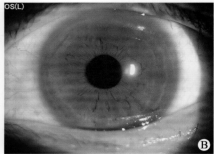

图 20 − 6　术后第 1 天左眼前节照片（A，右眼；B，左眼）

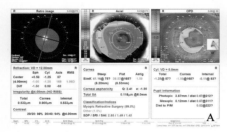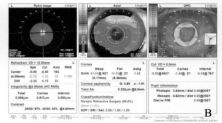

图 20 − 7　术后 OPD 检查（A，右眼；B，左眼）

视频 20 − 1　白内障超声乳化摘除 + 人工晶状体植入术

病例分析

　　自从 1974 年第一例放射状角膜切开术应用于临床，角膜屈光手术迅速在世界范围内发展，现在已经有 20 年前的术后患者由于白内障而来就诊。他们能在 20 年前有勇气选择角膜屈光手术，反映了他们对视觉质量的重视。目前，角膜屈光手术后人工晶状体度数计算的准确性低于正常人群，往往产生术后远视的屈光误差。

一般认为，导致这种误差的主要原因包括以下 3 个方面：①角膜屈光度的计算错误。平常通过标准角膜曲率计或角膜地形图来测量角膜的屈光度，都是假设角膜的前后表面接近平行，B/F 比值横定来得出的结果。但实际情况是这样吗？来看一下图 20 - 8。图 20 - 8A 为正常角膜前后表面关系。图 20 - 8B 为 RK 术后的角膜变化。中央区角膜的前后表面同时都变平了，传统的测量公式仍然适用，只是需要准确地测量出中央区的角膜曲率。图 20 - 8C 为 PRK 及激光原位角膜磨镶术（Laser - In Situ Keratomileusis，LASIK）后，因为术中削去了部分角膜组织，从而使角膜的 B/F 值发生改变，因此不能准确测量出角膜的屈光度，产生了系统误差。图 20 - 8D 为远视患者接受角膜手术后，前表面比后表面更为陡峭，B/F 比值也不再恒定了。②IOL 有效位置预测的不精确性。当使用了被高估的角膜曲率值时，第三代及第四代公式不能准确估算晶状体有效位置，Haigis 公式除外，因为 Haigis - L 公式不需要角膜曲率来评估术后有效 IOL 位置，没有公式带来的误差，可以提高度数预测的准确性。③不规则的角膜形态带来角膜不同屈光力的分布，导致测量及计算误差。人工晶状体计算公式经历了四代的发展，曾经 Holladay Ⅱ 公式被认为是运用范围最广的公式，而目前的研究发现最新一代 Barrett 系列公式中的 Barrett Universal Ⅱ 适用性更强。

笔记

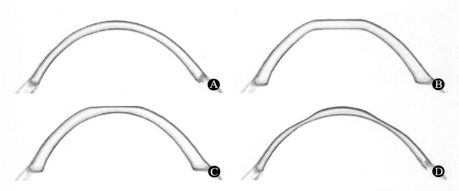

A：正常眼角膜前后表面曲率关系示意图。注意这两条曲线是近似平行的。B：为 RK 术后角膜形状改变示意图。注意这两个表面近乎平行，但是它们明显的比图 A 中的角膜变得更加平坦了。C：为近视眼准分子激光术后角膜形状示意图。注意前表面比后表面变得更加平坦。D：为远视眼准分子激光术后角膜形状示意图。注意前表面比后表面更为陡峭。

图 20 – 8　不同条件下角膜前后表面 B/F 比值示意

马波病例点评

对于角膜屈光手术后的白内障患者，临床上由于病例数量的限制，缺乏大样本多中心的研究，所以目前临床上通用的方法是：根据患者的检测数据，综合利用几种方法来进行人工晶状体度数测算；同时也要和患者有良好的沟通，根据患者的年龄、工作及生活需要确定合适的术后屈光状态；要让患者明白屈光术后人工晶状体的精确计算是比较困难的，降低患者对术后效果的期望值；也要不断地总结已有方法的优缺点，期望为角膜屈光手术后的患者带来最佳的视觉效果。

参考文献

1. ABULAFIA A, HLL W E, KOCH D D, et al. Accuracy of the Barrett True – k formulafor intraocular lens power prediction after laser in situ keratomileusis orphotorefractive keratectomy for myopia. J Cataract Refract Surg, 2016, 42 (3)：

笔记

363 – 369.

2. MELLES R B, HOLLADAY J T, CHANG W J. Accuracy of intraocular lens calculation formulas. Ophthalmology, 2018, 125（2）: 169 – 178.

3. HODGE C, MCALINDEN C, LAWLESS M, et al. Intraocular lens power calculationfollowing laser refractive surgery. Eye（Lond）, 2015, 2: 7.

4. KANE J X, VAN HEERDEN A, ATIK A, et al. Intraocular lens power formulaaccuracy: Comparison of 7 formulas. J Cataract Refract Surg, 2016, 42（10）: 1490 – 1500.

5. YU A Y, WANG Q M, SUN J, et al. Spherical aberration after implantation of an aspheric versus a spherical intraocular lens in high myopia. Clin Exp Ophthalmol, 2009, 37（6）: 558 – 565.

6. 王勤美. 屈光手术学. 3 版. 北京: 人民卫生出版社, 2017.

7. 俞阿勇. 角膜光学特性与人工晶状体优选. 北京: 人民卫生出版社, 2017.

（曹　娟　马　波）

病例 21　TICL 矫正高度近视合并散光反复旋转的处理

病历摘要

【基本信息】

患者, 女, 29 岁。主诉"双眼高度近视要求行摘镜手术"来我院治疗。完善术前检查后符合散光有晶状体眼后房型人工晶状体（toric implantable collamer lens, TICL）植入, 随后分别行双眼 TICL 植入术。

【眼科检查】

裸眼视力：OD 0.02，OS 0.04；戴镜矫正视力：OD 0.8，OS 0.8。眼压：OD 11.2 mmHg，OS 14.0 mmHg。验光：OD −13.00 DS/ −3.00 DC×5° → 1.0，OS −15.00 DS/ −3.00 DC×175° → 1.0；前房深度：右眼 3.68 mm，左眼 3.77 mm；角膜内皮细胞计数：右眼 2909 个/mm²，左眼 2743 个/mm²；角膜曲率右眼 K1 45.55 D× 179°/K2 48.08 D×89°，左眼 K1 45.67 D×177°/K2 49.27 D×87°；角规测量白到白（white to white，WTW）双眼 11.0 mm；UBM 提示：右眼房角开放，水平睫状沟距离 11.53 mm，右眼 9:00 位睫状体囊肿，左眼房角开放，左眼水平睫状沟的间距 11.77 mm，房角开放，左眼 12:00、3:00、6:00、9:00 位睫状体囊肿；根据 STAAR 公司提供的软件计算结果订制 T−ICL 晶状体：右眼 12.1 mm −16.5 D/ +2.00 DC/ ×005，放置轴位位于 173°（水平轴位顺时针旋转 7°），左眼 12.1 mm −18.0 D/ +3.50 DC/ ×82，放置轴位位于 8°（水平轴位逆时针旋转 8°）（图 21 −1）。

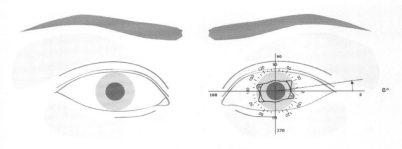

图 21 −1　TICL 植入表格图：放置轴位顺时针 8°

【诊断】

TICL矫正高度近视合并散光。

【诊疗经过】

入院先后行双眼 TICL 植入术。术后 1 周，视力 OD 1.0，OS 1.0，拱高右眼 0.67 mm，左眼 0.57 mm。

术后 2 周，左眼视物模糊复诊，眼科检查：裸眼视力 OS 0.4，验光 OS + 1.50 DS/ − 5.00 DC × 180° → 1.0，散瞳裂隙灯下检查左眼 TICL 轴位发生逆时针旋转，旋转至 86°（图 21 - 2），手术进行左眼 TICL 调位，术后左眼视力 0.8。

术后 5 个月，左眼视物模糊再次复诊，眼科检查：裸眼视力 OS 0.5，验光 OS ＋ 1.00 DS/ − 4.00 DC × 170° → 1.0，左眼拱高 0.64 mm，散瞳裂隙灯下检查左眼 TICL 轴位再次发生逆时针旋转，旋转至 86°（图 21 - 3），患者拒绝 TICL 取出，研究讨论手术方案，调整设计 TICL 放置轴位在 80° ~ 90°。订制了左眼 TICL 晶状体型号 12.1 mm − 18.0 D/ ＋ 2.50 DC/ × 4°，放置轴位位于 86°（图 21 - 4），行左眼 TICL 置换术。

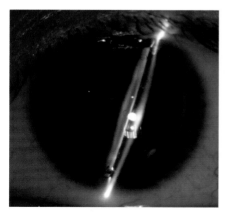

图 21 - 2　TICL 术后旋转：
散光定位孔位于 86°

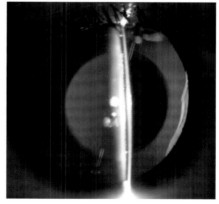

图 21 - 3　TICL 再次旋转：
散光定位孔位于约 86°

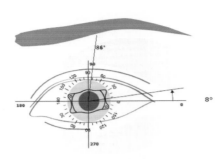

图 21－4　TICL 置换图：TICL 水平逆时针旋转 86°

术后 1 周，复诊视力 OD 1.0，OS 0.8，小瞳验光左眼 −0.50 DS/ −1.00 DC×25°→1.0，左眼拱高 0.59 mm，随访观察至今 2 年无异常。

病例分析

有晶状体眼人工晶状体植入矫正高度近视具有保留角膜组织、矫正范围大、保留自身晶状体的调节、可逆性等优势，已经获得了广泛的应用。Toric ICL（TICL）作为一个理想的散光型人工晶状体，对高度近视伴中高度散光的患者是一个较佳的选择，其临床疗效也已得到验证。但 TICL 轴向发生旋转是眼内屈光手术首要的并发症。TICL 人工晶状体轴位的偏差会影响散光矫正效果，每偏差 1°，则损失柱镜度数的 3.3%；偏差达 30°，则会完全抵消用以矫正的散光度数；超过 30°，将导致更大的散光或视觉问题。本例患者术后拱高理想，TCIL 尺寸型号正确，无外伤史，反复旋转原因不明，发生大幅度旋转，并且两次旋转均为逆时针，均旋转约至 86°。避免再次调位后发生 TICL 旋转，建议患者左眼 TICL 取出配戴角膜接触镜矫正或置换成 ICL 植入，患者拒绝，进行了多次手术方案的思考讨论，发现两次 TICL 旋转后基本位于同一子午线，设想重新设计一枚新的 TICL，把 TICL 放置位置位于两次旋转后的大致位置，是否可避免再次旋转，此方案的设计是一个新的突破点，但不排除术后再次旋转的可能，沟通后行 TICL 置换，患者术后长期稳定，视觉质量良好。此病例为个体特殊病例，但找到了新的手术方案突破口，解决了医生和患者的困扰。

王从毅病例点评

TICL 矫正高度近视合并散光获得良好效果的前提是人工晶状体在眼内的位置稳定，如果发生旋转，就会导致散光矫正的下降或消失。TICL 旋转的临床表现为不明原因的突发性术眼视物模糊，验光散光增加，散瞳检查裂隙灯或后照法发现 TICL 的标记散光轴位偏离术前设计放置轴位，检查 OPD 或 Itrace 发现眼内高阶相差增加，全眼总散光增加。TICL 旋转的相关性因素包括拱高、TICL 放置的位置、散光度数、虹膜囊肿等。TICL 植入术后拱高过低是影响人工晶状体轴向旋转的一个因素，术前准确测量 WTW 的距离（利用不同的仪器和方法得出的结果相互参考）；对于晶状体的放置建议最大程度保持角度不超过水平轴的 10°，尤其对于高度散光的病例；人工晶状体的襻的位置在睫状体上或睫状沟下（理想位置是在睫状沟内）更容易发生旋转；高度散光术后出现旋转的概率更大；虹膜睫状体囊肿会影响人工晶状体的位置和拱高，本病例术前检查发现左眼虹膜睫状体囊肿 4 个钟点位，不排除引起 TICL 轴位旋转的可能。术后尽量避免剧烈活动、外伤，以降低人工晶状体的轴向旋转。目前 TICL 旋转后处理方案建议尽早进行 TICL 调位，

笔记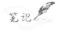

术前需检查角膜内皮细胞计数评估手术安全系数，置换手术是安全、有效的，大部分患者调位后 TICL 位置稳定。此病例反复多次逆时针旋转至同一轴位，我们采取改变 TICL 放置的轴位解决这个特殊病例，是一个新的思路的拓展，需要更长时间随诊，更多的病例去探讨。眼内屈光手术是一种锦上添花的手术，术前和患者的全面仔细有效沟通是非常重要的，避免医患纠纷，术后发现人工晶状体轴向发生旋转，并引起术眼视觉质量明显下降，应查找旋转原因并及时予手术调整人工晶状体轴位或置换合适的人工晶状体。

参考文献

1. MORI T, YOKOYAMA S, KOJIMA T, et al. Factors affecting rotation of a posterior chamber collagen copolymer toric phakic intraocular lens. J Cataract Refract Surg, 2012, 38 (4): 568 – 573.

2. 周天安，沈晔，汪阳. 有晶状体眼后房型人工晶状体植入矫正高度近视的中远期疗效评价. 中华眼科杂志, 2012, 48 (4): 307 – 311.

3. 熊洁，张辰星，罗启惠，等. 有晶体眼后房型散光人工晶体植入术后二次调位手术的适应证及其有效性和稳定性. 中华眼视光学与视觉科学杂志, 2015, 17 (8): 463 – 467.

（李 妍 王从毅）

病例 22　合并双眼 Fuchs 角膜内皮营养不良的白内障手术

病历摘要

【基本信息】

患者，女，63 岁。主诉"右眼逐渐出现视物模糊 3 年"，无明显眼球胀痛和发红等症状，此间未进行任何治疗。经门诊裂隙灯检查，初步诊断为右眼代谢性白内障，并于 2019 年 1 月 15 日于西安市某医院拟行白内障手术。

既往史：2001 年曾在外院行左眼白内障超声乳化联合人工晶状体植入术。

【眼科检查】

裸眼视力：OD 0.02，OS 0.4；矫正视力：OD 0.02，OS 0.8；眼压：OD 16.4 mmHg，OS 16.7 mmHg，双眼结膜无充血，双眼角膜后中央部可见分布不规则油滴状赘生物，前房中深，瞳孔直径 3 mm，光反射灵敏，右眼晶状体混浊 C1N3P2，左眼人工晶状体在位，右眼眼底窥不清，左眼视盘界限清楚，黄斑中心凹光反未见，视网膜平伏。

【辅助检查】

实验室及影像学检查：右眼术前前节照相（图 22 - 1）示角膜内皮见滴状赘疣及晶状体混浊；右眼术前角膜共聚焦显微镜

笔记

（图22-2）示角膜内皮可见黑区及细胞推挤现象，基质层反光增强，上皮层正常；右眼术前前节 OCT 检查（图22-3）示角膜中央厚度为 666 μm；左眼角膜内皮层共聚焦显微镜检查（图22-4）示角膜内皮可见黑区未见明显细胞推挤现象，基质层反光增强，上皮层正常；右眼术后第 1 天眼前节照相及前节 OCT 检查结

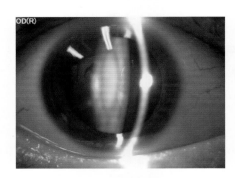

图 22 -1　右眼术前前节照相

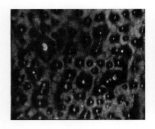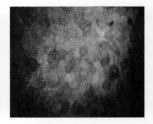

图 22 -2　右眼术前角膜共聚焦显微镜检查

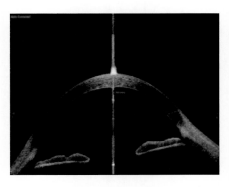

图 22 -3　右眼术前前节 OCT 检查

果（图 22 - 5）示角膜混浊水肿明显，角膜中央区厚度为745 μm；右眼术后第 2 天眼前节照相（图 22 - 6）示角膜水肿范围缩小较前明显减轻；右眼术后第 7 天眼前节照相（图 22 - 7）示术眼角膜透亮恢复正常。

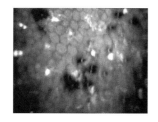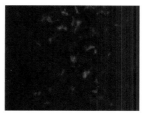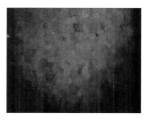

图 22 - 4　左眼角膜内皮层共聚焦显微镜检查

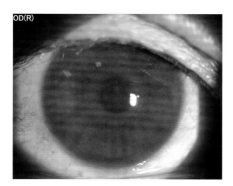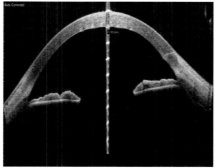

图 22 - 5　右眼术后第 1 天眼前节照相及前节 OCT 检查

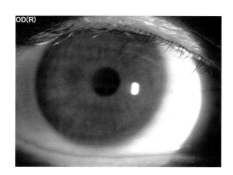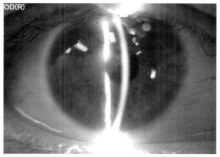

图 22 - 6　右眼术后第 2 天眼前节照相

139

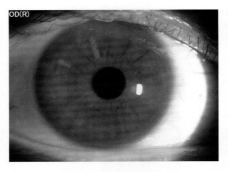

图 22 - 7 右眼术后第 7 天眼前节照相

【诊断】

①右眼代谢性白内障；②左眼人工晶状体眼；③双眼 Fuchs 角膜内皮营养不良；④2 型糖尿病。

【诊疗经过】

①术前规范有效的结膜囊抗炎滴眼液治疗；②表面麻醉下行右眼白内障超声乳化人工晶状体一期植入术。

病例分析

Fuchs 角膜内皮营养不良，又称滴状角膜，临床上较为常见。本病与原发性角膜内皮营养不良有关，角膜上皮和基质的改变为继发病变。许多滴状角膜患者，角膜其他方面表现正常且不影响视力。少数患者发生角膜基质和上皮水肿可引起视力显著减退。临床上 Fuchs 角膜内皮营养不良常与白内障伴发，共同导致患者视力低下，严重影响患者生活质量。现代白内障超声乳化人工晶状体植入手术成为目前能够提高视力有效可行的方法，但是选择超声乳化手术就有发生角膜失代偿的风险，一旦发生后果较为严重，需要角膜内皮移植等手术，导致临床医生面对这样的情况顾虑较多，不敢轻易实施手术，所以选择何种手术方式及如何选择手术时机把风险降到最低满足患者要求显得更加迫切。

Fuchs角膜内皮营养不良临床上分为滴状角膜期、基质与上皮性水肿期、结疤期，这种分期通过现代检查设备较好鉴别，本例患者应该属于滴状角膜期，术前完善相关检查后实施了右眼白内障超声乳化人工晶状体植入术，术中采用双重粘弹剂Discovisc、囊袋内超声及尽量减少无效超声等措施，术后采用局部抗炎及营养角膜药物治疗，术后第1天角膜中央部内皮层及基质层发生了较为明显水肿，角膜厚度从术前666 μm变为了745 μm；术后第2天角膜中央部水肿明显减轻；术后第7天角膜水肿基本消失，角膜恢复清亮，患者视力也从之前0.02提高到0.6，患者视力提高明显主观感受良好。通过本病例全过程来看，术前完善的眼科检查及术前Fuchs角膜内皮营养不良正确临床分期显得很重要，也就是要选择合适的适应证，如果患者角膜处于基质与上皮性水肿期、结疤期，就暂不适宜行单纯白内障超声乳化手术，一旦手术必定会发生角膜失代偿。如有条件可在角膜内皮移植手术保驾护航下施行手术。

严宏病例点评

白内障合并角膜内皮病变临床并不罕见，随着老龄化的进展，角膜内皮功能的破坏和晶状体混浊，以及玻璃体的变性等均为年龄相关性眼部屈光性的改变，在治疗中需要统筹考虑。本例患者为右眼白内障合并Fuchs角膜内皮营养不良，诊断明确。而左眼在18年前行白内障超声乳化手术联合人工晶状体植入术，根据手术记录等资料，并未显示角膜内皮病变的描述，说明Fuchs角膜内皮营养不

笔记

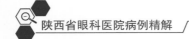
良为进展性疾病，需要鉴别不同病变期，并对可能的角膜病变进展进行客观评估，才能选择恰当的手术时机。

对于合并角膜病变的白内障手术，选择手术的方式基本称为"一步法"或"两步法"。一步法即预估角膜病变的严重性，可以同时完成角膜内皮移植和白内障的联合手术，而两步法则更注重患者术后视觉恢复、手术难易（角膜内皮移植手术技术、材料等困扰）等因素，当然和患者的充分沟通和说明病情就显得尤为重要。本例就选择了两步法的思路，术中采用保护角膜内皮的超声乳化手术技术，获得满意结果。但是Fuchs角膜内皮营养不良的病变是缓慢进展的，其发病原因、进展规律等尚未完全阐明，有许多需要重新认识和探讨的领域。

近期有学者对于Fuchs角膜内皮营养不良采用角膜中央后弹力层的撕除，部分患者角膜中央"再生"或"移行"了健康的角膜内皮细胞。可以促进中央角膜内皮细胞密度增加，明显改善角膜水肿、恢复视力。说明单纯局部后弹力层撕除有治疗这类患者角膜内皮功能失代偿的可能性，有望替代角膜内皮移植。该技术的应用进展：角膜内皮细胞是附着在后弹力层上的单层立方细胞，后弹力层的形成依赖于角膜内皮细胞分泌的细胞外基质，两者功能上相辅相成。角膜内皮细胞具有接触抑制，其干细胞分布在周边部，撕除病变处的后弹力层可能消除了内皮细胞的接触抑制，加速剩余健康的周边部角膜内皮细胞迁移、增殖、分裂，并持续不断地向中央角膜扩散。但并非所有患者都对这种干预反应良好，如周边角膜内皮细胞数量过少或中央角膜弥漫性水肿等患者。总之，对于角膜内皮细胞功能新认识为近年国际该研究领域的热点。本例提供的临床效果，为进一步研究和观察此类患者提供有益的参考。

参考文献

1. 范巍，张广斌. 角膜内皮营养不良患者飞秒激光辅助白内障手术观察. 中华眼外伤职业眼病杂志，2018，40（1）：40-44.

2. PAN P, WEISENBERGER D J, ZHENG S, et al. Aberrant DNA methylation of miRNAsin Fuchs endothelial corneal dystrophy. Scientific reports, 2019, 9 (1)：16385.

（曲来强　严　宏）

病例 23　马方综合征的特殊处理

病历摘要

【基本信息】

患者，男性，6 岁。代诉"双眼自幼视力差"。无家族性遗传病史。

【体格检查】

体温 36.0 ℃，脉搏 90 次/分，呼吸 20 次/分，体重 25 kg，身高 138 cm。一般情况良好，肺腹部未见异常。心脏彩超：主动脉窦部增宽，二尖瓣前后瓣脱垂，三尖瓣隔瓣脱垂，左心室收缩功能正常。彩色血流显示：二、三尖瓣少量反流。

【眼科检查】

视力：OD 0.15，OS 0.12。双眼眼压 14 mmHg。双眼位正，眼球运动自如，无震颤。双眼角膜透明，前房深，瞳孔圆，3 mm，对光反应灵敏，晶状体向鼻上方移位，右眼见 4:00 ~ 10:00 晶状体悬韧带松弛拉长，左眼见 1:00 ~ 9:00 晶状体悬韧带松弛拉长，双眼眼底未见异常。

IOL Master 检查眼轴：右眼 25.29 mm，左眼 25.86 mm。角膜曲率：右眼：K_1 39.85，K_2 42.67；左眼：K_1 39.38，K_2 42.88。前房深度：右眼 3.14 mm，左眼 3.61 mm。双眼角膜内皮镜：角膜内皮计数：右眼 3835 个/mm^2，左眼 3302 个/mm^2。前节照片示双眼晶状体向鼻上方移位（图 23 - 1）。

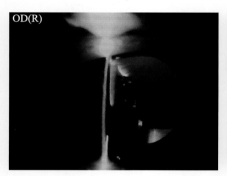 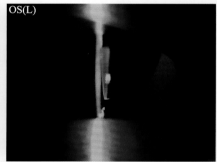

图 23 - 1　双眼前节照相

【诊断】

①马方综合征；②双眼晶状体不全脱位；③双眼弱视。

【诊疗经过】

治疗方案：右眼晶状体切割吸出前部玻璃体切除联合人工晶状体囊袋内缝线固定术；左眼晶状体切割吸出前部玻璃体切除术，拟二期人工晶状体睫状沟缝线固定术。

术后检查，视力：OD 0.4，OS 0.08；眼压：OD 12 mmHg，OS 13 mmHg，右眼角膜透明，前房深，瞳孔 3 mm，对光反应灵敏，人工晶状体位正，眼底视网膜平伏（图 23 - 2）；左眼角膜透明，前房深，瞳孔 3 mm，对光反应灵敏，晶状体缺如。

笔记

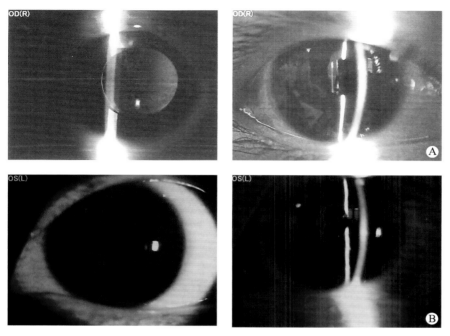

图 23-2　术后眼前节照相（A：右眼；B：左眼）

病例分析

马方综合征（Marfan syndrome，MFS）是一种以多个系统器官发育异常为特征的常染色体显性遗传性纤维结缔组织疾病，人群总的发病率为 1/10 000～1/5000。常累及心血管、骨骼、眼等多个系统器官。约 80% 确诊为 MFS 的患者存在晶状体异位的临床表现，而心血管系统并发症（如主动脉根部扩张等）则是 MFS 最严重的症状，甚至是致死的主要原因。*FBN1* 基因是 MFS 的主要致病基因，编码原纤维蛋白-1，是细胞微纤维骨架的主要组成成分，在心血管、肌腱、晶状体悬韧带等全身弹性或非弹性组织中广泛表达。眼部常见表现为悬韧带发育异常导致双眼晶状体异位，以向上方或鼻上方移位最常见，可以出现眼球震颤、弱视、青光眼、视网

笔记

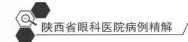

膜脱离等并发症。幼儿多以眼部表现首诊。

马方综合征眼部病情复杂，手术难度高，术中需注意维持前房稳定，低灌注低负压操作，避免对悬韧带造成进一步损伤。根据晶状体脱位范围决定是否可植入人工晶状体。晶状体脱位范围小于 2 个象限可一期植入人工晶状体，或联合张力环植入。晶状体需选择支撑性较好的三片式人工晶状体。脱位范围超过 2 个象限，晶状体无法囊袋内植入，需人工晶状体缝线固定。

本例患儿身材瘦高，四肢指趾细长，眼部、心脏均受累，临床表现符合马方综合征诊断。患者双眼晶状体向鼻上方移位，晶状体脱位范围广泛。右眼晶状体脱位范围 180°，术中操作保护悬韧带，未引起离断范围增大，囊袋完整保留，考虑晶状体脱位范围较大，张力环植入可能仍无法确保囊袋居中，故囊袋内植入人工晶状体，并将下袢缝线固定，确保人工晶状体位置居中。完整的囊袋作为眼前后节屏障，可避免玻璃体疝及人工晶状体与角膜内皮接触，降低术后黄斑囊样水肿和视网膜脱离的发生率。左眼晶状体脱位范围超过 180°，术中无法保留囊袋，一期无法植入人工晶状体，拟二期行人工晶状体缝线固定术。患儿双眼眼轴增长，均超过 25 mm，右眼植入人工晶状体选择术后预留 +0.66 D，呈轻度远视状态，以期达到较好视力，并利于术后进一步双眼弱视治疗。

马波病例点评

马方综合征是常染色体显性遗传性疾病，常累及心血管、骨骼、眼等多个系统器官，首诊多以眼科接诊。马方综合征眼部病情复杂，多表现为视力低下且矫正不应，临床常见为晶状体不全脱位，并将此作为主要关注点。

　　首先需明确晶状体脱位程度，对视力、视功能的发育是否有严重影响，若因晶状体脱位明显且矫正视力不良，则为手术治疗之适应证。手术治疗关注的要点在于患儿的全身情况能否耐受麻醉和手术、是否能保留晶状体囊袋、人工晶状体植入后是否居中且不倾斜、残余屈光对于后期视功能矫正的影响等诸多因素。

　　马方综合征因有多器官受累，且大多为幼儿，故术前必须全面评估手术的安全性；术中尽可能保留晶状体囊袋完整性，联合囊袋张力环和（或）人工晶状体缝线固定，以尽可能保证人工晶状体位正；手术时应考虑到幼儿眼球组织的特殊性，尽量避免眼内组织的损伤和术后炎性反应，同时考虑囊袋收缩及后期眼球发育等因素选择人工晶状体的构型和残余屈光，尽量避免眼内出血和前部 PVR 发生；应全面考虑患儿年龄、眼球发育状况、后期视力及视功能矫正等因素预留残余屈光度，并考虑远期人工晶状体置换的可能性；另外，与患儿家长的沟通交流至关重要，以获取配合及良好的依从性。总之，马方综合征的临床应对是一个复杂且长期的过程，一定要做好全面细致的规划，尽最大能力保证患儿的安全，挽救并提高其视功能。

参考文献

1. WANG F, LI B, LAN L, et al. C596G matution in FBN1 causes Marfan syndrome with exotropia in a Chinese family. Mol Vis, 2015, 21: 194 – 200.

2. DONG J, BU J, DU W, et al. A new novel mutation in FBN1 causes autosomal dominant Marfan syndrome in a Chinese family. Mol Vis, 2012, 18: 81 – 86.

3. LERNER – ELLIS J P, ALDUBAYAN S H, HERNANDEZ A L, et al. The spectrum of FBN1, TGFbetaR1, TGFbetaR2 and ACTA2 variants in 594 individuals with suspected Marfan Syndrome, Loeys – Dietz Syndrome or Thoracic Aortic Aneurysms and Dissections (TAAD). Mol Genet Metab, 2014, 112 (2): 171 – 176.

4. REYES – HERNANDEZ O D, PALACIOS REYES C, CHAVEZ – OCANA S, et al.

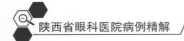
Skeletal manifestations of Marfan syndrome associated to heterozygous R2726W FBNl variant：Sibling case report and literature review. BMC Musculoskelet Disord, 2016, 17：79 – 89.

5. ZEYER K A, REINHARDT D P. Engineered mutations in fibrillin – 1 leading to Marfan syndrome act at the protein, cellular and organismal levels. Mutat Res, 2015, 765：7 – 18.

6. 刘家琦，李凤鸣. 实用眼科学. 北京：人民卫生出版社，2006：789 – 790.

（张　倩　马　波）

病例 24　先天性小角膜虹膜脉络膜缺损伴白内障手术治疗

病历摘要

患者 A

【基本信息】

患者，男，47 岁。主诉"自幼双眼视力差"，曾在其他医院检查诊断为"双眼先天性白内障"未治疗。近 2 年自觉双眼视物模糊，于我院门诊检查。

【眼科检查】

视力：OD 0.12，OS 0.02，光定位准确。眼压：OD 12.1 mmHg，OS 13.5 mmHg。双眼角膜直径 10 mm，基质层轻度混浊，KP（ +，色素性）。前房轴深 2.5 CT，周边约 1/4 CT，Tyn（ – ）。瞳孔呈倒

梨形，对光反射迟钝。晶状体皮质混浊（图 24 - 1）。双眼底窥不清。双眼 B 超：右眼眼轴 20.87 mm，左眼眼轴 25.18 mm。双眼晶状体混浊，双眼玻璃体混浊，双眼下方脉络膜缺损。角膜内皮计数：右眼 2692.6 个/mm²，六边形细胞比例 50%；左眼 1629.0 个/mm²，六边形细胞比例 58%。角膜共聚焦显微镜检查：左眼上方角膜内皮细胞层可见点状高反射沉积物，细胞大小不均，细胞计数约为 2120 个/mm²，基质层轻度混浊。

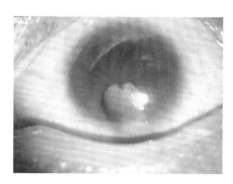

下方虹膜缺损，晶状体皮质混浊。

图 24 -1　左眼术前眼前节照片

【诊断】

①双眼先天性白内障；②双眼先天性小角膜；③双眼先天性虹膜缺损；④双眼先天性脉络膜缺损；⑤双眼屈光不正；⑥双眼弱视。

【诊疗经过】

与患者及家属充分沟通病情及手术风险，患者及家属要求手术治疗。分别行双眼白内障超声乳化摘除、囊袋张力环植入、人工晶状体植入术。

术后第 1 天，视力：OD 0.02，OS 指数/30 cm；眼压：OD 24.4 mmHg，OS 17.0 mmHg。

术后 1 周，视力：OD 0.25，OS 0.02；眼压：OD 24.4 mmHg，OS 17.0 mmHg。

术后1个月，视力：OD 0.4，OS 0.02；眼压：OD 22.9 mmHg，OS 13.0 mmHg；双眼角膜透明，前房深，瞳孔呈倒梨形，对光反射迟钝，人工晶状体位正（图24-2），视盘边界清晰，视网膜平伏，下方脉络膜扇形缺损，暴露白色巩膜（图24-3）。

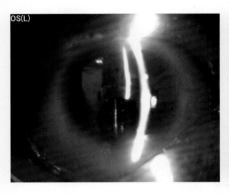

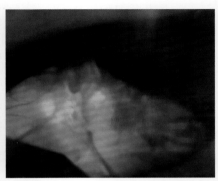

图24-2　左眼术后眼前节照片：下方虹膜缺损，人工晶状体植入在位

图24-3　左眼术后眼底照相可见下方脉络膜缺损

术后1年，视力：OD 0.3，OS 0.02；小瞳验光：OD -2.00S DS →0.4，OS -1.00 DS →0.1；眼压：OD 16.1 mmHg，OS 16.6 mmHg，眼部检查同前。

患者B

【基本信息】

患者，女，45岁。主诉"自幼双眼视力差"，未诊疗。近2个月自觉双眼视力下降、视物模糊，于我院门诊检查。

【眼科检查】

视力：OU CF/1 m，光定位准确。眼压：OD 12.8 mmHg，OS 16.9 mmHg。双眼角膜直径10 mm，基质层轻度混浊，KP（-）。前房2 CT，周边<1/4 CT，Tyn（-）。瞳孔呈倒梨形，对光反射迟钝。晶状体皮质混浊（图24-4）。双眼底模糊可见视网膜平伏，下方脉络膜缺损，暴露白色巩膜。双眼眼球水平震颤。

笔记

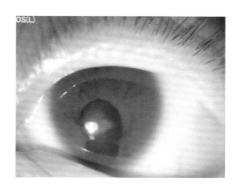

下方虹膜缺损，晶状体皮质混浊。

图 24 - 4　左眼术前眼前节照片

双眼 B 超：右眼眼轴 25.58 mm，左眼眼轴 25.26 mm。双眼晶状体混浊，双眼玻璃体混浊，双眼下方脉络膜缺损。角膜内皮计数：右眼 2430.5 个/mm^2，六边形细胞比例 37%；左眼 2387.4 个/mm^2，六边形细胞比例 45%。

【诊断】

①双眼先天性白内障；②双眼先天性小角膜；③双眼先天性虹膜缺损；④双眼先天性脉络膜缺损；⑤双眼屈光不正；⑥双眼弱视；⑦双眼眼球震颤。

【诊疗经过】

与患者及家属充分沟通病情及手术风险，患者及家属要求手术治疗。分别行双眼白内障超声乳化摘除、人工晶状体植入、张力环植入术（视频 24 - 1）。

视频 24 - 1　双眼白内障超声乳化摘除、
人工晶状体植入、张力环植入术

术后第 1 天，视力：OD 0.06，OS 0.12；眼压：OD 23.0 mmHg，

151

OS 13.9 mmHg。

术后1周，视力：OD 0.1，OS 0.2；眼压：OD 17.7 mmHg，OS 21.1 mmHg。

术后1个月，视力：OD 0.12，OS 0.1；眼压：OD 16.4 mmHg，OS 17.5 mmHg；双眼角膜透明，前房深，瞳孔呈倒梨形，对光反射存在，人工晶状体位正，视盘边界清晰，视网膜平伏，下方脉络膜扇形缺损，暴露白色巩膜（图24-5）。

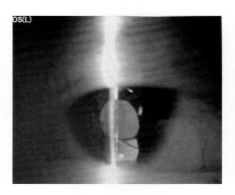

下方虹膜缺损，人工晶状体植入在位。

图24-5 左眼术后眼前节照片

病例分析

先天性虹膜脉络膜缺损是一种罕见的双眼发育异常，可为不规则显性遗传或隐性遗传。多与早期胚眼发育过程中胚裂闭合不全有关。胚裂后端闭合过程受到干扰，后端闭合中断或延迟，脉络膜发育停止于某一阶段。此病常为双眼发病，多数伴有眼部其他组织发育异常，如小眼球、小角膜、虹膜缺损、白内障、黄斑发育不良、视盘发育不良等。随着患者年龄的增长，白内障逐渐加重，视力进一步下降，给患者的工作及生活造成严重的影响。适时行白内障手术不但可以挽救患者的视力，并且有利于患者眼底病情的观察和治疗。

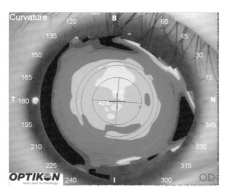
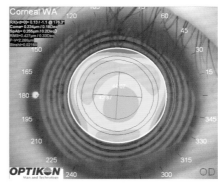

中央区曲率分布规则，高阶像差均方根值 0.427 μm，彗差 0.234 μm。

图 25 - 2   手术前右眼角膜地形图、角膜高阶像差图检查

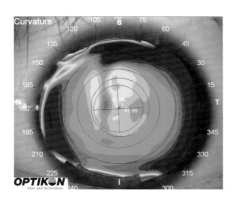
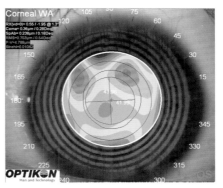

中央区曲率受瘢痕影响分布不规则，高阶像差均方根值 0.703 μm，彗差 0.36 μm。

图 25 - 3   手术前左眼角膜地形图、角膜高阶像差图检查

视力较术前矫正视力提高 1 行，左眼角膜中央瘢痕明显减轻，竖条状，0.5 mm ×4.5 mm，瘢痕混浊密度明显减轻（图 25 - 5）。

🔬 病例分析

  此病例特点是有明确的眼部划伤史，左眼角膜上存在有相对规则的角膜瘢痕，长度范围超过角膜 1/2，累及瞳孔区，有影响到最佳矫正视力及视觉质量，所以手术方式的设计及选择显得较为重要。

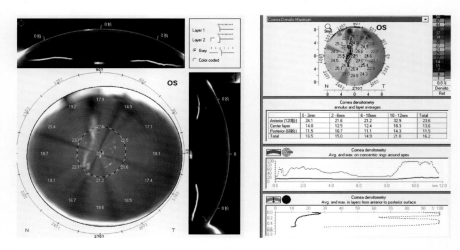

角膜瘢痕区密度明显增加。

图 25-4　手术前左眼 Pentacam 角膜光密度图

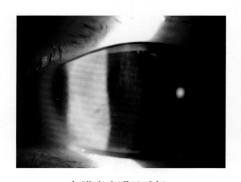

角膜瘢痕明显减轻。

图 25-5　术后左眼前节照相

　　角膜地形图分析左眼角膜存在不规则形态，沿着角膜瘢痕处因角膜曲率半径变长，局部扁平，不仅导致角膜散光的存在，光学区形态也不规则，角膜像差也有明显的增加，地形图显示左眼有不规则散光存在，角膜高阶像差图显示右眼高阶像差均方根值 0.427 μm，彗差 0.234 μm，左眼高阶像差均方根值 0.703 μm，彗差 0.36 μm。通常情况下，低阶像差对视觉质量的影响较高阶像差大。在高阶像差中，轻微的像差影响并不明显，当像差超过 0.25 μm 时，有时会对视觉质量产生一定影响。

笔记

角膜不规则如果使用常规对称型切削模式，可能会影响矫正效果，视觉质量不会达到最佳状态。波前像差引导的准分子激光个性化角膜屈光手术的主要目的是降低手术前存在的较大高阶像差，以及减少手术源性高阶像差的引入，使手术后视觉质量更好。人眼波前像差也可以分为全眼波前像差引导和角膜波前像差引导，虽然全眼像差引导个性化手术能够获得很好的效果，但对于不规则角膜的测量和矫正来说，在角膜上矫正全眼的像差，可能会引起角膜表面的不规则更加严重，另不规则散光来源于角膜，理应依据角膜结果进行矫正。

激光角膜屈光手术通常分为以下两类：板层手术和表层手术。激光板层角膜屈光手术通常指传统的机械刀辅助制作角膜瓣 LASIK，或目前主流和先进的飞秒激光辅助制瓣的 FS－LASIK，以及飞秒激光小切口角膜基质透镜取出术 SMILE（small incision lenticule extraction，SMILE）。激光表层角膜屈光手术是指以机械、化学或激光的方式去除角膜上皮，或机械制作角膜上皮瓣后在基质表面进行激光切削。激光角膜屈光手术的发展不仅是单纯屈光度角膜切削方面的进步，更重要的是其在角膜安全性、生物力学稳定性和切削准确性上有了更深入的发展。

从手术安全性考虑，此病例手术方式选择要考虑到飞秒激光制瓣 LASIK，手术可能存在飞秒激光垂直爆破、难以穿透导致角膜瓣制作不完整、角膜瓣难以掀开、角膜瓣撕裂的可能。飞秒激光小切口基质透镜取出术手术存在飞秒激光难以完成瘢痕角膜扫描问题，术中透镜制作不顺利导致透镜取出困难、透镜撕裂、手术后重影加重等问题。经上皮准分子激光角膜切削术（trans－epithelial photorefractive keratectomy，TransPRK）是一种新型角膜表面切削技术，属于准分子激光表层切削术，采用准分子激光同时去除角膜上

笔记

皮、前弹力层和前部角膜基质层，改变角膜形态，达到矫正屈光不正的目的，因无须制作角膜瓣或角膜帽，是一体化激光完成上皮和屈光度的切削，可以避免因角膜瘢痕的存在而引起的一些手术中、手术后并发症的发生。

综上分析，角膜波前像差引导的 TransPRK 个性化手术方案，利用角膜像差仪获得的角膜不规则信息，不仅可消除低阶像差（近视、散光），还可以改变角膜分布的不规则形态、去除一部分角膜上存在的某些高阶像差（角膜前表面不规则），此病例行角膜波前像差引导的 TransPRK 手术最佳，手术中风险最小，手术后效果更佳。

刘建国病例点评

近视在我国的发病率较高，接受手术的患者众多。伴有角膜瘢痕的激光角膜屈光手术临床上较常见，对于影响视力、视觉质量的角膜瘢痕患者难点在于在保障手术安全基础上，获得好的效果及视觉质量。对于类似情况，综合评估患者的情况，预测各类手术可能出现的并发症，从而合理选择手术方式、合理选择切削模式，以获得满意的临床效果。处理上应以损伤最小、安全性最高、矫正效果最佳为目标和原则。

TransPRK 手术作为新型激光表层角膜屈光手术的代表之一，在伴有一定程度、形态角膜瘢痕的屈光不正矫正方面有一定的优势。对于有瘢痕的角膜、不规则角膜，以及行板层手术预计角膜剩余基质厚度不够者，TransPRK 可作为优选方式，必要时加选角膜地形图或像差引导切削。

参考文献

1. 王雁，李晶. 正确应对角膜屈光手术发展中的问题及挑战. 中华眼科杂志，

2018, 54：3 - 6.

2. 李莹. 多元化屈光手术的设计与抉择. 中华眼视光学与视觉科学杂志, 2016, 18
（12）：705 - 708.

3. 中华医学会眼科学分会眼视光学组. 我国角膜地形图引导个性化激光角膜屈光
手术专家共识（2018 年）. 中华眼科杂志, 2018, 54（1）：23 - 26.

4. 中华医学会眼科学分会眼视光学组. 中国经上皮准分子激光角膜切削术专家共
识（2019 年）. 中华眼科杂志, 2019, 55（3）：169 - 173.

5. 陈跃国. 角膜地形图与角膜地形图引导的个性化角膜激光消融模式//陈跃国.
个性化激光角膜屈光手术理论与实践. 北京：人民卫生出版社, 2019：90 - 99.

6. IKHYUN J, YONG K D S, SAMUEL A M, et al. Comparison between Wavefront -
optimized and corneal Wavefront - guided Transepithelial photorefractive keratectomy
in moderate to high astigmatism. BMC Ophthalmology, 2018, 18（1）：154.

（李 晶 张耀花 刘建国）

病例 26 春季卡他性结膜炎合并圆锥角膜

病历摘要

【基本信息】

患者，男，13 岁。主诉"双眼发痒、揉眼、季节性反复发作 4
年余，发现右眼视力差 2 年"。

4 年前患者出现双眼痒、畏光、有黏稠分泌物、异物感，症状反复，具有明显季节性，春季明显。于当地医院就诊，诊断为"双眼过敏性结膜炎"，并给以对症治疗，用药后缓解，停药易反复。2年前发现右眼视力下降，当地医院诊断为"右眼弱视"，给予戴镜矫正及弱视训练（串珠子、画画板等）后视力无提升，为求进一步诊治，遂来我院就诊。患者饮食好，睡眠可，精神、体力一般，二便正常。否认外伤及家族史。

【眼科检查】

视力：OD 0.15，OS 1.0；眼压：OD 16 mmHg，OS 15 mmHg。双眼睑无内外翻及成角畸形，睑结膜充血（＋），中央角膜透明，角膜缘可见胶冻样结节，球结膜充血（＋）（图 26 - 1），屈光间质清，眼底检查未见异常。

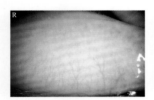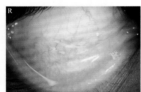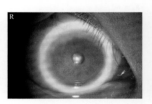

右眼结膜充血（＋），中央角膜透明，角膜缘胶冻样物附着。

图 26 - 1　初诊时患者右眼眼前节情况

【辅助检查】

行双眼验光、双眼眼轴＋角膜曲率、双眼欧宝彩照、双眼眼前节三维分析及印迹记细胞学等检查，验光结果显示：OD － 2.50 DS/－ 6.00 DC×15° ＝ 0.25，OS ＋ 0.50 DS/＋ 0.75 DC×75° ＝ 1.0。眼轴：右眼 22.83 mm，左眼 22.76 mm，双眼眼前节三维分析检查 Pentacam 结果提示：右眼曲率 K_1 46.5 D/K_2 52.1 D，Km 49.1 D，最大 K 值 59.10 D，角膜中央厚度最薄点 470 μm，角膜顶点后表面高度＋52 μm（图 26 - 2）。双眼眼前节三维分析检查 Sirius 圆锥分析结果：右眼 SIf ＝ 3.60 D，BCVf ＝ 4.26 μm@ 207°，SIb ＝ 0.95 D，

BCVb = 2.42 μm@225°，Thk = 465 μm（图 26 - 3）。镜下印记细胞学检测：吖啶橙染色（双核嗜酸性粒细胞 >2 个高倍镜下，图26 - 4）进一步证实了春季卡他性结膜炎的诊断。

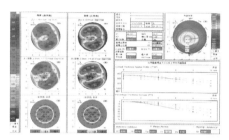
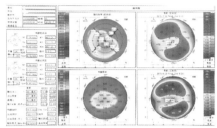

右眼曲率 K$_1$ 46.5 D/K$_2$ 52.1 D，Km 49.1 D，最大 K 值 59.10 D，角膜中央厚度最薄点 470 μm，角膜顶点后表面高度 +52 μm。

图 26 - 2　右眼 Pentacam 结果

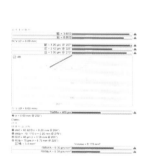
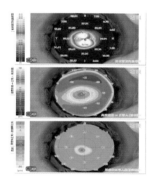
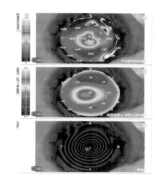

SIf = 3.60 D，BCVf = 4.26 μm@207°，SIb = 0.95 D，BCVb = 2.42 μm@225°，Thk = 465 μm，提示右眼圆锥角膜。

图 26 - 3　Sirius 眼前节三维检查圆锥分析结果

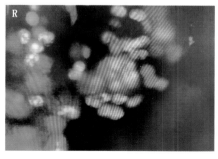

吖啶橙染色显示双核嗜酸性粒细胞 >2 个高倍镜下。

图 26 - 4　右眼镜下印记细胞学检测结果

【诊断】

①双眼春季卡他性结膜炎；②右眼圆锥角膜。

【诊疗经过】

①双眼给予抗组胺药物、非甾体抗炎药物及人工泪液滴眼，改善并控制眼部过敏反应；②针对右眼圆锥角膜给予配戴硬性透氧性角膜接触镜（rigid gas permeable contact lens，RGP）（图26-5），提升矫正视力，提高视觉质量。

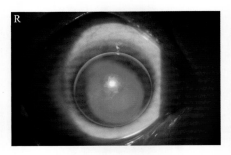

图26-5 右眼配戴硬性透氧性角膜接触镜（RGP）

病例分析

圆锥角膜是角膜的非炎症性改变，典型症状为角膜实质变薄伴中央部圆锥状前凸。多在青春期发病，病程进展缓慢。双眼发病常见，有先后顺序，也有单眼发病者。目前，对于圆锥角膜的发病原因和发病机制尚不完全清楚，少数有家族史，为遗传性疾病，与常染色体遗传相关；内分泌也和圆锥角膜的发病存在联系（如激素水平），过敏性疾病与其也不无关系。

1937年，Hilgartner第一次报道了圆锥角膜与眼部过敏性疾病之间的关系。一些前瞻性的研究发现过敏性疾病在圆锥角膜患者中更为常见，有过敏性疾病史的圆锥角膜患者的角膜明显变薄和陡峭。如今在文献中已有较多、较全面的报道，但过敏性疾病和圆锥角膜之间的具体关联尚未完全清楚。圆锥角膜的特征表现是溶酶体和蛋白水解酶的表达增加，蛋白酶抑制剂的浓度降低，从而导致胶原结构的改变，进而导致基质逐渐变薄。

过敏性结膜炎中，特异性过敏源通过结膜重新进入机体，与肥大细胞或嗜碱性细胞表面的特异性过敏源 IgE 发生反应，释放血管活性介质，如组胺、蛋白酶、肿瘤坏死因子（tumor necrosis factor，TNF）和白细胞介素（interleukin，IL）。研究发现圆锥角膜的发病机制与泪液中蛋白酶、蛋白酶活性和炎症分子的增加有关，已有研究证明，即使在正常受试者中，揉眼也会增加泪液中基质金属蛋白酶（matrix metalloproteinase，MMP）-13、IL-6 和 TNF 的水平，由此推测在过敏性结膜炎患者发生过敏反应并用力揉眼时，蛋白酶活性的增加可能进一步加剧，进而导致圆锥角膜的进展。近期也有研究提出圆锥角膜患者泪液中基质金属蛋白酶 MMP-9 明显升高，并且与圆锥角膜的进展阶段及角膜厚度的变化呈现相关性。但同时研究也发现，单独的揉眼并不是一个充分的风险因素，因为报道中也出现了其他未患有圆锥角膜等眼部疾病的患者有揉眼的习惯。

本例患者眼部反复发痒 4 年余，追问病史可知患者有反复揉眼的习惯，4 年来除了出现春季卡他性结膜炎的症状外，同时伴随了右眼视力下降，且矫正视力无法提高，提醒应该想到过敏性眼部疾病与圆锥角膜之间的联系，进一步通过临床相关辅助检查进行验证，从而避免漏诊、误诊，延误控制病情。验光检查提示矫正视力无提高，并合并散光，尤其是高度、不规则散光，提示应该进一步行角膜地形图或者眼前节三维分析检查，即可证实推测，并给予症状的控制和治疗措施。我们针对患者春季卡他性结膜炎的相关症状和体征给予对症药物治疗，改善患者眼部症状，同时右眼给予配戴

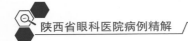

RGP，配戴后右眼矫正视力提升至 0.7，矫正视力明显提升，并提高患者视觉质量。

叶璐病例点评

　　患者双眼反复发痒、揉眼 4 年，发现伴右眼视力下降 2 年，当地医院诊断双眼过敏性结膜炎、右眼弱视。插片验光右眼视力不提高，弱视治疗效果不佳。嘱行双眼视光学检查和实验室辅助检查。实验室检查方面，镜下印记细胞学检测吖叮橙染色提示双核嗜酸性粒细胞 > 2 个高倍镜下，支持患者变应性结膜炎的分析，患者发病有明显的季节性，提示春季卡他性结膜炎的诊断；视光学检查结果，包括验光、双眼眼轴 + 角膜曲率、双眼眼前节三维分析等提示右眼圆锥角膜，给予及时治疗处理，取得良好的效果。患者右眼检影验光及插片视镜矫正视力不能提高，详细追问病史，患儿母亲提供其小学入学体检结果为双眼视力无异常，当地医院"右眼弱视"诊断结果可疑。双眼视光学检查分析，眼轴长差异不大，地形图及眼前节分析系统高度提示右眼圆锥角膜。本案中患儿右眼采用圆锥角膜 RGP 矫正，配适良好，获得了满意的视力，同时严密监测左眼角膜的曲率、厚度及高度。

　　作为眼科医生，应该就春季卡他性结膜炎和圆锥角膜的临床表现、临床治疗及日常注意事项等与患者和患者家属做好沟通工作，告知其出现过敏症状后应该及时就诊，并给予规范的药物治疗，切忌暴力揉眼，加重症状进展，也应该注意对侧眼的情况，尤其是视力，如果出现视物模糊、视力下降等不适应该及时就诊，以免延误诊治。临床上会经常遇到轻重程度不一的眼部过敏性疾病，其中过敏性结膜炎较为常见，一旦出现相关的临床症状，无论症状轻重，都应给予对症的、规范的治疗，以减少后期并发症的发生概率。过敏性结膜炎并发圆锥角膜的病例在实际的临床工作中并不少见，表面看似无关，实为因果相连，这就需要临床医生多一份细心、耐心，并注重自身执业技能的提升，避免误诊、漏诊。

参考文献

1. KRACHMER J H, FEDER R S, BELIN M W. Keratoconus and related noninflammatory corneal thinning disorders. Surv Ophthalmol, 1984, 28 (4): 293 – 322.

2. NADERAN M, RAJABI M T, ZARRINBAKHSH P, et al. Effect of allergic diseases on keratoconus severity. Ocul Immunol Inflamm, 2017, 25 (3): 418 – 423.

3. BALASUBRAMANIAN S A, PYE D C, WILLCOX M D. Effects of eye rubbing on the levels of protease, protease activity and cytokines in tears: relevance in keratoconus. Clin Exp Optom, 2013, 96 (2): 214 – 218.

4. BALASUBRAMANIAN S A, MOHAN S, PYE D C, et al. Proteases, proteolysis and inflammatory molecules in the tears of people with keratoconus. Acta Ophthalmol, 2012, 90 (4): e303 – e309.

5. SHARMA N, RAO K, MAHARANA P K, et al. Ocular allergy and keratoconus. Indian J Ophthalmol, 2013, 61 (8): 407 – 409.

6. MUTLU M, SARAC O, CAĞIL N, et al. Relationship between tear eotaxin – 2 and MMP – 9 with ocular allergy and corneal topography in keratoconus patients. Int Ophthalmol, 2020, 40 (1): 51 – 57.

（段娴艺　叶璐）

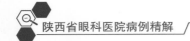

病例 27 飞秒激光制瓣 LASIK 术后瞳孔异常

病历摘要

【基本信息】

患者，女，33 岁。主诉"双眼视物模糊 19 年"，来我院要求行双眼角膜屈光手术。

间断戴镜，否认眼外伤病史、家族遗传病史及全身系统性免疫疾病。

【眼科检查】

眼科检查：OD 0.1 – 4.50 DS/ – 0.5 DC × 180° → 1.0，OS 0.1 – 5.25 DS → 1.0。眼球转动灵活；角膜透明，前房深浅可，虹膜纹理清晰，右眼瞳孔 4.50 mm，左眼瞳孔 3.75 mm，双眼暗室瞳孔直径 5.75 mm，对光反射灵敏。其余检查未见异常。角膜地形图及眼前节检查正常，角膜厚度 578 μm，Worth 四点灯未见异常；综合评估各项检查均符合手术条件（图 27 – 1）。

【诊断】

①右眼埃迪瞳孔散大；②双眼 FS – LASIK 术后。

【诊疗经过】

于 2020 年 1 月 3 日行双眼飞秒激光制瓣联合消像差引导的准分子激光原位角膜磨镶术（FS – AF – LASIK）。设备选用美国 AMO 公司 Intralase IFS 飞秒激光，波长 1053 nm，脉冲频率 50 KHz，边切角度 120°，采用压平锥 – 角膜表面接触式吸引，激光制瓣时间 13 s；德国阿玛施 750 激光设备，常规手术操作，术中使用飞秒激光制瓣设备（Intralase 150）及准分子激光设备（阿玛施 750），均为同一经验丰富的手术医生，手术顺利。

眼 科 检 查

检查项目		右眼		左眼		签名
双眼视力	裸眼视力	0.08		0.08		
	近视力	1.0/40cm		1.0/40cm		
0.12	戴镜视力	0.3		0.3		
主视眼检查		主视眼✓　非主视眼		主视眼　非主视眼✓		
泪液分泌试验		24 mm		24 mm		
眼 压		15.4 mmHg		17.7 mmHg		
瞳孔	形　状	圆✓　椭圆		圆✓　椭圆		
	自然光	5.75 mm		5.75 mm		
	暗　室	未		未		
	散瞳情况	容易　一般✓　困难		容易　一般✓　困难		
	对光反射	灵敏　迟钝　消失		灵敏　迟钝　消失		
角膜地形图		$k_1=45.07$ D　Axs= 1		$k_1=44.91$ D　Axs= 63		
		$k_2=45.49$ D　Axs= 91		$k_2=45.16$ D　Axs= 153		
角膜厚度		552 μm		545 μm		
眼　轴		24.71 mm		24.35 mm		
泪膜破裂时间		10 s		10 s		
电脑验光		-5.75 Ds=　Dc× →		-5.75 Ds=　Dc× →		
散瞳验光		-4.50 Ds=-0.25 Dc×180 → 0.8⁺		-5.00 Ds=　Dc× → 0.8⁺		
显然验光		-5.25 Ds=-0.50 Dc×180 → 1.0		-5.25 Ds=　Dc× → 1.0		
手术设计		-5.25 Ds=-0.50 Dc× 180		-5.25 Ds		

图 27 – 1　双眼术前眼科综合检查结果

术后第 1 天复诊，主诉右眼视物模糊，视近不清。视力：OD

0.6，OS 1.0。眼科检查：双眼角膜透明，角膜瓣对位好，瓣下无异物，虹膜纹理清，余未见异常，综合验光插片后：OD +0.75 DS →0.8，考虑术后早期轻度过矫，降低激素使用次数，未观察瞳孔变化，未做特殊治疗。

术后第7天复诊，主诉右眼视近不清、畏光等症状。视力：OD 1.0，OS 1.0；眼压：右眼 11 mmHg，左眼 10 mmHg。裂隙灯检查：双眼角膜透明，角膜瓣对位好，虹膜纹理清，双侧瞳孔直径不等大，右眼 6.75 mm，左眼 3.75 mm，右眼瞳孔对光反射迟钝，右眼瞳孔虹膜 3:00 ~ 6:00 位节段性麻痹（图 27 - 2），左眼对光反射灵敏。术后早期瞳孔异常考虑术中负压吸引影响，给予营养神经药物支持治疗。请神经内科专业会诊排查专科情况，肱二头肌和肱三头肌肌腱反射存在，膝腱和跟腱反射存在，头颅 CT 未见异常（图 27 - 3），双眼视野检查未见异常，给予药物实验：生理盐水将 0.1% 毛果芸香碱稀释为 0.0625% 的浓度后滴双眼，20 分钟后，右眼瞳孔明显缩小。

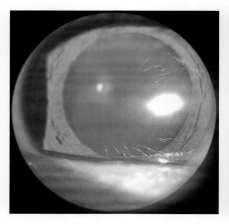

3:00 ~ 6:00 节段麻痹。

图 27 - 2　右眼前节照相

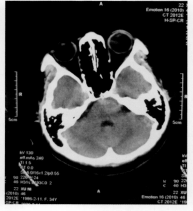

未见异常。

图 27 - 3　头颅眼眶 CT

治疗方案：①对症治疗：0.0625% 毛果云香碱 2 次/日；②营

养支持治疗：甲钴胺胶囊口服 3 次／日，维生素 B$_{12}$ 片 3 次／日，定期复诊。

术后 30 天，自述症状较前改善，视远不影响，视近模糊。复查视力：OD 1.0，OS 1.0。右眼瞳孔 4.75 mm，左眼瞳孔 3.0 mm（图 27 –4），右眼对光反射迟钝，OD +0.25 DS → 1.0。

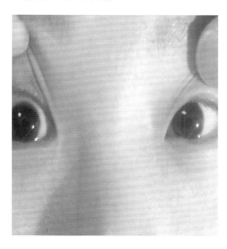

瞳孔大小不等。

图 27 –4　双眼对照

术后 60 天，明显视近好转，因个人原因不能来院复诊，自行服药观察。

病例分析

埃迪瞳孔综合征（Holmes – Adie syndrome），于 1931 年由两位科学家 Adie WJ 及 Holmes GM 分别报道，发病率约 4.7/10 万，据文献统计多见于女性，20 ~40 岁，80% 为单侧发病。临床表现一侧瞳孔散大，裂隙灯下瞳孔出现"蠕虫样"收缩。常伴四肢腱反射消失（下肢明显）。

临床诊断：①单侧瞳孔散大；②视力基本正常；③患侧瞳孔虹膜呈阶段性麻痹和节段性自发运动、延迟扩散及收缩延迟、对光反射消失，运动迟缓，出现"蠕虫样"收缩；④无上睑下垂及眼外肌麻痹；⑤使用 0.1% 毛果云香碱后瞳孔缩小；⑥腱反射消失；符合①～⑤点即可诊断为强直性瞳孔散大，符合以上①～⑥点可诊断为埃迪综合征。该病目前发病机制不清楚，考虑可能与自主神经脱髓鞘有关，有研究表明考虑与睫状神经节病变、感染性疾病、Fisher 综合征和其他系统性疾病、恶性肿瘤相关，也有文献说明可能与上颌骨截骨术后导致的神经麻痹有关。临床也有个案报道，通常易误诊为外伤性瞳孔散大、青光眼，球后视神经炎等疾病。

治疗方案：目前无有效治疗方案，给予营养周围神经，修复髓鞘，改善局部微循环治疗。低浓度毛果云香碱可以改善症状。

常规的 LASIK 术早期术后偶尔也可见到瞳孔散大，对光反射慢迟缓，但无其他特殊表现，不影响视力，一般术后 4 周左右可恢复。出现的原因可能与术中制瓣过程中眼压波动有关（眼压急速升至 60 mmHg 以上），Intralase IFS 150 飞秒激光制瓣采用压平锥 - 角膜表面接触式方式，专用的负压装置吸引，在精确调控下负压平稳上升，并在激光扫描过程中负压吸引环装置可产生 40 mmHg 压力，没有压力的高峰甚至极端峰值现象，对于角膜的吸引压力更小而更稳定，未见发生眼前后段压力相关的并发症报道。

回顾分析本例发生的原因，术前右眼瞳孔较左眼瞳孔稍大，暗室瞳孔无明显差异，右眼客观验光检查屈光度增大，提示术前右眼睫状肌调节功能较差，术中负压吸引压力影响及术中反复操作神经麻痹造成瞳孔强直散大。患者术后单眼瞳孔异常，视力基本正常，瞳孔散大呈阶段性麻痹，对光反射慢，使用低浓度缩瞳剂效果明显，神经专业检查排除腱反射及颅内病变，低浓度毛果云香碱稀释滴眼瞳孔缩小，视近模糊强明显改善，符合埃迪瞳孔散大诊断。本例患者裂隙灯下瞳孔具有特征性的"蠕虫样"收缩，3:00~6:00暗处用强光持续照射时瞳孔缓慢收缩，停止光照后瞳孔缓慢散大，调节反射也缓慢出现和缓慢恢复，是本例瞳孔异常的特点。术后不需特殊处理，营养神经及对症治疗有效，近距离注视模糊明显减轻。

刘建国病例点评

患者无眼外伤病史，术前未发现瞳孔异常，FS-LASIK术后患侧瞳孔虹膜呈阶段性麻痹，光反射迟缓，药物试验反应灵敏，腱反射未引出，右眼埃迪瞳孔散大；双眼FS-LASIK术后诊断明确。术前检查对瞳孔的关注度不够，也提示屈光手术医生术前严格遵守激光角膜屈光手术的适应证，仔细分析病历至关重要；术中动作轻柔，减少对眼前段稳定性的影响，发现瞳孔过大应主动失吸，仔细观察或安慰患者不要过于紧张，可重新吸引负压。术后关注患者瞳孔因素及视觉质量的变化，及时解除患者心理负担尤为重要。

参考文献

1. 江冰，李志清，侯豹可，等. 全面评价Adie瞳孔——附三例典型病例. 眼科，2010，19（1）：67-69.

2. 吴晓春，刘段. 强直性瞳孔误诊为球后视神经炎1例. 眼科新进展，2006，26：702-703.

3. MORELLI N, GALLERINI S, CAFFORIO G, et al. Adie tonic pupil associated to endometriosis. Nerurol Sci, 2006, 27：80-81.

4. BREMNER F, SMITH S. Pupil findings in a consecutive series of 150 patients with generalised autonomic neuropathy. J Neurol Neurosurg Psychiatry, 2006, 77：1163-1168.

笔记

图28-2 术后5周裂隙灯左眼眼前节照相

笔记

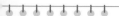 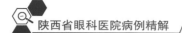
【诊断】

①双眼角膜上皮损伤；②双眼 FS－LASIK 术后；③双眼睑板腺
功能障碍。

【诊疗经过】

根据诊断，给予 0.1% 的氟米龙滴眼液 4 次/日，小牛血去蛋白
眼用凝胶 4 次/日，玻璃酸钠滴眼液 4 次/日，妥布霉素地塞米松眼
膏涂睑缘 1 次/日，用药后患者明显好转，术后 8 周检查双眼视力
1.2，角膜恢复正常。术后 10 周（图 28－3），患者再次以双眼磨、
红等不适主诉来院就诊，检查双眼视力 1.0，角膜下方 1/3 处上皮
糜烂，较上次表浅，余未见异常。用药同前，术后 14 周角膜上皮
完全恢复，为避免复发，药物逐渐减量，术后 16 周完全停药。继
续随访 3 个月（图 28－4），视力稳定，双眼角膜清，未见复发。

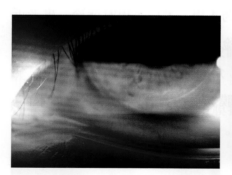 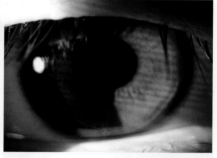

左眼再次出现角膜下方1/3处上皮糜烂。	左眼角膜上皮恢复正常，无复发。
图 28－3　术后 10 周裂隙灯左眼 眼前节照相	图 28－4　术后 7 个月裂隙灯左眼 眼前节照相

病例分析

复发性角膜上皮糜烂综合征（recurrent corneal erosion syndrome,
RCES）是 1872 年由 Hansen 医生发现并报道。该病的发病年龄在
24～73 岁，以 30～40 岁发病率最高，平均年龄约为 42 岁。10% 的

病例是双眼发病，3% 的病例有遗传病史。主要临床表现为反复发作的复发性眼痛、眼红、流泪和畏光。

角膜上皮糜烂的部位常位于瞳孔偏下方角膜下方 1/3。RCES 病因可分为原发性和继发性：①原发性因素中，上皮基底膜营养（epithelial basement membrane dystrophy，EBMD）不是 RCES 的最常见致病原因。当然还包括其他的致病原因：Reis - Bucklers 综合征、格子样营养不良、囊状营养不良、颗粒状营养不良。②继发性因素中，外伤是主要的诱发因素，特别是造成角膜基底膜的损害，还包括化学伤、热烧伤、屈光手术、疱疹性角膜病变、睑板腺功能障碍（meibomain gland dysfunction，MGD）、眼部痤疮、糖尿病、Salzmann 结节状变性、带状角膜变性、细菌性角膜溃疡、干燥性角膜炎及大疱性表皮松解症。本病例患者在手术前双眼 MGD 未得到有效控制，加上屈光手术对角膜上皮下神经的损伤即出现 RCES。所以 RCES 是 LASIK 手术的相对禁忌证。

对于典型的 RCES 的诊断并不难，主要满足两个条件：①有外伤史；②反复发作晨起眼痛及角膜下方 1/3 上皮粗糙的灰白色病灶。而在一些轻微的病例，仅在局部上皮内有白色的点状病灶，诊断较为困难。对这些病例详细地询问外伤病史及细致的裂隙灯检查是必不可少的。散大瞳孔后用宽的、成角度的裂隙灯光带后照法可帮助发现基底膜营养不良或外伤后的修复阶段。在裂隙灯下用棉签试验可识别上皮细胞的疏松黏附。该试验是在表面麻醉下用棉签尖端轻触角膜。如果角膜上皮在很轻的推力下即可出现皱褶或出现部分脱落，即可认定角膜上皮的黏附很疏松。对 RCES 患者，局部使用润滑的滴眼液、凝胶或眼膏治疗同时应用糖皮质激素或多西环素效果良好。近年来新的保守治疗方法也取得了不错的效果，包括自体血清、神经生长因子。对于保守治疗效果欠佳的患者可行去除角膜上皮

177

和应用治疗性角膜接触镜的方法治疗至少 4 周。如果上述方法仍然不成功，患者出现单眼发作 4 次以上（包括 4 次），则采用准分子激光行（excimer laser phototherapeutic keratectomy，PTK）手术的治疗。

刘建国病例点评

本例患者因：①术后反复发作的眼痛及双眼角膜下方 1/3 上皮粗糙的灰白色病灶；②已行双眼 FS – LASIK 手术；③双眼睑板腺功能异常；④用糖皮质激素及凝胶治疗有效；⑤术前无外伤史及 RCES 病史，无眼部不适应。双眼 RCES，双眼 FS – LASIK 术后，双眼 MGD 的诊断明确。

RCES 的临床特征不明显，术前诊断较困难，而且 RCES 患者的上皮黏附力下降可能增加手术中的隐患；LASIK 术后发生的 RCES 可以导致严重的弥漫性板层角膜炎。因此加强 RCES 的术前筛查，对于屈光医生有重要的提醒意义。

近年来行激光角膜屈光手术的患者逐年增加，其中不乏 MGD 患者，严格遵守激光角膜屈光手术的适应证，对于手术后的安全是至关重要的。

参考文献

1. LIN S R，ALDAVE A J. Recurrent corneal erosion syndrome. Br J Ophthalmol，2019，103（9）：1204 – 1208.

2. 中华医学会眼科学分会角膜病学组. 我国角膜上皮损伤临床诊治专家共识（2016 年）. 中华眼科杂志，2016，52（9）：644 – 648.

3. 赵静静，王锐. 飞秒激光 LASIK 与飞秒激光基质透镜切除术后角膜神经再生的激光扫描共聚焦显微镜观察. 临床眼科杂志，2018，26（4）：340 – 342.

（杜 婧 刘建国）

病例 29 飞秒激光制瓣 LASIK 术后边缘无菌性角膜浸润

病历摘要

【基本信息】

患者，女，34 岁。主诉"双眼近视 10 年"。来我院就诊。

患者否认眼部手术史及外伤史，否认全身病史。追问病史，患者有尘螨过敏史，但近 1 个月未发作，结合病变部位及特点。

【眼科检查】

术前检查：OD 0.08，−4.25/−0.50×180°=1.0，OS 0.1，−4.00/−0.75×175°=1.0；双眼眼压 16 mmHg；裂隙灯显微镜下检查双眼睑缘清洁无充血，前节未见异常，余检查符合手术适应证。根据眼科检查，拟行角膜屈光手术，于 2019 年 6 月 8 日行飞秒激光制瓣的 LASIK（FS – LASIK）手术，手术顺利。术后第 2 天 8:00 时就诊，患者诉左眼轻度磨、流泪，检查双眼视力 1.0，左眼结膜轻度充血，角膜瓣对位好，鼻侧瓣缘上方近蒂处可见浓密灰白色条索样浸润带，上皮完整，浸润条带与角膜缘之间有清晰的透明角膜间隔（图 29 – 1），角膜后无沉着物（keratic precipitates，KP）房水清。

【诊断】

①左眼边缘无菌性角膜浸润；②双眼 FS – LASIK 术后。

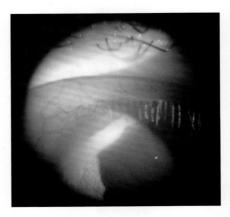

　　左眼结膜轻度充血，角膜瓣对位好，鼻侧瓣缘上方近蒂处可见浓密灰白色条索样浸润带，上皮完整，浸润条带与角膜缘之间有清晰的透明角膜间隔。

图 29 - 1　术后第 2 天左眼裂隙灯眼前节照相

【诊疗经过】

　　根据初步诊断，给予地塞米松 10 mg 静脉滴注 1 次/天，盐酸左氧氟沙星 0.2 g 静脉滴注 2 次/日，局部应用妥布霉素地塞米松滴眼液 1 次/小时至睡前，妥布霉素地塞米松眼膏睡前涂眼。术后第 3 天，患者诉不适减轻，双眼视力 1.0，角膜浸润带变淡，维持用药。

　　用药 3 天后角膜浸润带范围扩大，但浸润深度变浅，浸润灶周围角膜转清亮，停止静脉用药，眼局部用药妥布霉素地塞米松滴眼液 1 次/2 小时至睡前，妥布霉素地塞米松眼膏睡前涂眼，加用左氧氟沙星滴眼液 4 次/日。术后 7 天，调整用药妥布霉素地塞米松滴眼液 4 次/日，逐周递减至术后 5 周停药。

【随访】

　　随访 3 个月，视力稳定，双眼角膜清，未见复发。

病例分析

　　准分子激光原位角膜磨镶术（laser in situ keratomileusis，LASIK）

术后边缘无菌性角膜浸润（marginal sterile corneal infiltration）是一种发生于术后 1~5 天的罕见并发症。自 1996 年 Teichmann 等首次报道一例 PTK 术后边缘性角膜浸润的病例后，2003 年 Ambrosio 和 Lahners 分别报道了 2 例 LASIK 术后双眼发生边缘性角膜浸润的病例，其中 1 例因双眼弥漫性板层角膜炎（difluse lamellar karatitis，DLK）3 级在术后第 5 天掀瓣清洗。2005 年 Lifshitz 等详细报道了 5 眼发生在不同类型准分子激光角膜屈光术后，2 只眼为准分子激光角膜上皮瓣下磨镶术（laser-assisted subepithelial keratomileusis，LASEK）后，2 只眼为角膜刀 LASIK 术后，1 只眼为飞秒激光 LASIK 术后，这 5 只眼在术后 1~3 天角膜瓣缘外角膜基质环形浸润，与角膜缘之间有透明带，上皮完整发病机制目前认为可能与免疫反应有关，有待进一步观察，本例患者的体征与报道病例的临床表现极为相似。

准分子激光角膜屈光术后边缘无菌性角膜浸润的病因尚不清楚，有的患者先前存在慢性睑板腺炎，有的患者有类风湿关节炎，本例患者有过敏史，但未在发作期，而其他一些病例没有相关疾病。至于发病机制，有学者认为准分子激光角膜屈光术后边缘无菌性角膜浸润属于一种角膜抗原诱导的变态反应，这与 DLK 的发病机制相似，即激光对角膜组织的切削导致角膜基质内抗原释放，免疫复合物激活补体系统，引起多形核白细胞在角膜内浸润。在周边部角膜形成病变可能是由于周边角膜结构特殊，角膜缘血管能迅速提供炎症细胞，朗格汉斯细胞作为抗原提呈细胞在角膜周边部比较丰富，该处的抗原和抗体比例适合，是免疫反应的良好场所。而与角膜缘之间的透明区可能是因为该部位距角膜缘血管网近，抗原或细胞浸润易被吸收，如同角膜血染时角膜缘部先变透明一样。在我们的处理中，局部加量使用皮质类固醇滴眼液很快使浸润消退间接证明了这一点。

根据典型的临床表现，准分子激光角膜屈光术后边缘无菌性角膜浸润不难诊断，但因其发生在术后第 2 天，且有明显刺激症状和角膜边缘浸润浓密，很容易让人怀疑角膜感染，但角膜浸润并不发生在手术区的角膜板层间而是在未做手术的角膜瓣缘外；即使角膜瓣缘外有浓密的浸润，上皮却完整且没有前房炎症反应。为了与感染鉴别，可行细菌和真菌培养。此类患者对于糖皮质激素治疗有效，必要时可掀开角膜瓣进行层间冲洗。

刘建国病例点评

通常边缘无菌性角膜浸润具有如下典型临床特征：①发病时间短，通常发生在术后 1 周以内；②病变位于角膜缘部位，基质带状或环形浸润，与角膜缘之间有透明带；③上皮完整，呈无菌性浸润；④多结膜及前房反应通常较轻微；⑤病程短，糖皮质激素治疗有效，预后佳。本病例为边缘无菌性角膜浸润的典型表现。

本例患者根据其临床表现及症状诊断为左眼边缘无菌性角膜浸润，但对于术后第 2 天即出现的角膜病变，应与角膜感染相鉴别：①虽面积较大，但上皮完整，患者症状较轻；②应用糖皮质治疗有效；③病灶在未做手术的角膜瓣边缘，综合考虑排除角膜感染。治疗以糖皮质激素为主，在治疗期间，如出现弥漫性层间角膜炎或细胞聚集在视轴区丛生，并伴有 haze 和影响中心视力，应尽早掀开角膜瓣进行层间冲洗。还应密切关注眼压的变化，谨防激素性青光眼的发生。

对于类似患者，首先应严格遵守手术适应证、排除全身免疫系统及过敏性疾病病史；在浸润初期症状不典型时，高度怀疑感染，在发病24～36 h内进行积极的治疗是极为必要的；同时也需要及时判断是否为无菌性边缘性浸润，避免不必要的侵入性检查及治疗，如掀开角膜瓣或角膜刮片等。

参考文献

1. AMBROSIO R J, PERIMAN L M. Bilateral marginal sterile infiltrates and diffuse lamellar keratitis after laser in situ keratomileusis. J Refract Surg, 2003, 19 (2): 154 – 158.

2. 侯杰, 郑秀云. 飞秒激光制瓣LASIK术后双眼无菌性边缘性角膜浸润一例. 中华眼视光学与视觉科学杂志, 2016, 18 (5): 308 – 309.

（杜　婧　刘建国）

病例30　液态"聚氨基甲酸酯"入眼致圆锥角膜交联术后突发急性水肿

病历摘要

【基本信息】

患者，男，27岁。主诉"左眼视力下降1个月余"来我院就诊。

【眼科检查】

裸眼视力：OD 1.0，OS 0.04；眼压：OD 11.2 mmHg，OS 7.1 mmHg；裂隙灯检查：双眼角膜透明，左眼可见Fleischer环和Vogt条纹，双眼虹膜纹理清，瞳孔圆，对光反射灵敏，晶状体透明，眼底检查未见明显异常；散瞳验光：OD +0.25 DS/ − 0.50 DC ×

165° = 1.0，OS − 2.50 DS/ − 2.25 DC × 150° = 0.5；角膜内皮细胞计数：OD 2654 个/cm²；OS 2711 个/cm²；Pentacam 三维眼前节分析显示：角膜最薄点厚度右眼 499 μm，左眼 460 μm；角膜前表面曲率：右眼上下曲率对称，Km 值为 44.0 D，左眼颞下方曲率明显增高，Km 值为 49.5 D，后表面高度：右眼最高点 12 μm，左眼最高点为 51 μm（图 30 − 1）。

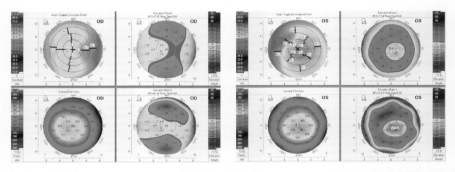

左眼角膜前表面曲率值增高，上下欠对称，角膜厚度变薄，后表面高度增高，角膜前表面曲率最高处与角膜厚度最薄点、前后表面高度最高处重合。

图 30 − 1　术前 Pentacam 三维眼前节分析

【诊断】

左眼原发性圆锥角膜。

【诊疗经过】

根据诊断，给予左眼行跨上皮的快速角膜胶原交联手术（视频 30 − 1）。术后给予：氟米龙滴眼液滴眼 3 次/日；盐酸卡替洛尔滴眼液滴眼 2 次/日；左氧氟沙星滴眼液滴眼 3 次/日。

术后 1 个月复查，裸眼视力：OD 1.0，OS 0.04；Pentacam 三维眼前节分析显示：角膜最薄点厚度左眼 438 μm，角膜前表面曲率：左眼 Km 值为 49.7 D，后表面高度左眼最高点为 57 μm（图 30 − 2）。

术后 1 年复查，裸眼视力：OD 1.0，OS 0.02；裂隙灯检查：左眼角膜瞳孔偏颞侧角膜锥形突起（图 30 − 3）；眼前节 OCT 检查

可见角膜中心偏颞侧角膜厚度变薄、前突（图 30 - 4）；Pentacam
三维眼前节分析显示：角膜最薄点厚度左眼 368 μm，角膜前表面曲
率左眼 Km 值为 71.3 D，后表面高度左眼最高点为 178 μm（图 30 -
5）。给予氟米龙滴眼液滴眼 4 次/日；盐酸卡替洛尔滴眼液滴眼
2 次/日；高渗盐滴眼液滴眼 4 次/日。考虑到患者病情发展较快，
二次交联手术风险较大和效果欠佳，已联系角膜病科，拟行左眼角
膜移植手术。

视频 30 - 1　跨上皮的快速角膜胶原交联手术

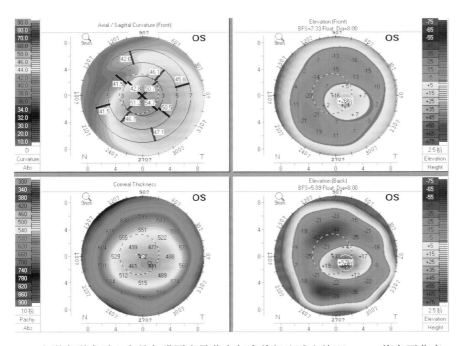

左眼交联术后 1 个月角膜厚度最薄点与术前相比减少约 22 μm，前表面曲率、
前后表面高度与术前相比无明显增高。

图 30 - 2　左眼交联术后 1 个月 Pentacam 三维眼前节分析

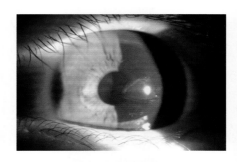

角膜瞳孔偏颞侧角膜锥形突起。

图 30 - 3　左眼交联术后 1 年眼前节照相

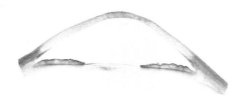

角膜中心偏颞侧角膜厚度变薄、前突。

图 30 - 4　左眼交联术后 1 年眼前节 OCT 检查

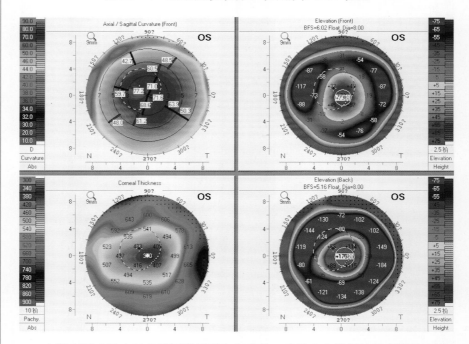

　　左眼交联术后 1 年角膜厚度最薄点与术前、术后 1 个月相比均有明显变薄、前表面曲率、前后表面高度均有明显增高。

图 30 - 5　左眼交联术后 1 年 Pentacam 三维眼前节分析

病例分析

圆锥角膜是一种以角膜扩张为特征，致角膜中央部向前凸出呈圆锥形及产生高度不规则近视散光和不同程度视力损伤的角膜变性性疾病。通常分为原发性圆锥角膜和继发性圆锥角膜。流行病学调查资料显示，原发性圆锥角膜通常开始于青春期，无明显诱因，有一定自限性，多于 30～40 岁时停止发展，患病率为 0.05%～0.23%。继发性圆锥角膜发病的原因可能与角膜手术、外伤，角膜感染性疾病，化学、物理的刺激等有关。无论原发性还是继发性圆锥角膜，揉眼的物理刺激均会诱发或促进圆锥角膜的发展。对于圆锥角膜的治疗方法包括：框架眼镜或硬性角膜接触镜的屈光矫正、角膜胶原交联手术增加角膜硬度以防止圆锥角膜的发展和角膜移植手术。

角膜胶原交联术是以核黄素作为光敏剂，应用 370 nm 紫外光对角膜局部进行照射，在角膜基质中产生以单线态氧为主的活性氧族。再与胶原蛋白分子发生反应诱导胶原纤维分子基团之间发生化学交联反应，从而增加了胶原纤维的机械强度和抵抗角膜扩张的能力，可以增强角膜的刚性，限制扩张性角膜病变的进行性发展。快速跨上皮角膜交联手术是在经典交联手术的基础上，通过改变核黄素的通透性和浓度，以及提高紫外光的照度和能量，进而缩短交联手术的时间，并且通过长期的临床观察，具有较好的临床疗效。

该病例就诊前 1 个月内出现严重的裸眼视力和矫正视力下降；Pentacam 三维眼前节分析表现为左眼角膜前表面曲率值增高，上下曲率值欠对称，角膜厚度变薄，后表面高度增高，角膜前表面曲率最高处与角膜厚度最薄点、前后表面高度最高处重合，圆锥角膜诊

笔记

断明确。考虑到患者年龄相对偏小，矫正视力无法提高，角膜厚度大于400 μm，为防止矫正视力和角膜厚度的进一步下降，给予快速跨上皮的角膜胶原交联手术。

术后1个月除角膜厚度有所下降外，其他无明显变化，分析早期角膜厚度下降的原因可能与手术后胶原纤维之间的链接增强，纤维之间的空隙减少，纤维收缩导致厚度减小有关。

患者术后1年突然出现角膜局部突出，厚度变薄，角膜地形图前后表面高度增加，发生急性水肿。追溯病史，患者于本次就诊之前1个月曾将化学物"聚氨基甲酸酯"溅入左眼，出现眼红、痛、流泪等症状，并有严重揉眼等过程。再次追问患者，自诉在初次就诊之前的1个月前也曾将该化学物溅入左眼，并出现相同的症状和揉眼的病史，随后出现左眼的视力下降。患者接触的"聚氨基甲酸酯"在液体状态时含有少量的氰离子，氰离子可以抑制组织细胞内42种酶的活性，如细胞色素氧化酶、过氧化物酶、脱羧酶及乳酸脱氢酶等。1979年，Yukobckaa等报道，圆锥角膜患者的血液和房水中6－磷酸葡萄糖脱氢酶增高，导致过氧化物过多堆积。氰离子抑制过氧化物酶导致过氧化物的过多堆积，再加之揉眼的诱因，可能是导致该患者出现圆锥角膜和交联手术后急性水肿的原因。从该患者圆锥角膜的原因分析，因为两次出现视力下降之前均有化学物溅入眼睛和揉眼的病史，所以不排除继发性圆锥角膜的可能。

给予患者氟米龙滴眼液滴眼4次/日；盐酸卡替洛尔滴眼液滴眼2次/日；高渗盐滴眼液滴眼4次/日，减少角膜的水肿，由于患者角膜厚度较薄，前表面形态极度不规则，裸眼视力和矫正视力较差。考虑到患者二次交联手术效果欠佳，联系角膜病科，拟行左眼角膜移植手术。

📋 刘建国病例点评

根据患者的病史及临床检查，诊断圆锥角膜明确。但在诊治的过程中，追溯到患者首次就诊和术后 1 年出现急性角膜水肿前 1 个月均有化学物溅入眼睛和揉眼睛病史，因此，在诊断原发性圆锥角膜和继发性圆锥角膜方面存在一定的不确定性，而明确原发性圆锥角膜还是继发性圆锥角膜对于我们后续的治疗具有较大的指导意义。

在圆锥角膜的诊治过程中，定期复查至关重要，可以观察病情进展与否，并指导下一步治疗方案。患者术后 1 个月复查后，未再进行定期的复查，并且在化学物溅入眼睛出现视力下降后仍未按时就诊，导致 1 个月后出现急性角膜水肿。因此，术后定期复查是圆锥角膜诊治过程中的重要环节。

该患者溅入眼睛内的化学物为液态的"聚氨基甲酸酯"，该物质的部分成分有抑制组织细胞中部分酶活性的作用，但液态的"聚氨基甲酸酯"是否就是导致该患者圆锥角膜和交联术后病情发展的原因，仍需要更多的证据和病理研究。

揉眼可能是圆锥角膜发生和发展的重要诱因，所以在圆锥角膜的治疗过程中，无论采用光学矫正方法、角膜移植手术还是角膜胶原交联手术前后，避免揉眼都是巩固治疗效果的重要举措之一。

参考文献

1. 姜宏钧，谢培英. 圆锥角膜的角膜地形图分析. 中华眼科杂志，2006，42（3）：231 – 235.

2. PATEL D V，MCKELVIE J，SHERWIN T，et al. Keratocyte progenitor cell transplantation：A novel therapeutic strategy for corneal disease. Medical Hypotheses,

笔记

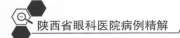
2012，80（2）：122 – 124.

3. 徐海铭，刘辉，余洁，等. 核黄素 – 紫外线 A 照射加速巩膜交联治疗豚鼠实验性近视. 中华实验眼科杂志，2018，36（10）：767 – 772.

4. 李颖，郑燕，张晶，等. 快速跨上皮核黄素 – 紫外光角膜胶原交联治疗圆锥角膜的临床疗效和安全性评价. 中华实验眼科杂志，2016，34（2）：160 – 165.

5. ARLETA W，PIOTR J. Two – year accelerated corneal cross – linking outcome in patients with progressive keratoconus. BioMed Research International，2015，2015：1 – 9.

6. BUZZONETTI L，PETROCELLI G. Transepithelial corneal cross – linking in pediatric patients：early results. J Refract Surg，2012，28（11）：763 – 767.

7. 魏升升，李勇，李晶，等. 圆锥角膜与健康角膜生物力学的对比研究. 中华眼科杂志，2016，52（9）：669 – 673.

（魏升升　刘建国）

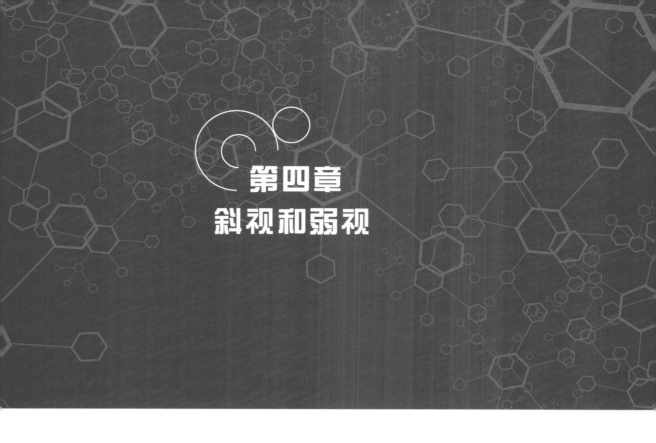

第四章
斜视和弱视

病例 31　晶状体后圆锥误诊"弱视"手术治疗成功

病历摘要

【基本信息】

患者,女性,9岁。主诉"患者左眼视力差3年"于当地眼科医院就诊。

裸眼视力:OD 1.0,OS 0.5;环喷脱酯散瞳验光结果显示:OD +0.5 DS/ +0.75 DC×175°→1.0;OS +1.75 DS/ +2.0 DC×

30°→0.5；双眼角膜透明，晶状体透明，眼底无异常。诊断为"双眼屈光不正、左眼弱视"，并按照验光结果进行配镜和弱视治疗。连续治疗2年余，左眼视力不提高，为求进一步诊治，患者于我院眼科就诊。

【眼科检查】

裸眼视力：OD 1.0，OS 0.5，左眼矫正视力不提高，眼压无异常，角膜透明，晶状体后极部约1.5 mm直径混浊，眼底无异常；眼部B超结果显示：眼轴右眼22.29 mm，眼轴左眼21.58 mm。

【诊断】

诊断为左眼先天性白内障、双眼屈光不正、左眼弱视？就目前患者晶状体后极部的混浊，是否需行晶状体摘除手术决策困难。行前节照相（图31-1）、IOL Master（图31-2）等检查后，确诊为"左眼晶状体后圆锥"。

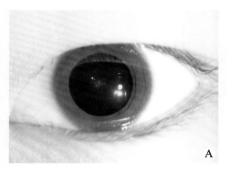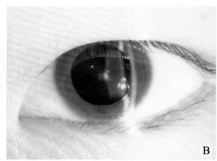

A：弥散光下左眼前节照片，可见晶状体后极部约1.5 mm直径白色混浊区。B：裂隙下晶状体后囊膜的局限性圆锥状膨出，呈"油滴样"改变。

图31-1　术前左眼前节照相

【诊疗经过】

由于先天性白内障术后人工晶状体眼大多数会发生近视漂移，儿童人工晶状体度数的预留存在争议，一般认为7~8岁以上患儿按照正视化度数预留，结合该患儿术前健眼验光结果，故术眼预

目标屈光度: 0 D
n: 1.3375

ZEISS

检查日期: 2019-02-11
手术医生:
晶状体: AMO Tecnis 1 ZCB00

对 AL 测量值要检查合理性, 因为可能会存在病理性变化。

| **OD** 右 | AL: 22.29 mm (SNR = 148.9)
K1: 44.35 D / 7.61 mm @ 2°
K2: 45.30 D / 7.45 mm @ 92°
R / SE: 7.53 mm / 44.83 D
Cyl: -0.95 D @ 2° | AL: 21.58 mm (SNR = 32.7)
K1: 44.58 D / 7.57 mm @ 143°
K2: 44.88 D / 7.52 mm @ 53°
R / SE: 7.54 mm / 44.73 D
Cyl: -0.30 D @ 143° | **OS** 左 |

屈光度: 0 D 0 D @ 0°

状态: 有晶状体

屈光度: 0 D 0 D @ 0°

状态: 有晶状体

Holladay		HofferQ		Holladay		HofferQ	
SF:	2.02	pACD Const:	5.80	SF:	2.02	pACD Const:	5.80
IOL (D)	REF (D)	IOL (D)	REF (D)	IOL (D)	REF (D)	IOL (D)	REF (D)
26.0	-1.05	26.0	-1.0	29.0	-1.16	29.0	-0.9
25.5	-0.70	25.5	-0.6	28.5	-0.80	28.5	-0.6
25.0	-0.36	25.0	-0.3	28.0	-0.45	28.0	-0.2
24.5	**-0.03**	**24.5**	**0.1**	**27.5**	**-0.11**	**27.5**	**0.1**
24.0	0.31	24.0	0.4	27.0	0.23	27.0	0.4
23.5	0.64	23.5	0.7	26.5	0.57	26.5	0.7
23.0	0.96	23.0	1.0	26.0	0.90	26.0	1.1
正视IOL: 24.46		正视IOL: 24.59		正视IOL: 27.34		正视IOL: 27.65	
SRK(R)/T		SRK(R) II		SRK(R)/T		SRK(R) II	
a常数:	119.30	a常数:	119.60	a常数:	119.30	a常数:	119.60
IOL (D)	REF (D)	IOL (D)	REF (D)	IOL (D)	REF (D)	IOL (D)	REF (D)
26.0	-1.13	25.0	-1.2	28.5	-1.01	28.0	-1.3
25.5	-0.78	24.5	-0.8	28.0	-0.66	27.5	-0.9
25.0	-0.44	24.0	-0.4	27.5	-0.31	27.0	-0.5
24.5	**-0.10**	**23.5**	**0.0**	**27.0**	**0.04**	**26.5**	**-0.1**
24.0	0.24	23.0	0.4	26.5	0.38	26.0	0.3
23.5	0.57	22.5	0.8	26.0	0.72	25.5	0.7
23.0	0.90	22.0	1.2	25.5	1.05	25.0	1.1
正视IOL: 24.36		正视IOL: 23.54		正视IOL: 27.05		正视IOL: 26.39	

(* = 手动更改,! = 值不可

根据 SRK(R)/T 公式, 术眼预留 +0.38 D 远视, 即 ZCB00 + 26.5 D。

图 31 - 2　双眼 IOL Master 测量结果

留 +0.38 D 远视, 即 ZCB00 + 26.5 D。遂行左眼白内障超声乳化联合人工晶状体植入术 (视频 31 - 1), 术毕人工晶状体位正 (图 31 - 3)。

术后 1 周查体, 裸眼视力: OS 0.6; 小瞳验光结果: OD　+0.5 DS/ +0.75 DC×175°→1.0; OS　-1.00 DS/ -1.25 DC×105°→1.0 -, 术眼人工晶状体位正。术后半年患儿复诊, 裸眼视力: OD 1.0, OS 0.6; 眼压: OD 16.5 mmHg, OS 17.5 mmHg; 术眼人工晶状体位于囊袋内, 位正, 眼底无异常。验光结果: OD　+0.5 DS = +0.75 DC × 175°→1.0; OS　-1.0 DS = 1.0。

视频 31 - 1　白内障超声乳化联合人工晶状体植入术

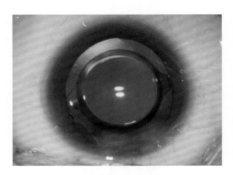

人工晶状体位于囊袋内，晶状体后囊膜透明。

图 31 - 3　术毕左眼白内障手术视频截取

病例分析

　　晶状体圆锥是临床上比较罕见的疾病，分为晶状体前圆锥及晶状体后圆锥。晶状体前圆锥多为 Alport 综合征所伴发，多合并点状视网膜病变、白内障、近视、斜视等眼部异常。

　　晶状体后圆锥是眼部结构发育异常性疾病，发病率为 1/100 000，绝大多数（95%）为单眼，双眼或家族性发病极为罕见，可不合并全身其他综合征散发存在。其晶状体后表面呈球形或锥形向玻璃体腔方向膨隆，晶状体后囊膜局限性膨出的位置多发生于视轴，即晶状体的中央部。其诊断主要通过裂隙灯显微镜检查发现晶状体后囊膜的局限性圆锥状或半球形膨出，在红反光下出现"油滴样"改变。此病不仅导致患儿视力下降，而且严重影响患儿的视觉发育，造成弱视。在临床上，晶状体后圆锥很少在出生时被发现，出生后几个月不断发展，在儿童期的早期为轻度膨出，直到儿童期的后期才被诊断，年龄在 3～15 岁。晶状体后圆锥可伴发晶状体混浊，可以发生晶状体后圆锥内的皮质纤维混浊、后囊膜下皮质混浊，如果圆锥部的囊膜变薄甚至破裂，还可能突然出现全白性白内障。

因患者晶状体透明，疑单眼先天性晶状体后圆锥未及时发现，按照弱视诊治，行弱视训练效果不佳。晶状体后圆锥后皮质部局限性混浊后才引起关注，由于混浊的范围和密度很小，白内障手术有争议，但对于先天性晶状体异常的患者需要仔细检查，评估其对视觉质量的影响程度；对于无明显弱视危险因素的弱视患者，需要认真排查，避免延误诊治。

严宏病例点评

晶状体圆锥按照弱视治疗是非常具有代表性的弱视诊断问题。弱视的诊断关键是需要找到形成弱视的 4 大危险因素：高度屈光不正（远视、近视、散光）、屈光参差、斜视、影响视觉发育的形觉剥夺性疾病（重度上睑下垂、先天性白内障、角膜疾病等）等。若患者视力差，但无明显上述形成弱视的危险因素存在，在诊断弱视时就要特别慎重，而非简单地诊断弱视，并给较密集和尚无询证医学证据的视觉训练。在这种情况下就需要进一步检查患者的眼底、视神经通路等，排除可能的其他疾病。同时要考虑患者年龄相关性的视力表视力，而不能单纯地将成人视力 0.9～1.0 作为正常视力的参考。

本例患者 3 年前（6 岁）即发现单眼视力差，近为双眼轻度屈光不正，按照弱视训练（单眼遮盖治疗）并无明显效果，晶状体后极部的变化尚无从考证，是 3 年前就存在（屈光医生未发现），还是缓慢发展至比较明显的后极部混浊。但即使目前的约 1.5 mm 直径大小的晶状体混浊伴晶状体后圆锥表现，对于儿童白内障手术时机的选择也是很有争议，因为白内障手术后的并发症和近视漂移较成人明显，原则上对视力和眼底检查无严重影响的先天性白内障，建议推迟手术是基本的共识。基于患者 9 岁（眼轴发育接近成人），单眼晶状体后圆锥，晶状体混浊，单眼遮盖治疗视力无显著提高，患者理解沟通治疗心情迫切，故我们选择了晶状体摘除 + 人工晶状体植入手术。鉴于患者未来双眼视训练和平衡问题，IOL 的选择以对侧眼为参考，并未预留较多的度数。同时手术中并未行晶状体后囊膜的特殊处理（后囊膜中央部撕除/切除）。术后视力恢复理想，双眼视力平衡。

长期双眼视觉恢复和双眼视觉训练是本例未来关注的问题。手术眼是否会出现后发性白内障，若出现是否需要 YAG 激光切开；对侧眼是否会有类似的晶状体变化，双眼视觉发育的平衡和屈光变化是否同步，左眼的白内障手术是否会加速青春期的眼轴和近视漂移等，这些都是需要密切随访和关注的问题。

参考文献

1. COSGRVOE D, LIU S. Collagen Ⅳ disease：a focus on the glomerular basement membrane in Alport syndrome. Matrix Biol, 2017, 57 – 58：45 – 54.

2. SCHIPPER I, SENN P, SCHIMD M. Diagnosis and management of bilateral posterior lenticonus in 7 members of the same family. Cataract Refract Surg, 2006, 32：261 – 263.

3. MISTR S K, TRIVEDI R H, WILSON M E. Preoperative considerations and outcomes of primary intraocular lens implantation in children with posterior polar and posterior lentiglobus cataract. APPAOS, 2008, 12：58 – 61.

笔记

4. 周健，刘洪雷，李林，等. 后部圆锥形晶状体一例. 中华眼科杂志，2010，46
（1）：74 - 75.

5. WILSON M E, TRIVEDI R H. Intraocular lens implantation in pediatric eyes with posterior lentiglobus. Trans Am Ophthalmol Soc，2006，104：176 - 182.

（武雅贞　严　宏）

病例 32　巧解高度近视固定性内斜视

病历摘要

【基本信息】

患者，男，64 岁。主诉"双眼逐渐向内偏斜 20 年"。

20 年前患者无明显诱因出现双眼向内偏斜，逐日加重。5 年前曾当地医院就诊，诊断为：①双眼麻痹性内斜视；②双眼高度近视。告知患者手术效果可能不理想，遂放弃手术。随着年龄增加，患者向内偏斜逐日加重且出现向下偏斜，患者需歪头才能看到前方物体。经多方打听，遂来我院就诊。

【眼科检查】

裸眼视力：OD 光感，OS 0.02；矫正视力：OD 光感，OS 0.1。映光：双眼球固定于鼻下方，向外、向上运动受限。术前眼位照相（图 32 - 1）：双眼高度近视，内斜视、向外转、上转、下转运动受限。

【诊断】

①双眼固定性内斜视；②双眼高度近视。

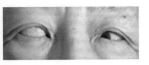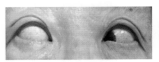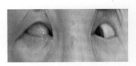

双眼高度近视，内斜视，向外转，上转，下转运动受限。

图 32 - 1　术前眼位照相

【诊疗经过】

入院完善相关术前检查后在全身麻醉下行手术。术中照相（图 32 - 2）示双眼上直肌和外直肌用 240#硅胶带在角膜缘后 14 mm 处联结。术中被动牵拉试验示内直肌有明显挛缩，将双眼内直肌后徙 8 mm，双眼上直肌和外直肌用 240#硅胶带在角膜缘后 14 mm 处联结。术后 2 周复查，患者眼位正位，各方向运动都有不同程度恢复（图 32 - 3）。

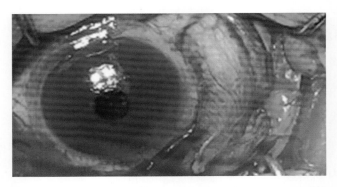

双眼上直肌和外直肌用 240#硅胶带在角膜缘后 14 mm 处联结。

图 32 - 2　术中照相

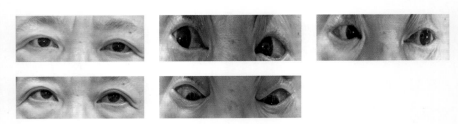

双眼正前方正位，向外转，上转，下转运动改善。

图 32 - 3　术后眼位照相

病例分析

固定性内斜视患者有高度近视，是一种慢性进展性疾病，多在40岁后发病，病程缓慢，内斜视和下斜视逐日加重，最后固定于鼻下方。主要是由于患者的外直肌向下，上直肌向鼻侧移位导致。

手术方式主要有：①内直肌后徙联合外直肌缩短，半年后行下直肌后徙；②内直肌后徙联合眶骨膜固定，半年后行下直肌后徙；③改良的 Yokoyama 术式。改良 Yokoyama 术治疗高度近视固定性内斜视能获得较好的临床疗效，手术不仅能改善患者外观，还能恢复患者视力，并改善眼球运动，双眼发病的患者同时进行双眼手术疗效更佳。

该例患者我们在改良的 Yokoyama 术式上再次做了改良，以硅胶带代替不可吸收缝线在角膜缘后约 14 mm 处联结外直肌和上直肌，并在显微镜下进行操作，达到了损伤小、术后反应轻、恢复快的目的。

彭静病例点评

高度近视固定性内斜视，又称重眼综合征，标准的后徙－缩短手术一般无效，甚至会加重肌肉的移位。后来改做眶骨膜固定术对内斜有一定效果，单还需二次手术矫正下斜。近年来，Yokoyama 最早提出了在上直肌和外直肌接近肌腹处将上直肌和外直肌联结，形成肌肉"弹弓"支持眼球，运用不可吸收缝线在赤道部调整上直肌和外直肌的位置，重建物理性眼肌平面，并将增长的眼球推回肌锥，术后内斜视和下斜视可能得到很好的矫正。在改良的 Yokoyama

笔记

术式上我们再次做了改良，以硅胶带代替不可吸收缝线在角膜缘后约 14 mm 处联结外直肌和上直肌，将脱出的眼球退回到肌锥内，手术在显微镜下进行操作，达到了损伤小、术后反应轻、恢复快的目的。

一般来说，正常人眼球眼轴只有 24 mm，而该患者达到了 30 mm，就像一个被吹得极大的眼球，球壁很薄，视网膜很脆弱，在这样的眼球上手术随时都有发生眼球穿孔导致眼内出血、视网膜脱离，甚至失明的风险。

面对这样的风险，以硅胶带联结外直肌和上直肌比用不可吸收缝线更容易调整联结外直肌和上直肌的位置和松紧程度，更容易操作，损伤更小，术后效果良好，明显改善患者外观和眼球运动功能，使患者可以平视正前方，并且左右运动和向上运动功能也得到了一定程度的恢复。此种手术值得在临床上广泛推广。

参考文献

1. 覃苏祯. 改良的 Yokoyama 术治疗高度近视眼固定性内斜视的疗效分析. 南宁：广西医科大学，2017.

2. 涂艳琼，吴小影，王洁月，等. 改良 Yokoyama 术联合内直肌后退术治疗高度近视眼限制性内下斜视的疗效. 中华眼科杂志，2019，55（9）：670 – 676.

3. NAKAO Y，KIMURA T. Prevalence and anatomic mechanism of highly myopic strabismus among Japanese with severe myopia. Jpn J Ophthalmol，2014，58（2）：218 – 224.

（彭 静）

病例 33　垂直斜视术后上睑下垂

📋 病历摘要

【基本信息】

患儿，女，5 岁。主诉"发现左眼上斜伴头向右偏 1 个月"就诊。

既往体健，无家族遗传病史。

【眼科检查】

视力：OD 1.0，OS 1.0；屈光状态：OD ＋1.00 DS → 1.0，OS ＋1.00 DS → 1.0。外观检查：右眼轻度上睑下垂，头向右倾，轻度的下颌内收。眼位检查：角膜映光 −5°L/R10°～15°；交替遮盖：右眼外下向正，左眼外上向正。眼球运动见图 33 − 1；三棱镜检查：REF 5 m：−10$^\triangle$L/R25$^\triangle$，33 cm：−10$^\triangle$L/R15$^\triangle$；LEF 5 m：−10$^\triangle$L/R25$^\triangle$；33 cm：−10$^\triangle$L/R15$^\triangle$；同视机检查见图 33 −2。歪头试验：右眼（−）左眼（＋），伴有面部发育不对称。Worth 四点灯：3 红 1 绿。术前眼底照相：右眼无异常，左眼外旋 2 ＋。术前照片见图 33 − 3。

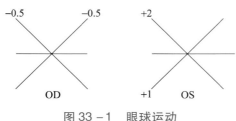

图 33 − 1　眼球运动

	L/R8° EX2°				L/R3°		
L/R10° EX8°	L/R10° EX8°	L/R10° EX5°		L/R5° EX5°	L/R5° EX5°	L/R5° EX5°
	L/R10° EX8°				L/R6° EX6°	

图 33 – 2　同视机检查

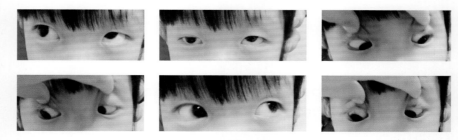

图 33 – 3　术前照片

【诊断】

左眼先天性上斜肌不全身麻痹。

【诊疗经过】

手术方法：左眼上直肌后徙（3 mm）+ 左眼下斜肌离断术。

术后 2 周复查（图 33 – 4）：轻微过矫，R/L5°，头向左侧歪。

无特殊治疗，返家观察。

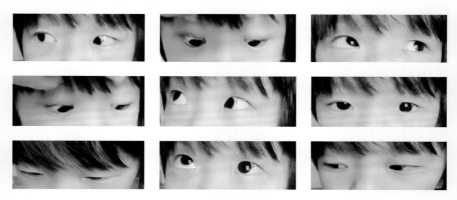

图 33 – 4　术后 2 周复查

术后 5 个月患儿突然出现右眼上睑下垂（图 33 - 5），遮挡角膜，前来复查。

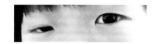

图 33 - 5　术后 5 个月出现上睑下垂

外观检查：右眼上睑遮挡上方角膜 1/2，但呈间歇性，无晨轻午重现象。头位轻度右倾。视力 OD 0.8，OS 0.6。眼位检查：角膜映光：正位。交替遮盖：双眼不动。眼球运动：各方大致正常。同视机检查：自觉斜视角 = 他觉斜视角：0°。歪头试验：右眼（ - ），左眼（ - ），伴有面部发育不对称。

目前诊断：①先天性上睑下垂？②假性上睑下垂？③重症肌无力？④Horner 综合征？

胸部 CT 显示胸腺无异常。神经内科会诊，行新斯的明试验，疑似重症肌无力，给予新斯的明口服，1 个月后复查（图 33 - 6），右眼上睑下垂消失。术后半年复查。术后半年眼底照相见图 33 - 7。诊断：重症肌无力（眼肌型）。

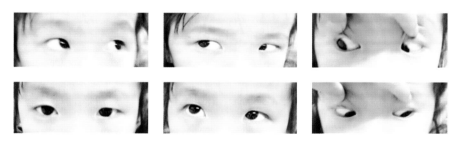

图 33 - 6　口服 1 个月新斯的明片，眼位及外观照

病例分析

根据查体、歪头试验、眼底照片，面部发育不对称，术后半年

203

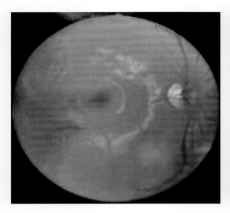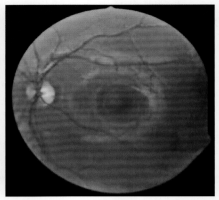

图 33 - 7　术后半年眼底照相

眼位正位、头位消失。我们认为术前诊断为左眼先天性上斜肌麻痹，行手术矫正眼位，效果良好。但术前没有关注患儿右眼上睑下垂症状，为治疗疏忽。

上睑下垂病因：①单眼双上转肌麻痹，健眼注视时患眼下斜视，伴假性上睑下垂；约半数患者同时存在真性上睑下垂，这类患者之中高达 1/3 存在下颌瞬目综合征。②Horner 综合征，查体患者无患侧瞳孔缩小、眼球内陷、额部无汗。③先天性上睑下垂，出生既有，主要由于动眼神经核或上睑提肌发育不良，为常染色体显性遗传或隐性遗传。

此患儿经神经内科会诊，上睑下垂无晨轻午重现象，胸腺 CT 正常，但新斯的明试验阳性，嘱患儿口服新斯的明片 1 个月复查，症状明显好转。故确诊为重症肌无力（眼肌型）。

喻磊病例点评

上斜肌麻痹是垂直性斜视中最多见的一种，分为先天性及后天性。先天性大多患儿以歪头就诊，一般不伴有上睑下垂，治疗

笔记

以手术为主。该患儿就诊时第一诊断左眼先天性上睑下垂，给予手术治疗。术后眼位正，头位消失，眼底照相其外旋消失，垂直斜视疗效显著，但原则应首先治疗重症肌无力。因术前患儿一直为间歇性发病，未能及时发现。术后 5 个月，眼睑下垂严重，来院确诊为重症肌无力，给予口服药物治疗 1 个月，立即好转，至今再无发病。

重症肌无力（myasthenia gravis，MG）是一种由神经－肌肉接头处传递功能障碍所引起的自身免疫性疾病。儿童重症肌无力起病年龄跨度较大，新生儿期即可起病，大多数以青春期前为主，不同性别的发病率无显著差异，然而部分研究显示女性的发病率更高，尤其是青春期发病的患者。

青春期前的患者治疗有效率更高，此患儿口服药物 1 个月即有效。这可能是由于青春期前患儿的免疫系统较青春期相对不完善，以及青春期前患儿的乙酰胆碱受体更为丰富有一定关系，从而使得他们对治疗的反应更好，回顾术前眼位照片发现患儿右眼轻度上睑下垂，当时并未注意，追问患儿家属，诉术前已发现偶有双眼皮抬不起，右眼略重，但未告知医生。所以术前应该详细查体，仔细追问病史，以免误诊、漏诊。

参考文献

1. 牛兰俊，林肯，韩惠疹. 实用斜视弱视学. 苏州：苏州大学出版社，2016：375.

2. 田国红，万海林，沙炎. Horner 综合征的定位诊断及处理原则. 中国眼耳鼻喉科杂志，2016，16（2）：141－144.

3. 赵堪兴，杨培增. 眼科学. 北京：人民卫生出版社，2014：77.

4. HUANG X，LI Y，FENG H，et al. Clinical characteristics of juvenile myasthenia gravis in southern china. Frontiers in Neurology，2018，9：77－84.

5. STIEGLBAUER K，PICHLER R，TOPAKIAN R. 10－year－outcomes after for

笔记

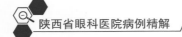

gravis: Efficacy, safety, costs of care, and impact on childbearing potential. J Neurol Sci, 2017, 375: 241 – 244.

（王　萍　巩　瑞　喻　磊）

病例 34　急性共同性内斜视也需要手术治疗

病历摘要

【基本信息】

患者，女，25 岁。主诉"双眼复视 1 年"。

1 年前患者出现双眼复视，无晨轻暮重，无高热，无外伤史。在当地神经内科就诊，行头颅眼眶 CT 检查，未发现异常，诊断为麻痹性内斜视，给予营养神经药物和针灸治疗，复视未减轻，遂转眼科就诊，以急性共同性内斜视收入院。

【眼科检查】

裸眼视力：OD 0.5，OS 0.6；矫正视力：OD 1.0，OS 1.0；裂隙灯和眼底检查：未发现异常。屈光度检查：OD −4.00 DS→1.0；OS −4.50 DS→1.0。角膜映光（图 34 −1）：裸眼 +15°，戴镜 +15°，交替遮盖：双眼内到正，单眼运动检查正常，双眼运动检查正常。三棱镜加遮盖去遮盖检查：REF 33 cm +45$^\triangle$，6 m +50$^\triangle$，LEF 33 cm +45$^\triangle$，6 m +50$^\triangle$。Titimus 图：400″。

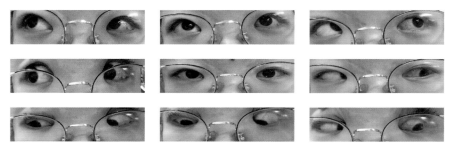

角膜映光：裸眼 +15°，戴镜 +15°；交替遮盖：双眼内到正；单眼运动检查正常，双眼运动检查正常。

图 34 –1 术前九方位眼位图照相

【诊断】

急性共同性内斜视。

【诊疗经过】

入院完善相关术前检查后行了斜视矫正术：内直肌后徙 5 mm，外直肌缩短 5 mm。手术过程顺利。

术后第 1 天检查，角膜映光：裸眼正位，戴镜正位；交替遮盖：双眼不动，患者诉裸眼及戴镜复视均消失。

术后 2 周复查，角膜映光（图 34 –2）：裸眼正位，戴镜正位；交替遮盖：双眼不动。患者诉裸眼及戴镜，以及看远、看近均无复视。Titimus 图：200″。

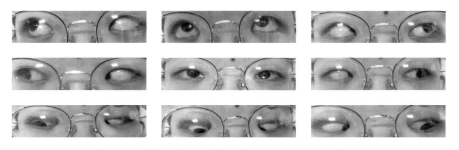

角膜映光：裸眼正位，戴镜正位；交替遮盖：双眼不动。

图 34 –2 术后 2 周九方位眼位图照相

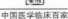

病例分析

　　急性共同性内斜视是一种急性发生的共同性内斜视，相对少见，多发生在年长儿童、成年人，其特点是突然出现的共同性内斜视伴有水平同侧复视，各个方向斜视度一致，眼球运动正常，具有一定的双眼视功能。近年随着电子产品的长时间应用，该病发病率成直线上升趋势。

　　急性共同性内斜视共分为三型：① Ⅰ 型（Swan）：Swan 1974 年报道一组进行弱视遮盖治疗后发生内斜视的病例，其中一些病例需要手术矫正内斜视，远视欠矫加单眼遮盖后容易出现，双眼融合被干扰是其发病原因。② Ⅱ 型（Burian – Franceschetti）：急性发生大角度内斜视，伴同侧复视，有轻度远视但无明显调节因素，也没有融合受到干扰的因素，潜在无症状内隐斜，以及很窄的融合幅度维持眼正位，在身体衰弱或精神压力下，这种平衡被打破，出现复视和内斜视。③ Ⅲ 型（Bielschowsky）：由 Bielschowsky 首先报道，多发生在青少年或成年患者，存在近视；先出现看远复视，斜视度较小，以后随着时间延长而斜视度逐渐增大；主要原因认为是在过度近距离用眼后，诱发调节性辐辏过度，导致眼的集合与分开失衡，外展融合储备力不足以克服内直肌的张力而引起内斜视。该患者有中度近视，是软件工程师，发病前长时间近距离使用电子产品，属于急性共同性内斜视中的Ⅲ型。

　　急性共同性内斜视的治疗：先要行头颅眼眶的影像学检查，排除颅内疾病，否则会危及生命。对斜视度小的可以配戴压贴三棱镜，斜视度较大的斜视度稳定半年后要手术治疗。由于发病之前患者具有正常的双眼视觉发育，因此经过及时治疗，预后通常较好。

彭静病例点评

　　患者发病后首诊是神经内科，因为该患者突然出现斜视和复视，误诊为麻痹性内斜视，给予药物治疗无效。因此要明确麻痹性内斜视和共同性斜视的鉴别要点：麻痹性内斜视一般有复视和眼球远动障碍，而共同性斜视无复视和眼球远动障碍，但是急性共同性内斜视例外，它有复视但无眼球远动障碍，该患者眼球运动检查无异常，各方位斜视角相等从而可以与麻痹性斜视鉴别。

　　该患者在发病后 1 年就诊于眼科，立体视检查已经有轻度受损，手术后 2 周复查立体视有恢复，提示急性共同性内斜视发病稳定后要积极手术治疗，一般在发病半年后，这样才能达到功能治愈。

　　该病以前属于少见疾病，但近年随着电子产品的大量长期使用，导致该病发病呈直线上升，但是如果患者首诊不是眼科医生而是内科医生往往会误诊为麻痹性斜视，导致不必要的药物治疗，耽误手术时机，希望引起注意。

参考文献

1. 刘江，曾文娟. 三棱镜矫正小度数急性共同性内斜视的临床观察. 世界最新医学信息文摘（电子版），2015（93）：62 – 63.

2. 彭静，田蕴霖，周荣乐. 急性共同性内斜视治疗体会. 中国斜视与小儿眼科杂志，2018，26（2）：18 – 19.

（彭　静）

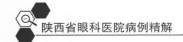

病例 35 以斜视为首诊症状的儿童眼弓蛔虫病临床诊治

病历摘要

【基本信息】

患者，女，12 岁。主诉"发现左眼外斜 3 个月"就诊。

患者出生时为足月顺产，无缺氧无吸氧病史，发现双眼屈光不正 3 个月，左眼矫正视力无提高。既往有宠物接触史。

【眼科检查】

角膜映光：OS −15°；视力：OD 0.4，OS CF/30 cm；矫正视力：OD 1.2，OS CF/30 cm；眼压：OD 11 mmHg，OS 10 mmHg，右眼角膜透明，前房中深，瞳孔圆，直径约 3 mm，晶状体透明，眼底视盘色淡红界清，血管走行可，A∶V＝2∶3，黄斑中反清，视网膜平伏。左眼角膜透明，前房中深，瞳孔圆，直径 3 mm，晶状体后囊膜混浊，玻璃体混浊，眼底视网膜脱离，颞侧可见白色增殖膜牵拉。

【诊断】

①左眼牵拉性视网膜脱离；②左眼并发性白内障；③左眼外斜视；④双眼屈光不正；⑤左眼弓蛔虫病？

【诊疗经过】

治疗方案及预后：①左眼玻璃体切除联合增殖膜剥除视网膜光凝术。②术中取前房水及血清进行检测，结果显示：眼内液 IgG 抗体（+），血清 IgG 抗体（−），Glodmann − Witmer 系数 22. 61（表 35 − 1）。③确诊左眼弓蛔虫病，给予口服泼尼松龙 1 mg/kg，门诊随诊，病情稳定后激素逐渐减量，视网膜脱离较前明显好转（图 35 − 1），病情平稳。

表 35 − 1　眼内液及血清检测结果

序号	检测项目	结果	单位	参考范围
1	眼内液弓蛔虫 IgG	0.67	U/L	<3
2	眼内液总 IgG	642.0	Ng/mL	
3	血清弓蛔虫 IgG	1.35	U/L	<9
4	血清总 IgG	29250.0	Ng/mL	
5	Glodmann − Witmer 系数	22.61↑		<2

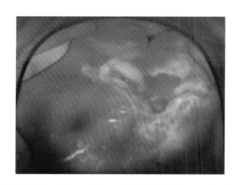

眼底欧宝照相显示视网膜脱离较前明显好转。

图 35 − 1　术后 2 天眼底照相

病例分析

　　眼弓蛔虫病（ocular toxocariasis，OT）主要由犬弓蛔虫、猫弓蛔虫的 2 期蛔蚴移行至眼部引起。患者多为儿童，常单眼发病。临床主要分为周边肉芽肿型、后极部肉芽肿型、慢性眼内炎型、混合型。活检发现弓蛔虫蛔蚴是诊断眼弓蛔虫病的有力依据，目前主要依靠影像学和免疫学，特别是酶联免疫吸附测定法（ELISA）检测血清或眼内液中弓蛔虫特异性抗体进行间接诊断。治疗以减轻炎症反应和防止增生膜形成为主，早期行玻璃体切除手术对诊断和治疗有重要意义。该例患者以斜视为首诊症状，但眼底检查即可发现原发病为眼底病变，斜视为视力障碍引起的知觉性外斜视，提示对于斜视及低视力儿童均应仔细进行眼底检查。

赵曦泉病例点评

眼弓蛔虫病因寄生虫毒素或异体蛋白引起的炎症反应，可导致多种玻璃体视网膜并发症，严重影响患者视力。在临床工作中，OT存在较高的误诊率。多有犬、猫接触史，眼底多见白色病变中央包裹陈旧性瘢痕，病变可扁平或隆起呈蘑菇样。活检发现弓蛔虫蛔蚴是诊断眼弓蛔虫病的重要依据，目前主要依赖免疫学和影像学进行间接诊断。

治疗眼弓蛔虫病以减轻眼内炎症反应、防止增生膜形成为主。应根据眼内炎症、视网膜损伤、首诊视力等情况给予及时治疗。糖皮质激素主要用于减轻炎症反应，可单独或联合驱虫药使用。常选择泼尼松片控制玻璃体炎症反应并逐步减量。醋酸泼尼松滴眼液可用于炎症较轻的患者，对伴有眼前节病变的可加用散瞳药。单独应用全身性糖皮质激素后会引起免疫抑制，降低机体对蛔蚴移行的限制，反而加重眼内损伤。常见手术指征为持续的玻璃体混浊、牵拉性视网膜脱离、视网膜前膜、玻璃体积血。可根据病情选择玻璃体切除手术，手术后患者的解剖结构得到恢复，部分患者视力提高。手术要点为术中仔细检查周边部视网膜，排除肉芽肿增生部位后方可确定三通道切口部位，检查周边部视网膜，排除肉芽肿增生部位，确定三切口位置，避免刺穿视网膜造成手术失败。

笔记

参考文献

1. CEM O, CAGRI G B. Recent Developments in the diagnosis and treatment of ocular toxoplasmosis. Ophthalmic Res, 2017, 57 (1): 1-12.

2. 刘亚鲁, 张琦, 赵培泉. 眼弓蛔虫病. 中华眼底病杂志, 2014, 30 (1): 112-114.

（柴 芳 赵曦泉）

病例 36 手术治疗外展神经麻痹

病历摘要

【基本信息】

患者，男性，59 岁。主诉"双眼向内偏斜伴复视 8 个月"来院就诊。

8 个月前患者出现双眼向内偏斜伴复视，有鼻咽癌及放疗病史 3 年。无晨轻暮重，无高热，无外伤史，无高血压和糖尿病史，有鼻咽癌及放疗病史 3 年。在神经内科就诊，行头颅眼眶 CT 检查，未发现异常，诊断为双眼外展神经麻痹，予营养神经药物和针灸治疗，复视和内斜视未减轻，遂转入眼科治疗。

【眼科检查】

裸眼视力：OD 0.3，OS 1.0，矫正视力：OD 1.0，OS 1.0；裂隙灯检查：双眼晶状体皮质轻度混浊。眼底检查：未发现异常。屈光度检查：OD +1.50 DS → 1.0，OS +1.50 DS → 1.0。角膜映光：

右眼 +20°，左眼 +25°；眼球运动检查：双眼外转受限上转下转和内转正常。三棱镜加角膜映光检查：+145$^\Delta$。牵拉试验：主动收缩试验外直肌无肌力，被动牵拉试验：无抵抗。

【诊断】

①双眼外展神经麻痹；②双眼年龄相关性白内障。

【诊疗经过】

入院完善相关术前（图 36 − 1 ～ 图 36 − 3）检查后行了斜视矫正术：双内直肌后徙 6 mm，双眼上直肌转位于外直肌上方止端。术后第 1 天检查：角膜映光正位；交替遮盖：双眼内到正，患者诉复视消失。术后 2 周复查：角膜映光正位；交替遮盖：双眼内到正，患者诉无复视。双眼外转受限改善。

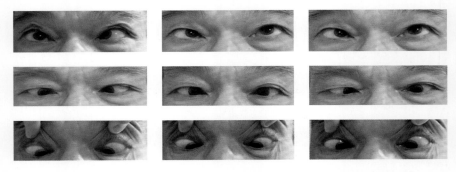

角膜映光：右眼 +20°，左眼 +25°，双眼外转受限上转下转和内转正常。

图 36 −1　术前九方位眼位图照片

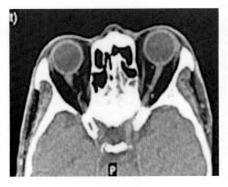

双眼外直肌纤细。

图 36 −2　眼眶 CT

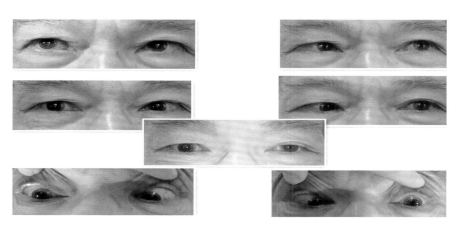

角膜映光正位，双眼外转受限改善。

图36-3 术前检查眼位图照片

病例分析

外展神经在颅内的行程比较长，在神经核之下的路径上，各个部位上的病变都可能累及外展神经，引起外直肌的收缩力量减弱或丧失，受累眼外转受限，出现内斜视。

外展神经麻痹需要和重症肌无力、眼球后退综合征、Grave病进行鉴别。通过牵拉试验可以和眼球后退综合征鉴别。通过眼部影像学检查可以和Grave病进行鉴别，通过新斯的明试验可以和重症肌无力鉴别。

外展神经麻痹分为先天性和后天性两种。先天性外展神经麻痹一般表现为歪头、外转受限和内斜视。后天性外展神经麻痹则表现为复视、外转受限和内斜视。先天性外展神经麻痹一般通过手术治疗。后天性外展神经麻痹则需要寻找病因，针对病因治疗，往往需要联合神经内科、耳鼻喉科会诊。当病情稳定半年后依然存在斜视，则需要手术治疗。

笔记

外展神经麻痹根据麻痹的程度不同又可以分为不完全性麻痹和完全性麻痹。外展神经不完全性麻痹表现为受累眼外转受限，但是一般能过中线，手术一般选择为麻痹眼的内直肌后徙和外直肌缩短。外展神经完全性麻痹一般表现为受累眼外转受限，外直肌力量很弱或消失，外转不能过中线。手术需要借用垂直直肌的力量来加强外直肌以获得一定的外转功能。前提条件是垂直肌力量正常。手术方式一般有 3 种：①Jensen 术。②将上直肌颞侧 1/2 和下直肌颞侧 1/2 移位于外直肌附着点的上下方。③上直肌和（或）下直肌全部移位于外直肌附着点的上下方。需要注意的是借用垂直直肌的力量需要考虑眼前节缺血的问题。

彭静病例点评

该患者双眼向内偏斜伴复视 8 个月，内科药物治疗无效，具有明确手术指针。该患者被动牵拉试验无抵抗可以和限制性斜视相鉴别。主动收缩试验和眼球运动检查提示该患者为双眼外展神经麻痹。考虑到该患者为双眼外展神经麻痹，缩短外直肌可能没有效果，应该选择借用垂直直肌的力量来加强外直肌以获得一定的外转功能。在该病例，我们选择了内直肌后徙联合上直肌转位术，术后患者复视消失，眼位正位，双眼外转运动也得到了很好的改善，取得了功能治愈，且手术一次成功，在随访中也没有出现眼缺血综合征。麻痹性斜视是手术难度比较大，需要多次手术且手术效果差，容易复发的一类斜视。通过该病例，我们认为对麻痹性斜视应该根据牵拉试验、眼球运动情况及斜视度大小综合分析来选择适合患者病情的术式，才能取得好的治疗效果。

笔记

参考文献

1. 崔旭波. 颈动脉海绵窦瘘临床症状与引流静脉的关系及其致外展神经麻痹的影响因素分析. 广州：南方医科大学，2014.

2. HANSON R A, GHOSH S, GONZALEZ – GOMEZ I, et al. Abducens length and vulnerability. Neurology，2004，137（4）：791.

3. 化志娟，雷耀，郭立，等. 显微镜下直肌转位术在治疗外展神经完全身麻醉痹性斜视中的应用. 临床医药文献电子杂志，2019，6（85）：40.

（彭　静）

病例 37　误诊为弱视的"视网膜色素变性"

病历摘要

【基本信息】

患者，男，10 岁。自幼视力差，5 岁时曾诊断为"双眼近视"给予配镜矫正，半年前就诊于我院眼科。病例记录为双眼裸眼视力 0.05，矫正视力 0.1，裂隙灯与眼底检查未见明显异常，散瞳验光示：右 − 8.0 DS/ − 1.75 DC × 5° = 0.1，左 − 6.5 DS/ − 2.0 DC × 175° = 0.1。

【诊断】

①双眼屈光不正；②双眼弱视。

【诊疗经过】

给予配镜及弱视训练（具体不详）治疗半年，视力无明显提高。2019 年 7 月 24 再次就诊我院，检查裸眼视力：OD 0.12，OS 0.15；眼位正常，散瞳验光结果同上，检查眼轴：OD 23.59 mm，OS 23.42 mm；角膜曲率：OD 45.24/47.05 D，OS 45.32/47.26 D，患者近视程度与眼轴及角膜曲率不相符进一步散瞳检查见双眼晶状体透明，玻璃体灰白色颗粒伴絮状混浊，眼底检查见图 37 – 1。

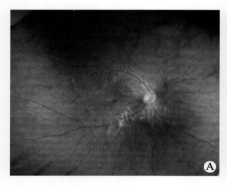 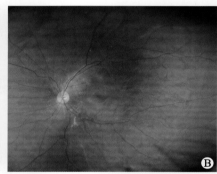

双眼视盘界清色淡，视网膜动静脉走行尚可，中周部脉络膜可见团片状萎缩灶，视网膜呈青灰色，赤道部视网膜血管旁骨细胞样色素沉着色，黄斑区视网膜轻度水肿，保留岛状正常色素上皮区域。

图 37 – 1　眼底欧宝照片显示（A：右眼；B：左眼）

进一步查晶状体厚度右眼 3.5 mm，左眼 3.32 mm 为大致正常。双眼黄斑 OCT 检查如图 37 – 2 所示；双眼荧光素眼底血管造影（FFA）如图 37 – 3A、图 37 – 3B 所示；双眼造影晚期欧宝照相如图 37 – 3C、图 37 – 3D 所示。

患者双眼视野向心性视野缩小，呈管状（图 37 – 4）。双眼视觉电生理检查见图 37 – 5。色觉检查：不能辨认。

初步诊断：①双眼视网膜色素变性；②双眼高度近视。

追问病史：患儿自幼怕夜行，夜间视力差，听力和智力较同龄

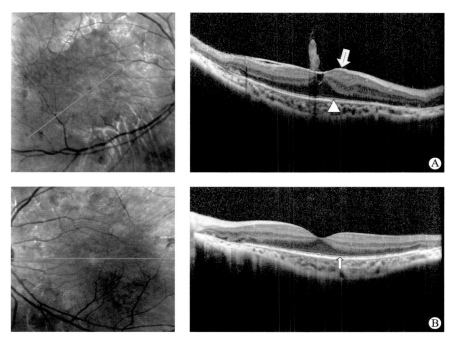

A：右眼眼黄斑区 RPE 层粗糙，黄斑区视网膜前膜牵拉伴黄斑水肿。B 左眼黄斑区 RPE 层粗糙，神经上皮层轻度水肿增厚。

图 37 - 2　双眼黄斑 OCT

人低下，语言发育障碍，4 岁开始说话，现 10 岁不能表达简单完整的句子，家族中无类似眼疾患者。考虑患者双眼造影晚期周边视网膜散在大小不一、边界清晰的透见荧光区，透见荧光区貌似回旋状，为排除回旋状脉络膜萎缩的可能，行多种代谢性疾病筛查进一步检测患者血清中鸟氨酸浓度（图 37 - 6）。

检查结果提示患者血清中鸟氨酸浓度测定为 89.58 μmol/L（正常值范围为 45～410 μmol/L），此检查未检测出患者有其他典型氨基酸及有机酸及脂肪酸代谢病改变。同时抽取患者及父母周围静脉血提取基因组 DNA，使用全外显子组高通量测序检测技术，发现：先证者在基因 *CHM* 的 11 号外显子上发生 c.1413 + 1 G > A 半合子突变，突变位点 chrX：8515 5650 - 85155650，其 X 连锁遗传疾病

Choroideremia（无脉络膜症，OMIM：303100）相关，先证者父亲和母亲均未发生突变（图 37 – 7）。基因检测最终明确为双眼无脉络膜症。

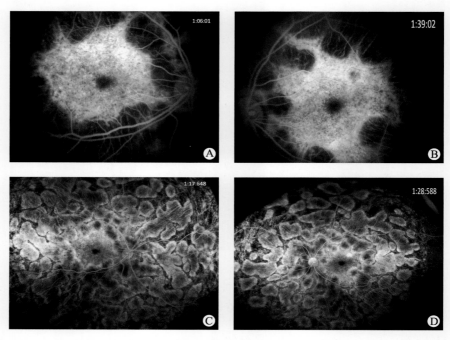

A、B：双眼后极部及周边视网膜多发斑片状弱荧光萎缩灶，其下可见脉络膜血管形态，黄斑区及周围眼底颗粒状强荧光灶，中晚期黄斑区及周围、周边视网膜不均匀荧光着染（A：右眼；B：左眼）。C、D：造影晚期超广角欧宝照相可见双眼后极部及视网膜散在大小不一、边界清晰的斑片状萎缩灶，透见下方脉络膜血管，病灶区荧光着染。

图 37 – 3　双眼视网膜荧光素眼底血管造影（FFA）检查

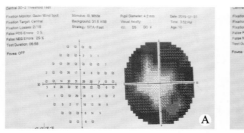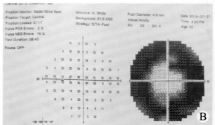

图 37 – 4　视野检查结果（A，右眼；B，左眼）

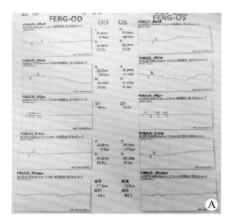
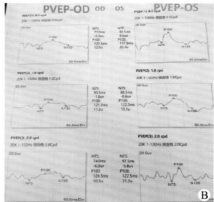

A：双眼闪光 ERG 示 a 波及 b 波振幅均显著降低。B：双眼 PVEP 存在，振幅较同龄组降低（右眼显著）。

图 37 - 5　双眼视觉电生理检查

串联质谱分析报告单

母亲姓名：王　　　　　　　　婴儿性别：男　　　　条形码号：
送检医院：西北妇女儿童医院　　采血日期：2019-08-06　　出生体重：3000克　　　样本编号：

编号	项目	结果(umol/L)	提示	参考值	编号	项目	结果(umol/L)	提示	参考值
1	丙氨酸(ALA)	248.23		100-800	39	3-羟基十八酰基肉碱(C18:1OH)	0.01		0-0.04
2	精氨酸(ARG)	19.91		1.5-60	40	十八二烯酰基肉碱(C18:2)	0.35		0.06-0.96
3	瓜氨酸(CIT)	24.14		6.5-37	41	3-羟基十八烷酰基肉碱(C18OH)	0.0		0-0.03
4	甘氨酸(GLY)	278.85		150-1300	42	C0/(C16+C18)	23.26		2.1-45
5	亮氨酸(LEU)	155.43		70-300	43	C3/C2	0.07		0.03-0.14
6	蛋氨酸(MET)	10.51		7.5-45	44	C3/C16	1.1		0.2-4
7	鸟氨酸(ORN)	89.58		45-410	45	C3/MET	0.12		0.02-0.25
8	苯丙氨酸(PHE)	50.85		20-120	46	(C3DC+C4OH)/C10	1.0		0.2-3.5
9	酪氨酸(TYR)	63.64		25-280	47	C4/C2	0.0		0-0.03
10	缬氨酸(VAL)	165.4		50-280	48	C4/C3	0.11		0.06-0.35
11	游离肉碱(C0)	35.13		8.5-50	49	(C4DC+C5OH)/C0	0.0		0-0.01
12	乙酰基肉碱(C2)	17.5		3.5-50	50	(C4DC+C5OH)/C8	8.0		1.2-12
13	丙酰基肉碱(C3)	1.23		0.35-4	51	C5/C0	0.0		0-0.01
14	丙二酰基肉碱(C3DC+C4OH)	0.05		0.02-0.35	52	C5/C2	0.0		0-0.05
15	丁酰基肉碱(C4)	0.13		0.09-0.45	53	C5/C3	0.07		0-9.5
16	甲基丙二酰基肉碱(C4DC+C5OH)	0.32		0.06-0.38	54	(C5DC+C6OH)/(C3DC+C4OH)	1.2		0-3.5
17	异戊酰基肉碱(C5)	0.08		0.04-0.5	55	(C5DC+C6OH)/(C4DC+C5OH)	0.19		0.15-1.5
18	甲基巴豆酰基肉碱(C5:1)	0.01		0-0.02	56	C8/C2	0.0		0-0.015
19	戊二酰基肉碱(C5DC+C6OH)	0.06		0.03-0.24	57	C14:1/C2	0.0		0-0.1
20	己酰基肉碱(C6)	0.02		0.01-0.11	58	C14:1/C16	0.04		0-0.25
21	己二酰基肉碱(C6DC)	0.04		0.01-0.09	59	C16OH/C16	0.01		0-0.025
22	辛酰基肉碱(C8)	0.04		0.01-0.17	60	(C16+C18:1)/C2	0.12		0.08-0.4
23	辛烯酰基肉碱(C8:1)	0.03		0-0.55	61	(C0+C2+C3+C16+C18+C18:1)/CIT	2.33		1.5-10
24	癸酰基肉碱(C10)	0.05		0.02-0.3	62	ALA/CIT	10.28		8-60
25	癸烯酰基肉碱(C10:1)	0.01		0.01-0.2	63	ARG/ORN	0.22		0-0.4
26	癸二烯酰基肉碱(C10:2)	0.01		0-0.05	64	ARG/PHE	0.39		0.02-1.2
27	十二烷酰基肉碱(C12)	0.03		0.01-0.3	65	CIT/ARG	1.21		0.25-4.5
28	十二烯酰基肉碱(C12:1)	0.03		0.01-0.3	66	CIT/PHE	0.47		0.1-0.79
29	十四烷基肉碱(C14)	0.05		0.02-0.39	67	MET/CIT	0.44	↓	0.5-4
30	十四烯酰基肉碱(C14:1)	0.04		0.02-0.25	68	MET/PHE	0.21		0.06-0.61
31	十四二烯酰基肉碱(C14:2)	0.01		0-0.1	69	MET/LEU	0.07		0.06-0.21
32	3-羟基十四烷基肉碱(C14OH)	0.0		0-0.06	70	ORN/CIT	3.71		2-25
33	十六烷酰基肉碱(C16)	1.12		0.2-6.3	71	PHE/TYR	0.8		0.2-1.5
34	十六烯酰基肉碱(C16:1)	0.05		0.01-0.3	72	VAL/PHE	3.25		1.3-4.8
35	3-羟基十六烯酰基肉碱(C16:1OH)	0.02		0-0.04	73	LEU/PHE	3.06		1.5-6
36	3-羟基十六烷基肉碱(C16OH)	0.01		0-0.04	74	LEU/TYR	2.44		0.6-4.5
37	十八烷酰基肉碱(C18)	0.39		0.1-2.1	75	(LEU+VAL)/(PHE+TYR)	2.8		1-2
38	十八烯酰基肉碱(C18:1)	0.94		0.35-3.6	76	PHE/(C3+C16)	21.64		5-60

结论及建议：本次检测未发现明显异常，未见典型氨基酸、有机酸及脂肪酸代谢病改变，请结合临床判断，建议定期随访。

检验日期：2019-08-09　　打印日期：2020-02-28　　报告日期：2019-08-1

检验者：　　　　　　　审核医生：

提示：本次检测只针对大部分氨基酸及脂酰肉碱，仅供分析部分氨基酸、有机酸代谢病，以及部分脂肪酸β氧化障碍。
注：本次检测结果仅对本次标本有意义。

图 37 - 6　代谢性疾病筛查分析报告

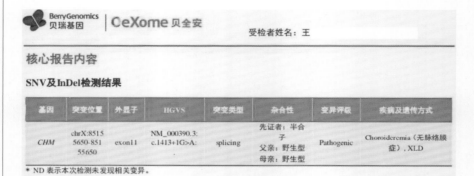

受检者姓名：王

核心报告内容

SNV及InDel检测结果

基因	突变位置	外显子	HGVS	突变类型	杂合性	变异评级	疾病及遗传方式
CHM	chrX:8515 5650-851 55650	exon11	NM_000390.3: c.1413+1G>A:	splicing	先证者：半合子 父亲：野生型 母亲：野生型	Pathogenic	Choroideremia（无脉络膜症），XLD

* ND 表示本次检测未发现相关变异。

·表示数据库无收录。

A

一代验证结果信息

CHM:NM_000390.3:exonl1:c.1413+1G>A:.

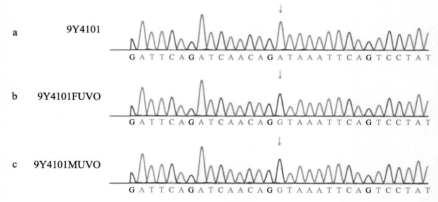

图注：9Y4101：先证者；9Y4101FUV0：父亲；9Y4101MUV0：母亲 **B**

A：先证者在基因 *CHM* 第 11 号外显子上发生 c.1413 G > A 半合子突变，变异评级为致病（pathogenic），并且为极强致病性证据 PVS1，这种变异高度助于疾病发展；同时提示此病遗传方式为伴 X 染色体遗传（X - linked chromosome dominance inheritance，XLD）。B：a 患儿本人（先证者），b 为先证者父亲，c 为先证者母亲；即表示与参考序列相比，第 1413 位的鸟嘌呤（G）被腺嘌呤（A）取代；家系父母亲该位点不存在突变（红箭头）。

图 37 -7　基因测序报告

病例分析

先天性无脉络膜症（choroideremia，CHM）是一种以进行性脉络膜、视网膜色素上皮（RPE）和视网膜萎缩为特征的 X 染色体遗传性疾病，致盲率比较高。此病从视网膜色素变性中分离出来已经有半个世纪。患者多为男性，女性为致病基因携带者。CHM 患病率国外文献报（1 : 50 000）~（1 : 4 000 000），我国尚缺乏无脉络膜症流行病学资料，文献以病例报道形式居多，详细研究病例较少。其临床表现为夜盲、进行性视力下降、视野缩小，可并发白内障、黄斑水肿、近视、葡萄膜炎等。极少数患者可以同时合并 Martin – Probst 耳聋综合征和精神发育迟滞综合征。男性患者典型眼底表现为：早期为周边部脉络膜斑片状萎缩、轻度色素增生和（或）脱色素；中期病变从周边部向后极部发展，脉络膜毛细血管和 RPE 萎缩范围扩大，透见脉络膜大血管，黄斑中心凹呈完整圆形正常区域。视野分别表现为中心管状视野、视野中央保留分叶状视岛、中心管状视野伴光敏感度下降，全视野 ERG 检查视杆和视锥细胞反应均呈熄灭状，OCT 检查黄斑中心以外的椭圆体带和嵌合带消失；晚期视网膜变薄，脉络膜及 RPE 广泛性萎缩，可见巩膜白色反光。女性携带者通常无症状，眼底表现一般轻度异常，多数不累及中心视力，部分伴有轻中度夜盲症状。

CHM 为罕见的视网膜脉络膜遗传性疾病，由于发病率极低，易于误诊，临床上需与视网膜色素变性（retinitis pigmentosa，RP）及回旋状脉络膜萎缩（grate atrophy of the choroids and retina，GA）相鉴别。RP 临床表现为夜盲、向心性视野缩小，最后累及中心视力，典型眼底表现为视盘蜡黄、视网膜血管变细、色素沉着。RP

笔记

223

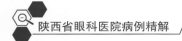
具有高度的临床和遗传异质性。临床表现多样，遗传方式多样。结合视野和 FFA 部分病例可通过基因检测做出诊断。GA 是常染色体隐性遗传眼病，其特点是进行性代谢性视网膜脉络膜变性，由鸟氨酸转氨酶（ornithine aminotransferase，OAT）缺乏引起，具有特征性眼底回旋状病变和高鸟氨酸血症可以鉴别。

本例患者表现出近视、夜盲、进行性视力下降、视野缩小，同时伴发听力及智力的障碍，临床检查双眼玻璃体灰白色颗粒状混浊、视网膜典型的斑片状萎缩灶、黄斑水肿符合无脉症的临床表现及症状，结合基因检查结果最终明确诊断。关于本病的治疗，目前暂无有效的治疗方法。

🔲 严宏病例点评

眼底病被误诊为弱视，是临床中弱视被误诊最常见的疾病。主要是小儿眼科医生或屈光医生对眼底检查和疾病的认识有一定的专业受限，从事小儿专业的医生对眼底疾病的诊断能力有待提高。同时，对于复杂眼底疾病的诊断，常规检查也无法确诊，本例就是典型的经过基因检查确诊的疾病，为双眼无脉络膜症，而非回旋状脉络膜萎缩（临床非常容易误诊）。关于弱视的诊断，危险因素的确定非常关键，本例存在高度近视，容易忽视眼底详细检查，误以为视力差是由于高度近视所致。本例给我们重要的提示为儿童眼病需要详细全面检查患者眼球、附属器及视路，才能避免可能的弱视误诊。

参考文献

1. GUSEVA M R, ASTASHEVA I B, KHATSENKO I E, et al. A case of diagnosis of gyrate atrophy in infancy. Vestn Oftalmol, 2010, 126: 56 – 58.

笔记

2. TOLMAEHOVA T, ANDERS R, ABRINK M, et al. Independent degeneration of photoreceptors and retinal pigment epithelium in conditional knockout mouse models of choroideremia. J Clin Invest, 2006, 116: 386 – 394.

3. BINKHORST P G, VALK L E. A case of familial dwarfism, with choroideremia, myopia, posterior polar cataract, and zonular cataract. Ophthalmologica, 1956, 132: 299.

4. GENEAD M A, FISHMAN G A. Cystic macular oedema on spectral – do – main optical coherence tomography in ehoroideremia patients without cystic changes on fundus examination. Eye (Lond), 2011, 25: 84 – 90.

5. O S J, KIM S H, LEE H Y. A ease of choroideremia with recurrent anterior uveitis. Korean J Ophthalmol, 2003, 17: 55 – 62.

6. POLOSCHEK C M, KLOECKENER – GRUISSEM B, HANSEN L L, et al. Syndromic choroideremia: sublocalization of phenotypes associated with Martin – Probst deafness mental retardation syndrome. Invest Ophthalmol Vis Sci, 2008, 49: 4096 – 4104.

7. HUANG A S, KIM L A, FAWZI A A. Clinical characteristics of a large choroideremia pedigree carrying a novel CHM mutation. Arch ophthalmol, 2012, 130 (9): 1184 – 1189.

8. KAUR S, SACHDEV N. Ocular coherence tomography findings in a case of choroideremia. Int Ophthalmol, 2014, 34 (2): 297 – 299.

9. SIU V M. Choroideremia associated with an X – autosomal translocation. Hum Genet, 1990, 84 (5): 459 – 464.

10. MACDONALD I M. Histopathology of the retinal pigment epithelium of a female carrier of choroideremia. Can J Ophthalmol, 1997, 32 (5): 329 – 333.

11. JIN Z B. SLC7A14 linked to autosomal recessive retinitis pigmentosa. Nature Communications, 2014, 5: 3517.

12. HARTONG D T, BERSON E L, DRYJA T P. Retinitis pigmentosa. Lancet, 2006, 368 (9549): 1795 – 1809.

笔记

13. GOEL N, JAIN P, ARORA S, etal. Gyrateatr ophyofthechoroidand retina with cystoids macular edema and unilateral optic disc drusen. J Pediatr Ophthalmol Strabismus, 2015, 52（1）: 64.

（张娅萍　严 宏）

病例 38　　儿童冲动型眼球震颤

病历摘要

【基本信息】

患者，男，5 岁。主因"歪头视物 4 年"入院。

4 年前患儿出现歪头视物伴双眼颤动。在当地医院诊断为：①双眼球震颤；②双眼弱视；③双眼屈光不正。给予配镜和弱视训练。经过配镜和弱视训练，患儿歪头情况无改善，遂来我院就诊，门诊以"冲动型眼球震颤"收入院。

【眼科检查】

裸眼视力：OD 0.25，OS 0.25；矫正视力：OD 0.3，OS 0.3。戴镜双眼正前方视力 0.3，戴镜双眼歪头视力 0.5，双眼前节及眼底未见异常。赛飞杰散瞳验光的屈光度：OD +3.00 DS → 0.3，OS +3.00 DS → 0.3。角膜映光：正位，眼球各方向运动正常。双眼球水平震颤，向右注视时眼球震颤最轻，向左注视时眼球震颤最重。代偿头位：面向左转，视线向右。头位扭转角 25°（图 38 - 1）。

笔记

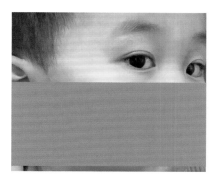

代偿头位面向左转，视线向右。

图 38 - 1　入院时照片

【诊断】

冲动型眼球震颤。

【诊疗经过】

入院完善相关术前检查后在全身麻醉下行手术。术中将右眼外直肌后徙 8 mm，右眼内直肌缩短 5 mm，左眼内直肌后徙 6 mm，左眼外直肌缩短 7 mm。

术后第 1 天检查：角膜映光正位，头位明显改善。

术后 2 周复查（图 38 - 2）：角膜映光正位，头位明显改善。戴镜双眼正前方视力 0.5。术后半年复查（图 38 - 3）：角膜映光正位，头位明显改善。戴镜双眼正前方视力 0.6。

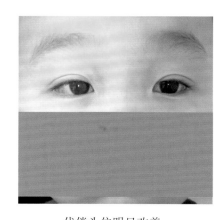

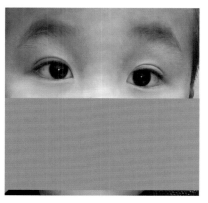

代偿头位明显改善。　　　　角膜映光正位，代偿头位消失。

图 38 - 2　术后 2 周照片　　　图 38 - 3　术后半年像

笔记

227

病例分析

　　眼球震颤是一种不自主的、节律性的和往复性的眼球摆动。一般分为：运动缺陷性眼球震颤（冲动型眼球震颤）和知觉缺陷型眼球震颤（钟摆型眼球震颤）。运动缺陷性眼球震颤（冲动型眼球震颤）患者眼球颤动的速度是不同的，有快相和慢相之分。而知觉缺陷型眼球震颤（钟摆型眼球震颤）眼球颤动的速度是相同的，没有快相和慢相之分，无论向哪个方向注视，眼球颤动的速度都是相同的。

　　眼球震颤的患者往往伴有屈光不正和弱视，应先进行屈光不正的矫正和弱视治疗。对运动缺陷性眼球震颤（冲动型眼球震颤）的患者可以考虑手术治疗。手术治疗的目的主要是把中间带移到远在位，矫正代偿头位和改善视力。手术方式应选择中间带移位术，有3种形式。

　　1953 年，Anderson 提出一种术式，即减弱慢像侧的两条水平肌肉。这种术式适合扭转角小于 15°的患者。1955 年，Kestenbaum 提出 4 条水平直肌同时手术，后徙一对配偶肌，缩短另外一对配偶肌，但各条直肌的后徙和缩短量是相等的，都是 5 mm。1973 年，Parks 对上述手术方式进行调整，对扭转角小于 15°~25°的患者行 5 – 6 – 7 – 8 术式。例如患者的头位是面部转向左侧，中间带位于右侧，则右眼外直肌后徙 8 mm，右眼内直肌缩短 5 mm，左眼内直肌后徙 6 mm，左眼外直肌缩短 7 mm。如果头位扭转角达到 30°，手术量增加 40%。如果头位扭转角达到 40°，手术量增加 60%。对知觉缺陷型眼球震颤（钟摆型眼球震颤）可以考虑本体感受器的切除来缓解眼球震颤。患者为冲动型眼球震颤，头位扭转角为 25°，行了经典的 Parks 5 – 6 – 7 – 8 术式，术后患者头位明显改善，正前方双眼视力提高，术后继续配镜和弱视训练，半年复查时，代偿头位小时，双眼视力恢复到0.6。

彭静病例点评

　　该患者入院查体戴镜双眼正前方视力0.3，戴镜双眼歪头视力0.5。双眼球水平震颤，向右注视时眼球震颤最轻，向左注视时眼球震颤最重。通过查体诊断冲动型眼球震颤成立。患者具有明显的代偿头位和中间带。头位表现为：面向左转，视线向右，中间带位于右侧。歪头的双眼视力明显好于正前方双眼视力，具有明确的手术指征。头位扭转角为25°，行了经典的 Parks 5－6－7－8 术式，术后患者头位明显改善，正前方双眼视力提高。

　　通过对本病例可以看出对代偿头位双眼视力明显好于正前方双眼视力的冲动型眼球震颤患者应该积极行 Parks 手术，效果是明确的，它可以改善患者的头位和提高正前方视力。具体手术量要根据头位扭转角的大小来设计。由于眼球震颤患者多伴有屈光不正和弱视问题，术后要继续配镜和坚持弱视训练，提高视力和巩固手术效果。

参考文献

1. 牛兰俊，林肯，韩惠芳. 实用斜视弱视学. 苏州：苏州大学出版社，2016：453－454.

2. 白大勇，于刚，胡守龙. 儿童眼球震颤波形分析. 眼科新进展，2013，33（8）：774－777.

3. 王媛，于刚，曹文红. 合并垂直头位的先天性眼球震颤手术治疗的短期效果. 眼科，2014，23（2）：115－120.

（彭　静）

笔记

病例 39 硅胶带在高度近视并发限制性斜视手术中的应用

病历摘要

【基本信息】

患者，男，55 岁。主诉"双眼向内下偏斜 2 年"入院。

既往史：双眼高度近视病史 20 余年。

【眼科检查】

视力光感，右眼固定于鼻下方，无法注视，OS 0.02，矫正视力 0.1。眼压正常。角膜映光（图 39 - 1，图 39 - 2）：右眼固定于鼻下方，左眼 + 45°向下 15°。主导眼：左眼。交替遮盖：不注视。眼球运动：双眼外转、上转受限。三棱镜检查：REF = LEF：不注视。同视机检查：自觉角、他觉斜视角均不注视。立体视：无。双眼晶状体密度增大，眼底双眼视网膜平伏，呈高度近视改变，后极部可见大片状脉络膜萎缩灶，累及黄斑区。

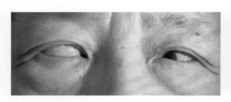
右眼固定于鼻下方，左眼 + 45°向下 15°。

图 39 - 1　术前裸眼第一眼位照相

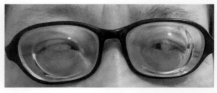
右眼固定于鼻下方，左眼 + 45°向下 15°。

图 39 - 2　术前戴镜第一眼位照相

【辅助检查】

眼眶 CT（图 39 - 3）提示：双侧眼球内旋，内直肌增粗，外直肌纤细。B 超（图 39 - 4）：提示双眼轴延长，双眼后巩膜葡萄肿。

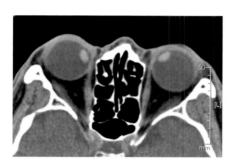

双侧眼球内旋，内直肌增粗，外直肌纤细。

图 39 - 3　冠状位眼眶 CT

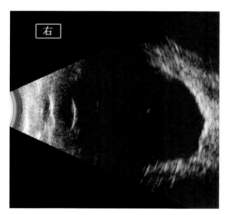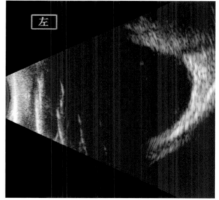

右眼轴长约 34.78 mm，左眼轴长约 34.5 mm，双眼后巩膜葡萄肿。

图 39 - 4　双眼 B 超

【诊断】

双眼高度近视并发限制性内下斜视。

【诊疗经过】

入院完善眼部检查后行双眼内直肌后徙 + 上直肌、外直肌联接术，双眼内直肌后徙 8 mm，双眼上直肌和外直肌用 240# 硅胶带在角膜缘后 12 ~ 14 mm 处联结（图 39 - 5）。术后第 1 天查：双眼第一

笔记

眼位正，外转、上转轻度改善，无复视（图39-6）。随访半年患者眼位稳定，未发生肌肉缺血、硅胶带暴露等情况。

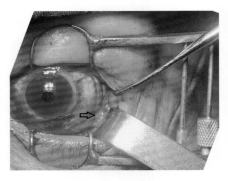

240#硅胶带在角膜缘后12~14 mm处联结上直肌及外直肌。

图39-5　术中照相

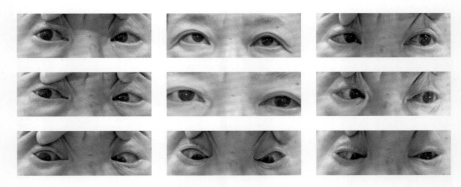

第一眼位正，双眼外转、上转较术前改善。

图39-6　术后九方位眼位

病例分析

高度近视限制性内斜视是临床上公认的难治性斜视之一，由于高度近视眼轴增长，导致外直肌向下移位、上直肌向鼻侧移位，眼球后极部超出肌锥包绕并从颞上方疝出，严重限制眼球运动。好发于成年人，有高度近视或者眼外肌麻痹史，眼轴在29 mm以上者多发，斜视度进行性加重，斜视角度大于45°，患眼固定于内转位多见，固定眼位相对位置的眼球运动完全受限，牵引实验阳性，手术中可见受累眼外肌呈现纤维条索样改变。本例患者根据高度近视病史、眼部检查特点及辅助影像学检查，明确诊断为双眼高度近视并发限制性内下斜视。

高度近视限制性内斜视的治疗以手术为主，解除挛缩和纤维化肌肉的限制。此类患者眼外肌挛缩硬化明显，对显微斜视操作要求高，术中易发生眼外肌肉完全离断与滑脱。Yokoyama术式是目前国际上先进的矫正高度近视限制性内斜视的术式，它突破了传统斜视矫正术无法恢复此类患者眼部解剖异常的局限性，将外直肌和上直肌进行联结从而形成一"肌肉弹弓"将疝出的眼球后极部再次回纳到肌锥内。基于Yokoyama术式，我们对手术进行了改良，应用240#硅胶带替代缝线行外直肌和上直肌联结，降低缝线引起肌肉缺血风险，将眼球还纳肌锥内恢复其正常解剖位置，同时联合内直肌后徙，矫正内直肌纤维化造成的内斜视。术后不但改善患者外观，而且还能恢复部分眼球的运动功能，极大地改善了此类难治性斜视患者的预后，为治疗高度近视限制性内斜视的有效手术方式。

彭静病例点评

高度近视固定性内斜视，又称重眼综合征，标准的后徙－缩短手术一般无效，Yokoyama应用Jensen肌肉联结术调整外直肌和上直肌的位置以重建物理性眼肌平面，并将扩张的眼球还纳至肌锥内，被视为斜视手术领域里程碑式的进展之一。

国内学者多采用改良的Yokoyama术联合内直肌后徙或者悬吊，将外直肌及上直肌各取1/2肌束在角膜缘后12～14 mm处联结，虽

笔记

降低缝线引起的肌肉缺血的风险，但同时因眼外肌结构改变，导致肌肉脆性增加，也增加了术中出血、肌肉断裂的风险。

在改良的 Yokoyama 术式上我们再次做了改良，以硅胶带联结外直肌和上直肌，不改变肌肉结构，同时因环扎带松紧可调节性也减少了肌肉缺血的风险，并在显微镜下进行操作，达到了损伤小、术后反应轻、恢复快的目的，同时为患者日后进行白内障手术创造了条件。患者术后眼位及眼球运动改善显著，证实了此手术方案的有效性及可行性，为治疗高度近视限制性内斜视提供了一种新的选择。

参考文献

1. NAKAO Y, KIMURA T. Prevalence and anatomic mechanism of highly myopic strabismus among Japanese with severe myopia. Jpn J Ophthalmol, 2014, 58 (2)：218 – 224.

2. 邱晓荣，施立新. 改良 Yokoyama 术治疗高度近视眼限制性内下斜视. 中华眼视光学与视觉科学杂志，2015，17 (4)：209 – 212.

3. 涂艳琼，吴小影，王洁月，等. 改良 Yokoyama 术联合内直肌后退术治疗高度近视眼限制性内下斜视的疗效. 中华眼科杂志，2019，55 (9)：670 – 676.

（孙连义　彭　静）

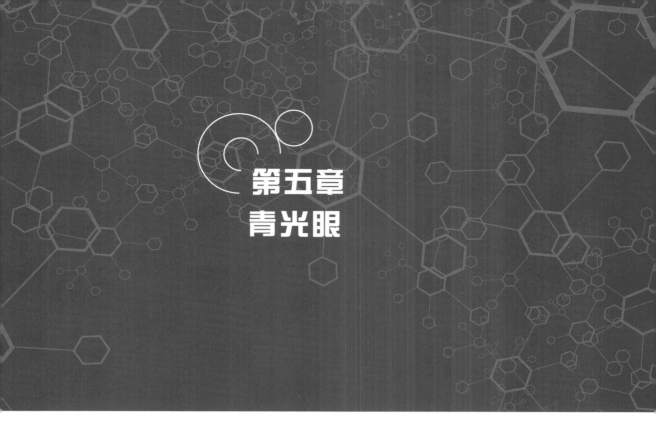

第五章 青光眼

病例40　微导管辅助的360°小梁切开术治疗传统小梁手术失败的先天性青光眼

笔记

【基本信息】

　　患儿，男，5岁。主诉"右眼青光眼术后眼压高2年"入院。

　　现病史：2年半前患儿无明显诱因右眼畏光、流泪，眼球大，就诊于当地医院，诊断为"先天性青光眼"，行右眼小梁切除术，术后半年眼压升高，一直用噻吗洛尔＋布林佐胺，眼压控制不佳

（最高 32 mmHg），为求进一步诊治就诊于我院。

足月顺产，无缺氧史，无全身疾病，无家族遗传疾病史。

【眼科检查】

外观可见右眼明显增大，呈牛眼外观（图 40 - 1）。视力：OD 手动/眼前 30 cm，OS 0.8；眼压：OD 23.8 mmHg（用药），OS 19.8 mmHg，右眼未见滤过泡，角膜混浊，可见 Habb 纹（图 40 - 2），KP（-），前房轴深 3 CT，周边深大于 1 CT，瞳孔圆，直径 4 mm，对光反射迟钝，虹膜周切口通畅，晶状体透明，眼底视盘色苍白，界清，C/D 1.0，视网膜平伏，黄斑中反不清（图 40 - 3）。左眼角膜透明，KP（-），前房轴深 3 CT，周边前房大于 1 CT，瞳孔圆，直径 3 mm，对光反射存在，晶状体透明，眼底视盘色淡红，界清，C/D 0.3，视网膜平伏，黄斑中心凹光反射不清（图 40 - 4）。角膜直径：右眼横径 15.5 mm，纵径 15 mm，左眼横径 12 mm，纵径 12 mm。眼轴：右眼 31.20 mm，左眼 22.32 mm。

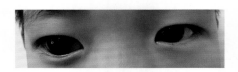

右眼明显增大，呈牛眼外观。

图 40 - 1　患者眼部正面照

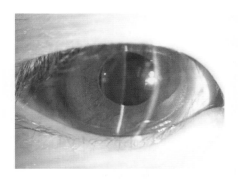

右眼角膜混浊，可见 Habb 纹。

图 40 - 2　右眼前节照

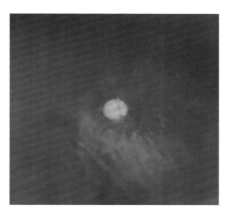
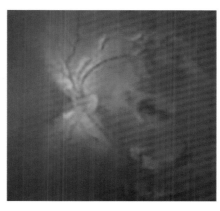

右眼视神经萎缩，颜色苍白，C/D = 1.0。　　左眼视神经色红，C/D = 0.3。

图 40 - 3　右眼底照相　　　　　　图 40 - 4　左眼底照相

【诊断】

①右眼原发性先天性青光眼术后眼压失控；②右眼视神经萎缩。

【诊疗经过】

入院后通过眼科检查，行右眼微导管辅助的 360°小梁切开术。术中房角镜检查见右眼虹膜附止高位，可见较多虹膜突，小梁网呈致密膜样外观（图 40 - 5）。由于患者做过小梁切除手术，故上方角巩膜组织已破坏，一般选择颞上方做切口，制作巩膜瓣，在灰色角巩膜和白色巩膜交界处垂直切开 Schlemm 管，做前房穿刺，将微导管头部一端缓缓插入 Schlemm 管断端。微导管顺 Schlemm 管走行 360°，微导管从 Schlemm 管的上方断端穿出，根据微导管的红色照明光判断微导管的所在路径。牵拉微导管的头端和尾端 360°切开小梁网，10 - 0 丝线缝合巩膜瓣及球结膜。术中可见前房出血（图 40 - 6）。术后糖皮质激素类、抗生素及 2% 匹罗卡品滴眼液点眼。

术后第 1 天：右眼视力手动/眼前 30 cm；眼压：右眼 16.7 mmHg，右眼结膜充血，缝线对位正，角膜混浊，可见 Haab 纹，前房中央

笔记

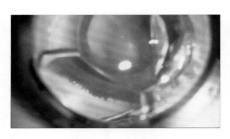

右眼虹膜根部附止靠前，房角可见较多虹膜突。

图 40 -5　术中房角镜检查

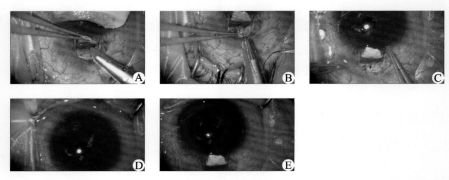

A：制作巩膜瓣。B：在灰色小梁网和白色巩膜交界处垂直切开 schlemm 管。C：将微导管头部一端缓缓插入 schlemm 管断端。D：微导管顺 schlemm 管走行 360°，根据微导管的红色照明光判断微导管的所在路径。E：两端牵拉导管 360°切开 Schlemm 管后，可见前房出血。

图 40 -6　360°小梁切开术关键步骤

深度约 3 CT，周边前房大于 1 CT，血细胞（＋＋＋），瞳孔圆，药物性缩小，直径约 2 mm，对光反射消失，晶状体透明，眼后节窥不清。术后 1 周前房积血吸收，眼底同术前。

术后 7 个月，右眼视力 0.06，右眼眼压 7.5 mmHg。

病例分析

原发性先天性青光眼具有以下临床表现：

1. 畏光、流泪及眼睑痉挛

此三联症常是原发性先天性青光眼患儿就诊的主要症状。这是由于高眼压造成角膜水肿，刺激了角膜上皮内丰富的感觉神经。

2. 角膜水肿、增大及后弹力膜破裂

发病早期，可出现间歇性角膜水肿，如果病情没有控制，最终角膜增大、后弹力膜破裂。角膜内皮细胞将移行至后弹力膜破裂区覆盖，裂隙灯检查时，在破裂区域的角膜后可查及类似玻璃体样平行嵴，即 Habb 纹。

3. 前房角异常

房角开放，小梁网发育不良，小梁网丧失正常透明，光滑的外观。虹膜根部附止于巩膜嵴或巩膜嵴前的水平。前房角可见较多虹膜突。

4. 眼压增高

患儿眼压高于 21 mmHg 且出现角膜增大应考虑原发性先天性青光眼，与成年人不同，即使眼压不太高也可能出现角膜水肿。此外麻醉方式、麻醉药物及测量眼压的方式对眼压的测量值都有一定影响。

5. 视神经萎缩

随着病情进展，最终发生视神经萎缩。但婴幼儿的视杯凹陷具有可逆性，尤其是 1 岁以内患儿。定期观察视杯的变化对评估病情疗效具有重要意义。

根据典型的三联症，角膜直径增大、Habb 纹、眼球增大、视神经萎缩、眼压高等临床表现，以及青光眼手术史，本例患者的诊断并不困难，但对于已经过传统手术治疗，眼压仍然失控的先天性青光眼患者，其视功能往往损坏比较严重，再次手术干预的时间是极其有限的，手术方式选择亦是非常关键且重要的。房角切开与小梁切开术是两种主要的手术方式。而传统的滤过手术小梁切除术，其滤过泡增生瘢痕化在儿童更明显，需要按摩、拆线等，在幼小儿童尤为困难。该患者 2 年前已行小梁切除术，且手术失败。至于传统的小梁切开术，由于该患者有滤过手术史，将上方的角巩膜缘结构破坏，无论在颞上还是鼻上小梁切开的范围都远远小于120°，此患者角膜横径15.5 mm，眼轴31.2 mm，说明眼压持续长时间增高，眼球极度扩张，不足120°的小梁切开不能达到理想的降眼压效果。而房角切开术要求角膜透明，且切开范围有限。微导管引导的小梁切开术是新近开展的一类抗青光眼手术。Sarkisian 最早使用微导管引导的小梁切开术治疗先天性青光眼，该研究显示其安全、有效。之后多个研究显示对于初次行微导管引导小梁切开术的儿童青光眼患者，其手术成功率高达86%~92%。微导管引导的小梁切开术通过将微导管伸入到 Schlemm 管内，可以360°切开小梁网，即便上方组织破坏，亦可切开下半小梁网，以便达到治疗目的。此患者的角膜明显扩大，眼球扩张，巩膜组织变薄，故手术时只需做一层巩膜瓣就可到达 Schlemm 管，手术要求细致以免切穿，而 Schlemm 管地寻找要求有丰富的临床经验及手术技巧。术后随访观察视力、眼压、术后降眼压眼药的种类及频率、术中及术后的并发症。该患者术后视力略提高，眼压控制良好，至今未用降眼压药物，且术后除了前房积血并1周后吸收外，无其他并发症。但在做出原发性先天性青光眼的诊断前，应详细询问病史，进行全面的眼科检查，需注意和先天角膜异常、先天泪道阻塞、产伤先天视神经异常及继发性儿童青光眼进行鉴别。

⊕ 刘建荣病例点评

原发性先天性青光眼是儿童致盲的主要原因之一，患儿的视力丧失会给患儿家庭和社会带来沉重的负担。手术是先天性青光眼的首选治疗，房角切开与小梁切开术是2种主要的手术方式。对于小梁切开术失败的患儿，也可考虑滤过性手术。微导管辅助的360°小梁切开术是近几年开展的新的手术方式，具有定位准确、切开范围大的优点，特别对于有过青光眼手术史上方 Schlemm 管小梁网已经破坏的患者，当微导管能够顺利穿过下方或更多方位 Schlemm 管时，就保证了至少 180°范围的小梁网切开，解除了先天性青光眼房水流出的主要阻力部位，同时也保证了足够的引流范围。有学者报道对于初次手术的儿童青光眼，其成功率远高于滤过手术。微导管辅助的 360°小梁切开术治疗多次手术失败的儿童青光眼完全成功率75%，条件成功率 87.5%。

与成年人手术相比，儿童青光眼的手术治疗面临更多的挑战，主要集中在以下方面：①眼球的解剖因素，儿童青光眼患儿的眼球增大，角膜缘变形，巩膜薄而有弹性，术中可能发生虹膜晶状体脱出甚至玻璃体溢出，异常扩大的眼球也会引起晶状体悬韧带拉伸造成晶体半脱位，这些特征决定了儿童青光眼手术更容易发生并发症。②手术伤口过度愈合，过度炎症和愈合反应是儿童手术成功率低于成人的重要原因，目前只有房角手术，儿童成功率大于成年人。③术后难以护理，传统滤过手术术后需要按摩、拆线等，在幼小儿童中尤为困难。因此，前房角手术是原发性先天性青光眼的治疗首选方法。

本例患儿初次手术行滤过手术，术后半年手术失败，用药效果不理想，微导管辅助的 360°小梁切开术利用特殊的发光导管，实现准确在 Schlemm 管内走行，准确切开 360°小梁网，表明之前的手术可能没有破坏 Schlemm 管，而对于已经破坏了 Schlemm 管的患者也可通过微导管辅助的小梁次全切开术，有效降低眼压。前房出血是该手术方式的常见并发症，临床观察 1 周以内积血基本吸收。本病例也不例外，故提示，青光眼手术失败的患者在行微导管辅助的 360°小梁切开术时严重并发症的风险并无增加。另外，本例患儿的角膜远大于 14 mm，微导管长度有限，超过了微导管的理论手术范围，增加了手术难度，术中利用眼球弹性成功实施手术，为以后病例的治疗提供了可能性。

参考文献

1. Sarkisian S R. An illuminated microcatheter for 360 – degree trabeculotomy ［corrected］ in congenital glaucoma：aretrospective case series. AAPOS, 2010, 14 （5）：412 – 416.

2. Cirkin C A, Marchase N, Cogen M S. Circumferential trabeculotomy with an illuminated microcatheter in congenital glaucomas. J Glaucoma, 2012, 21（3）：160 – 163.

3. Temkar S, Gupta S, Sihota R, et al. Illuminated microcatheter circumferential trabeculotomy versus combined trabeculotomy – trabeculotomy for primary congenital glaucoma：a randomized controlled trial. Am J Ophalmol, 2015, 159（3）：490 – 497.

4. WAN X H, WANG X Z, WAND N L. Modified trabeculotomy for primary congenital glaucoma. Chin Med J（Engl）, 2013, 126（19）：3793 – 3794.

5. SHI Y, WANG H, YIN J, et al, Microcatheter – assisted trabeculotomy versus rigid probe trabeculotomy in childhood glaucoma. Br J Ophthalmol, 2016, 100（9）：1257 – 1262.

6. 王怀洲，李猛，胡曼，等. 微导管引导的小梁切开术治疗多次手术失败的儿童青光眼的疗效观察. 中华眼科杂志, 2017, 53（3）：203 – 206.

7. WEINREB R N. 儿童青光眼. 北京：人民卫生出版社, 2015：83 – 120.

（孙　娜　刘建荣）

病例 41　Ahmed 青光眼阀治疗玻璃体切除术后新生血管性青光眼

病历摘要

【基本信息】

患者，男，45 岁。主诉"右眼视力下降 11 个月，眼压高 3 个月"。

11 个月前，患者无明显诱因感右眼视力下降，不伴眼红、眼痛、畏光、流泪等不适，就诊于我院，诊断为"双眼糖尿病视网膜病变（增殖期）"，分别于 2018 年 10 月 25 日和 29 日行右眼和左眼玻璃体腔注射抗新生血管药物，术后第 1 天分别行双眼视网膜激光光凝治疗。2018 年 11 月 26 日因右眼牵拉性视网膜脱离行右眼玻璃体切除、剥膜、视网膜激光光凝、注硅油术，术后病情稳定出院。2018 年 12 月 14 日因右眼眼压高达 56.4 mmHg，药物控制不佳，行右眼部分硅油取出术。术后门诊复查，视网膜复位良好，于 2019 年 1 月 7 日行右眼硅油取出、视网膜激光光凝、白内障超声乳化吸出人工晶状体植入术，术后眼压 12.5 mmHg。术后 2 周复查眼压再次升高达 52 mmHg，虹膜出现新生血管，药物治疗效果欠佳，现为行青光眼手术治疗来我院青光眼中心，门诊以"右眼新生血管性青光眼"收入院。

既往史：2 型糖尿病史 5 年，血糖最高达 16.0 mmol/L，近期口服二甲双胍、格列本脲、阿卡波糖，空腹血糖控制在 8 ～ 10 mmol/L，餐后血糖未测量。

【眼科检查】

视力：OD 手动/30 cm，OS 0.6；眼压：OD 67.5 mmHg（药物控制下），OS 17.7 mmHg。右眼结膜混合性充血，角膜雾状水肿（图41-1），9:30 位角膜缘可见缝线 1 针，前房深，房闪阳性，虹膜纹理欠清，虹膜瞳孔缘可见新生血管，瞳孔圆，直径 5 mm，直接和间接对光反射迟钝，人工晶状体在位，眼底窥不清。左眼前节未见明显异常，眼底视网膜平伏，散在点片状出血和硬性渗出，部分血管呈白鞘状，可见激光光凝斑。眼部 B 超：双眼玻璃体轻度混浊。右眼角膜共聚焦显微镜：隐见内皮细胞大小不均，细胞计数约为 2268 个/mm²，基质层呈激活状态，上皮层水肿显著并见大疱形成。

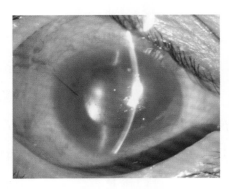

结膜混合性充血，角膜雾状水肿，9:30 位角膜缘可见缝线 1 针，前房深，瞳孔直径 5 mm，虹膜瞳孔缘可见新生血管。

图 41-1　裂隙灯显微镜下照片（2019 年 3 月 5 日）

【诊断】

①右眼新生血管性青光眼；②右眼玻璃体切除术后；③右眼人工晶状体眼；④双眼糖尿病视网膜病变（增殖期）；⑤2 型糖尿病。

【诊疗经过】

入院后继续用盐酸卡替洛尔滴眼液 2 次/日、布林佐胺滴眼液

3 次/日、酒石酸溴莫尼定滴眼液 3 次/日降眼压治疗。排除手术禁忌证后在表面麻醉下行右眼康柏西普（0.05 mL）玻璃体腔注射术。术后眼压波动在 62.4 ~ 67.9 mmHg。3 天后在眼局部浸润麻醉下行右眼 Ahmed 青光眼阀植入术。

术后第 1 天，右眼视力指数/30 cm，眼压 23.7 mmHg，角膜透明（图 41 - 2），前房引流管位正，瞳孔直径 4 mm，直接和间接对光反射迟钝，人工晶状体位正，眼底视网膜平伏，散在出血、渗出和激光斑，术后第 2 天眼压 12.7 mmHg，病情稳定出院。

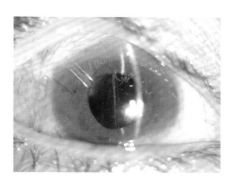

结膜轻度充血，角膜透明，9:30 位角膜缘可见缝线 1 针，前房深，瞳孔直径 4 mm，虹膜新生血管消退，10 点位前房可见引流管。

图 41 - 2　裂隙灯显微镜下照片（2019 年 3 月 5 日）

术后 1 个月复查，右眼视力恢复至 0.02，眼压 10.8 mmHg，余检查大致同前。随访至术后 1 年，右眼视力 0.05，眼压波动于 7.7 ~ 18.4 mmHg。

病例分析

新生血管性青光眼（neovascular glaucoma，NVG）是一组以虹膜和前房角新生血管生成为特征的难治性青光眼。各种原因引起视网膜缺血/缺氧，刺激血管内皮生长因子（vascular endothelial growth factor，VEGF）合成增加，向眼前部扩散，导致虹膜和前房角出现新生血管，阻碍房水外流、眼压升高。典型的临床表现为眼部疼痛，视力常常只有指数或者手动甚至光感，眼压可达60 mmHg或更高，药物控制无效，常伴中重度结膜充血和角膜水肿。

引起NVG最常见的病因是糖尿病视网膜病变、视网膜静脉阻塞和眼缺血综合征，也可发生于眼部肿瘤、眼内炎症、玻璃体切除术后和眼外伤等疾病。NVG分三期，即青光眼前期（即虹膜红变期）、开角型青光眼期和闭角型青光眼期。早期尽管虹膜、房角产生新生血管，但眼压仍在正常范围内，即青光眼前期，此期病情可逆，积极治疗原发病新生血管可消退。随着新生血管增多，虹膜及房角新生血管化程度加重，小梁网滤过功能受阻损，眼压开始增高，进入开角型青光眼期。纤维血管膜收缩、虹膜色素外翻导致虹膜前粘连、房角关闭，眼压持续升高，进入闭角型青光眼期，最终导致患者视功能急剧丧失。临床上绝大多数患者就诊时已进入青光眼期，药物控制效果不佳，需积极采取手术治疗。

常用的手术方式有复合式小梁切除术、Ex－Press引流钉植入术和青光眼阀植入术。因虹膜新生血管出血、术后炎症反应较重，滤过道容易瘢痕化，小梁切除术成功率较低。Ex－Press引流钉手术步骤少，操作简单，远期疗效和小梁切除术相似，但是和小梁切除术一样，属于滤过泡依赖的外滤过手术，滤过道瘢痕化是手术失败最常见的原因。青光眼阀通过单向引流管将前房内的房水引流至赤道后的引流盘周围疏松的结膜下组织中，避开了术后纤维增殖活跃的前部结膜组织，手术效果明显，适用于难以控制眼压、不适合做滤过手术的患者。联合应用抗代谢药物，能有效抑制引流盘周围成纤维细胞的增生，提高眼压控制的远期疗效。Ahmed青光眼阀有一个硅胶弹性套阀，眼压大于8 mmHg时阀门开放，避免房水过度引流，具有较高的安全性和有效性。

近年来抗 VEGF 药物已成为 NVG 治疗的有效辅助方法。玻璃体腔注射抗 VEGF 药物可使虹膜和房角新生血管迅速消退或萎缩，避免术中、后出血，减轻术后炎症反应，可提高手术成功率，减少手术并发症。但抗 VEGF 药物不能预防 VEGF 进一步产生，在此基础上联合视网膜光凝治疗非常重要。因此，目前对 NVG 的治疗常采用药物、手术、激光等联合疗法。

本例患者因糖尿病视网膜病变继发 NVG，就诊时已行玻璃切除手术和白内障手术，3 种降眼压药物应用后，眼压大于 60 mmHg，为了挽救患者的视功能，需行青光眼手术降低眼压。对于玻璃体切除术后合并人工晶状体眼安全有效的青光眼术式可选择 Ex – Press 引流钉植入术和青光眼阀植入术。该患者右眼已行 4 次手术治疗，角膜缘结膜瘢痕较重，为了获得良好的远期降眼压效果，我们选择了 Ahmed 青光眼阀植入术。术后第 1 天，眼压降至 23.7 mmHg（为了避免术后眼压过低，术中前房穿刺后注入少量粘弹剂），术后第 2 天眼压为 12.7 mmHg，术后 1 个月眼压为 10.8 mmHg，视力恢复至 0.02。末次随访为术后 3 个月，右眼视力 0.04，眼压波动于 7.7 ~ 15.6 mmHg。该患者在玻璃体切除术前已行全视网膜光凝术（panretinal photocoagulation，PRP），在玻璃体切除术中及硅油取出术时均联合了视网膜激光光凝，足见该患者已行充分的全视网膜光凝治疗，但是由于患者血糖波动大等因素，糖尿病视网膜病变逐渐加重，出现 NVG。因此在手术控制眼压的同时，及时请内分泌科会诊调整降血糖方案，并告知患者控制血糖的重要性。只有针对原发病治疗，才能从根本上避免新生血管再次出现，眼压再次升高。

笔记

王伟伟病例点评

NVG 的诊断并不难，但治疗成功的关键在于早期发现虹膜和（或）房角新生血管，进行有效的抑制新生血管治疗，此外还应积极治疗原发病，才能有效控制 NVG 的发生和发展。临床上绝大多数 NVG 患者就诊时已进入第Ⅲ期，即闭角型青光眼期，药物控制眼压失控，需积极采取手术治疗。推荐采用以 PRP 为主要途径，抗 VEGF 治疗和青光眼手术为关键手段的综合治疗方法，同时治疗原发病。

对于玻璃体切除术后玻璃体腔为灌注液填充的 NVG 患者，首选 Ahmed 青光眼阀植入术。近年来随着操作技术改进和临床实践增多，术后并发症如浅前房、引流管结膜面暴露、引流管口接触角膜或被虹膜堵塞、引流盘位置前移等明显减少。对于硅油依赖眼合并 NVG 者，可在颞下方植入引流阀，但是存在硅油堵塞引流管，甚至经引流管溢出至结膜下和眼眶的可能，眼内硅油的存在增加了手术失败的风险。

参考文献

1. KIM M, LEE C, PAYNE R, et al. Angiogenesis in glaucoma filtration surgery and neovascular glaucoma: A review. Surv Ophthalmol, 2015, 60 (6): 524 – 535.

2. HAVENS S J, GULATI V. Neovascular Glaucoma. Dev Ophthalmol, 2016, 55: 196 – 204.

3. 中华医学会眼科学分会青光眼学组. 中国新生血管性青光眼诊疗专家共识（2019 年）. 中华眼科杂志, 2019, 55 (11): 814 – 817.

4. 中华医学会眼科学分会青光眼学组. 中国青光眼引流阀植入手术操作专家共识（2019 年 2 版）. 中华眼科杂志, 2019, 55 (2): 93 – 97.

笔记

5. KAWABATA K, SHOBAYASHI K, IWAO K, et al. Efficacy and safety of Ex - PRESS® mini shunt surgery versus trabeculectomy for neovascular glaucoma: a retrospective comparative study. BMC Ophthalmol, 2019, 19 (1): 75.

6. 徐玉梅, 洪涛, 李万明. Ahmed 青光眼阀植入术对难治性青光眼的远期疗效. 中华医学杂志, 2015, 95 (6): 440 - 443.

（王丹丹　王伟伟）

病例 42　晶状体半脱位误诊急性闭角型青光眼

病历摘要

【基本信息】

患者, 男, 56 岁。主诉"右眼视力下降 10 个月"入院。

现病史: 10 个月前患者无明显诱因右眼胀痛伴视力下降, 伴头痛、恶心, 就诊于当地医院, 诊断为"双眼急性闭角型青光眼（右眼急性发作期, 左眼临床前期）", 行右眼小梁切除术, 左眼 YAG 激光虹膜周切术, 术后未按时复诊, 1 个月前自觉右眼胀痛, 就诊于当地医院, 怀疑右眼睫状环阻滞性青光眼转入我院。

既往史、个人史、家族史无特殊, 否认外伤史。

【眼科检查】

视力: OD 0.25, OS 1.0; 眼压: OD 25 mmHg, OS 14.6 mmHg; 右眼滤过泡扁平, 角膜透明, KP（-）, 前房轴深 1 CT, 周边前房消

失，虹膜周切口通畅，瞳孔不圆，直径 3 mm，对光反射消失（图 42 - 1A），晶状体密度增高，玻璃体轻度混浊，眼底视盘色淡红，界清，C/D 不清，视网膜平伏，黄斑中心凹光反射不清。右眼散瞳后可见上方晶状体赤道部，晶状体向下移位（图 42 - 1C）。左眼角膜透明，KP(-)，前房轴深 3 CT，周边前房 1 CT，2 点位激光孔通畅（图 42 - 1B），瞳孔圆，直径 3 mm，对光反射存在，晶状体密度增高，玻璃体轻度混浊，眼底视盘色淡红，界清，C/D 不清，视网膜平伏，黄斑中心凹光反射不清。

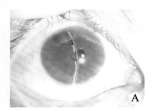 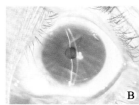 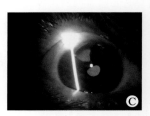

A：术前右眼前节照相。B：同一患者左眼前节照相。C：散瞳后右眼前节照相。眼前节照相提示双眼前房深度明显不一致，右眼较左眼前房明显变浅。右眼可见上方晶状体赤道部，晶状体向下移位。

图 42 -1　术前眼前节照相

【诊断】

①右眼晶状体不全脱位；②右眼继发性青光眼。

【诊疗经过】

入院后通过眼科检查及 UBM 检查（图 42 -2），行右眼超声乳化摘除 + 人工晶状体悬吊 + 房角分离 + 前部玻璃体切除术，术中见右眼晶状体 8:00 ~ 3:00 位悬韧带断裂。术后第 1 天（图 42 -3）：视力 OD 0.6，眼压 OD 17.2 mmHg，右眼角膜透明，KP(-)，前房深，虹膜周切口通畅，瞳孔不圆，药物缩瞳，直径 2 mm，对光反射消失，人工晶状体在位，玻璃体轻度混浊，眼底视盘色淡红，界清，C/D 不清，视网膜平伏，黄斑中心凹光反射不清。

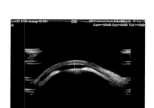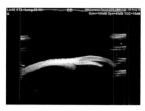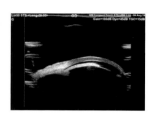

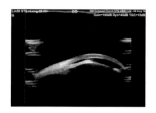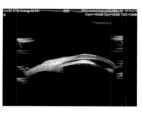

右眼中央前房浅，周边前房深浅不一。

图 42 −2 右眼术前 UBM

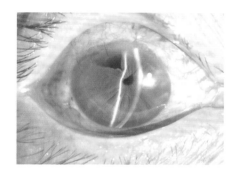

图 42 −3 右眼术后第 1 天眼前节照相

病例分析

晶状体悬韧带异常引起的继发性急性闭角型青光眼临床表现类似原发性急性闭角型青光眼发作的症状和体征，突然的眼部胀痛、视力下降伴头痛、恶心、呕吐，查体可见眼压极高、角膜水肿、前房显著变浅、周边房角关闭。尤其在前房偏浅的人群更容易发生晶状体悬韧带异常引起的继发性急性闭角型青光眼。在前房较深的人群中晶状体悬韧带异常不易引起瞳孔阻滞，所以晶状体悬韧带异常

笔记

引起的继发性急性闭角型青光眼常误诊为原发性急性闭角型青光眼，但两者发病机制，以及治疗原则却相差千里。本例患者在当地医院误诊为原发性急性闭角型青光眼，行小梁切除术，没有从根本上解决晶状体悬韧带断裂造成的晶状体不全脱位，导致治疗效果不理想。术后前房浅，视力不提高，眼压控制不理想，故又错误诊断为睫状环阻滞青光眼。由此，错误的诊断会导致错误的治疗。该病例仔细查体就可以发现，患眼周切口处可见晶状体赤道部，且前房深浅不均，故诊断明确。手术方式的选择以摘除晶状体为首选，关于联合张力环人工晶状体植入术还是人工晶状体悬吊术，可根据术中晶状体悬韧带断裂的范围而定。同时由于该患者病史 10 个月，UBM 及房角镜检查部分房角关闭，故术中联合房角分离，更好地控制眼压。从而达到理想的手术效果。因此在平日的临床工作中若遇到类似原发性急性闭角型青光眼发作的病例，查体发现患眼前房极浅，且双眼前房深度不对称时，应考虑是否存在晶状体悬韧带异常。

晶状体脱位具有以下临床表现：①视力障碍：晶状体脱位的严重程度不同可造成不同程度的视力障碍。由于晶状体位置的改变，造成屈光度改变，晶状体倾斜造成散光，还可出现单眼复视。②晶状体位置变化：晶状体全脱位可脱位于前房、瞳孔区或玻璃体腔，眼球破裂患者可脱出眼外。晶状体不全脱位可观察到晶状体中心偏离瞳孔区，晶状体位置倾斜，散瞳后可观察到晶状体赤道部。③前房深度变化：裂隙灯下可观察到各象限前房深浅不等，双眼前房深浅不一。④虹膜震颤：晶状体脱位往往伴有虹膜震颤，患者眼球运动更容易发现轻微的虹膜震颤。⑤继发青光眼：可表现为急性眼压升高，类似急性闭角型青光眼发作，角膜水肿，瞳孔散大，虹膜节段性萎缩。也可表现慢性眼压升高。

刘建荣病例点评

晶状体脱位或不全脱位的常见原因包括外力原因造成悬韧带损伤、晶状体悬韧带脆弱（假性剥脱综合征、高度近视、视网膜色素变性、慢性葡萄膜炎）、先天异常（Marfan 综合征、同型胱氨酸尿症、Marchesani 综合征）、自发脱位等。有学者报道，悬韧带离断引起晶状体不全脱位甚至全脱位的患者 83% 会继发闭角型青光眼。

晶状体脱位继发青光眼的发病机制为：①晶状体引起的瞳孔阻滞，晶状体向前移位，虹膜与晶状体紧密相贴，瞳孔阻滞，后房压力增高，将虹膜推向前，引起房角关闭，眼压升高；②玻璃体疝造成瞳孔阻滞，晶状体脱位时，可形成玻璃体疝，玻璃体疝可引起瞳孔阻滞，房角关闭，眼压升高；③其他因素，外伤性晶状体脱位中，由于外力损伤刺激小梁网产生炎症，水肿，变性，色素大量脱失使房水排出通道机械性阻塞；外伤对睫状体的机械刺激引起神经血管反射，房水分泌增加。

UBM 的检查在评估晶状体悬韧带结构完整性方面提供依据。UBM 是一种用于记录隐匿性晶状体悬韧带损伤的有效方法。通过 UBM 测量晶状体悬韧带松弛或离断的位置和范围，以及房角开放程度为选择手术方法提供了客观依据。

对于晶状体脱位继发青光眼的患者，因缩瞳药会加重睫状环阻滞，应慎用缩瞳药，可先行激光虹膜周切解除瞳孔阻滞，注意应选择在晶状体不能堵塞的部位。根据病情选择合适的手术方案，术前积极药物降眼压。根据晶状体脱位的情况和手术医生的水平，可选择白内障囊内摘除、白内障囊外摘除或白内障超声乳化摘除，也可使用玻切头经睫状体扁平部行晶状体切除术同时行前部玻璃体切除

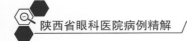
术。是否联合一期人工晶状体植入可根据患者眼压，角膜情况，前房条件及晶状体脱位的范围而定。对于长期眼压高房角广泛粘连的患者可行青光眼白内障联合手术。对于一些伴有玻璃体脱出、虹膜损伤等难治性青光眼，有学者选择 Ahmed 青光眼阀植入术，该术式的中远期疗效比较有效，相对安全。该病例提示，对疾病的检查一定要细致，当发现闭角型青光眼患者双眼前房明显不对称时，一定要进一步检查以明确病因及诊断，从而制定正确有效的治疗方案。

参考文献

1. SEONG M，KIM M J，TCHAH H. Argon laser iridotomy as a possible cause of anterior dislocation of a crystalline lens. J Cataract Refract Surg，2009，35（1）：190 – 192.

2. KWON Y A，BAE S H，SOHN Y H. Bilateral spontaneous anterior lens dislocation in a retinitis pigmentosa patient. Korean J Ophthalmol，2007，21（2）：124 – 126.

3. MEWHAE J A，CRIEHTON A C，RINKE M. Ultrasound biome – croscopy for the assessment of zonules after ocular trauma. Ophthalmology，2003，110（7）：1340 – 1343.

4. SEE J L. Imaging of the anterior segment in glaucoma. Clin Exp Ophthalmol，2009，37（5）：506 – 513.

5. 刘杏，余芬芬，钟毅敏，等. Ahmed 青光眼阀植入术治疗挫伤早期继发性青光眼的疗效. 中华眼科杂志，2012，48（6）：492 – 496.

6. 温嘉洁，马歆琪，龙崇德. 外伤性晶状体脱位的治疗. 中华眼外伤职业眼病杂志，2019，41（5）：395 – 400.

（孙 娜 刘建荣）

病例 43　晶状体溶解性青光眼合并绿脓杆菌感染

📋 病历摘要

【基本信息】

患者，女，70 岁。主诉"左眼阵发性胀痛伴视物不清 2 年，眼胀痛、头痛难忍 3 天"。

2 年前左眼阵发性胀痛伴视物不清，当地医院诊为"左眼白内障、青光眼"建议手术，因血压高未能手术，药物治疗后好转；1 年前再次出现上述症状，当地医院诊为"左眼白内障、青光眼"，建议药物治疗，后症状消失；3 天前出现左眼胀痛伴左侧头痛，疼痛难忍，伴发恶心呕吐，当地医院药物（美开朗、派立明、左氧氟沙星眼膏，静脉滴注甘露醇）治疗无效，建议至上级医院诊治。为进一步治疗，于 2019 年 7 月 8 日来我院，患者发病后饮食欠佳，伴有呕吐，睡眠受影响，精神差，痛苦面容，体力一般，二便正常。

既往史：明确否认外伤史，否认家族遗传病史。

【眼科检查】

视力：OD CF/30 cm，OS LP 不确；眼压：OD 13.0 mmHg，OS 56.5 mmHg，右眼角膜透明，前房中深，晶状体混浊，隐见视盘色淡、大片脉络膜萎缩灶；左眼结膜混合充血，结膜囊可见眼膏残留及分泌物，角膜上皮雾状水肿，前房深，瞳孔 7 mm，虹膜震颤，晶状体棕色混浊、晃动、局部溶解（图43-1），眼底窥不清。

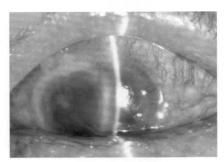

左眼前节照片示结膜充血，结膜囊可见眼膏残留及分泌物。

图43-1　左眼前节照

【辅助检查】

眼部B超：右眼眼轴27.19 mm，晶状体混浊；左眼轴24.28 mm，晶状体后脱位，玻璃体血性混浊（图43-2）。UBM检查：右眼前房深约2.89 mm，前房角开放；左眼角膜回声不均，前房2.4 mm，房角关闭，前房可见密集点状回声，晶状体后脱位（图43-3）。角膜共聚焦显微镜：左眼图像无法分析，右眼角膜内皮计数2423个/mm^2。

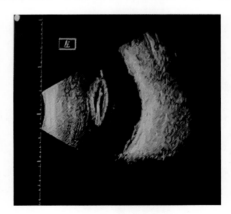

左眼轴24.28 mm，晶状体后脱位，玻璃体血性混浊。

图43-2　左眼入院B超

【诊断】

①左眼角膜溶解；②左眼晶状体溶解性青光眼；③左眼晶状体

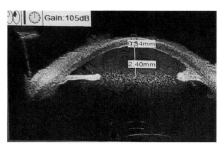
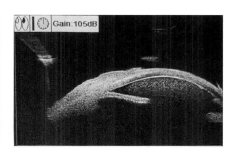
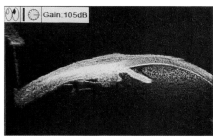
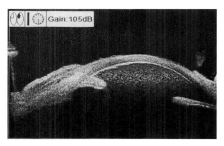

角膜回声不均，前房 2.4 mm，房角关闭，前房可见密集点状回声，晶状体后脱位。

图 43 - 3　左眼 UBM 照

脱位；④左眼玻璃体积血；⑤左眼脉络膜脱离；⑥双眼白内障；⑦右眼高度近视。

【诊疗经过】

入院后给予降眼压（卡替洛尔、布林佐胺、溴莫尼定、甘露醇、醋甲唑胺）、抗炎（左氧氟沙星、妥布霉素地塞米松、普拉洛芬）、营养角膜（贝复舒凝胶、海露）治疗，准备行左青光眼联合白内障摘除手术。

手术当天，发现术眼结膜充血，有分泌物。暂停手术，进一步请角膜组会诊，给予局部加强抗炎治疗（左眼抗炎眼药加至 6 次/日，以及角膜营养治疗），并做多次角膜结膜刮片，细菌、真菌培养（－），联合治疗后 1 天，左眼结膜水肿明显，角膜可见局部浸润灶及分泌物增多（图 43 - 4），角膜刮片细菌真菌均（－）。

检查前节 OCT（图 43 - 5）、共聚焦显微镜图（图 43 - 6），显

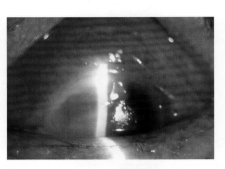

左眼结膜充血水肿明显，角膜可见局部浸润灶及分泌物增多。

图 43 - 4　联合治疗 1 天后左眼前节照片

示：左眼角膜局部薄变，角膜上皮基质水肿，无法计数内皮细胞数量。继续抗炎抗真菌（妥布霉素滴眼液、左氧氟沙星滴眼液、氟康唑滴眼液等）及角膜保护等药物治疗，2 天后病情加重，左眼前节可见结膜充血水肿角膜局部溃疡（图 43 - 7），3 天后角膜溶解（图 43 - 8），眼内炎（图 43 - 9），急诊行左眼内容物剜除术 + 病检 + 培养 + 药敏，并给予广谱抗菌药及抗真菌药治疗，培养结果为绿脓杆菌感染（图 43 - 10，图 43 - 11），药敏培养显示头孢拉定、妥布霉素等抗生素敏感，病理检查符合眼内炎及晶状体溶解表现（图 43 - 12），请角膜组、眼眶组、感染科、检验科、药剂科多科会诊，停用抗真菌药，使用敏感抗生素（头孢拉定剂量 2 g，每日 3 次，局部妥布霉素、莫西沙星，保护胃肠道制剂），结膜内分泌物减少（图 43 - 13），避免细菌进一步深入累及眶内、颅内，行眼眶 CT 检查，符合眼球摘除术后表现（图 43 - 14）。维持量治疗 2 周后，复查各项化验结果均为（-），提示治疗效果良好。

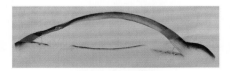

左眼上方角膜变薄。

图 43 - 5　前节 OCT

笔记

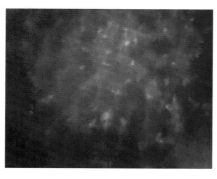

左眼角膜局部薄变，角膜上皮基质
水肿，无法计数内皮细胞数量。

图 43－6　共聚焦显微镜图

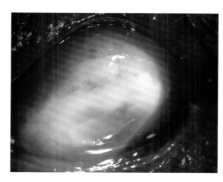

图 43－7　治疗 2 天后左眼前
节照相结果显示角膜局部溃疡

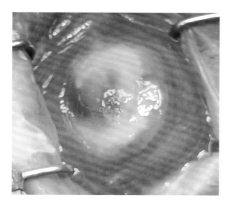

图 43－8　治疗 3 天后左眼前
节照相结果显示左眼角膜溶解

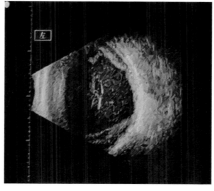

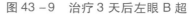

左眼晶状体不清，玻璃体密集点团状
混浊，球后壁粗糙，脉络膜脱离。

图 43－9　治疗 3 天后左眼 B 超

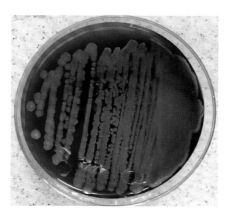

图 43－10　铜绿假单胞菌
培养皿照

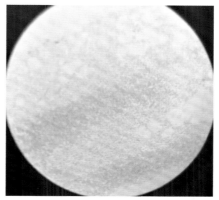

图 43－11　铜绿假单胞菌
显微镜下照

笔记

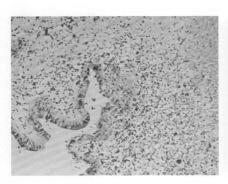

病理结果显示左眼角膜上皮增生、厚薄不一，上皮下大量炎细胞浸润，结构紊乱，见纤维性囊壁，视网膜脉络膜见大量中性粒细胞浸润。

图 43 - 12　病理检测结果

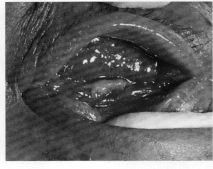

术后左眼结膜囊分泌物少许。

图 43 - 13　左眼术后前节照相

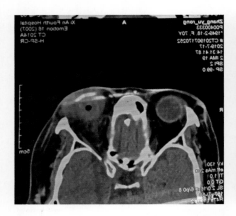
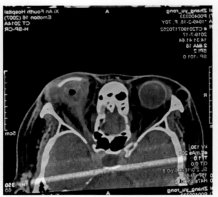

左眼球周围及球后肌锥间隙内片絮状影。

图 43 - 14　眼眶 CT

病例分析

积极治疗后，患者虽然未能保住眼球，但可痛苦解除，感染控制，因为一期未手术且及时发现细菌感染，并积极治疗，规避风险，后患者满意出院。随访多次，情况稳定。

铜绿假单胞菌（绿脓杆菌）(pseudomonas aeruginosa，PA）为革兰阴性菌、好氧、呈长棒形的细菌。广泛分布于自然界及正常人皮肤、肠道和呼吸道，是临床上较常见的条件致病菌之一，其毒性极强、耐药性强、穿透力弱。多为外伤等抵抗力弱时感染。眼部感染多为PA（角膜溃疡）、溶解，当外伤、炎症等角膜上皮不健康时，其潜伏期很短，发展迅速，1~2天可破坏全角膜，黄色、黄绿色脓性分泌物，严重的化脓性角膜炎，疼痛剧烈，细菌涂片及结膜囊细菌培养。在治疗上：病情凶险，不等培养结果，尽早治疗；需床边隔离、避免对侧眼及交叉感染；使用敏感抗生素：多黏菌素B、黏菌素、莫西沙星、妥布霉素，头孢三代、头孢四代，喹诺酮类。对症治疗为散瞳、结膜囊冲洗。

在接诊患者时，一定要检查仔细，关注细节及细微变化，术前注意细微变化，并不能完全依靠细菌培养。辅助检查可及早发现可能出现的陷阱，并积极处理，同时注意与患者及家属实时沟通，达成共识，共同对抗疾病。

刘建荣病例点评

此病例以左眼晶状体溶解性青光眼收治，收治后发现铜绿假单胞菌感染，继而发生角膜溶解、眼内炎。最后行眼内容物剜除联合全身抗生素以控制炎症。因为铜绿假单胞菌感染特点，结合此患者病史，应考虑就诊时就存在铜绿假单胞菌性感染可能，而患者就诊时眼表残存的眼药膏及高眼压下结膜充血、角膜水肿等，均影响了对角膜感染病灶的判断；术前应用大量抗生素滴眼液及铜绿假单胞菌自身特点等因素，可影响培养结果，而出现多次角膜刮片培养

笔记

261

（细菌、真菌）均为阴性，再一次干扰明确诊断，好在及时广谱抗菌药的使用，并密切关注病情变化，于术后培养及药敏结果明确后，调整了治疗方案。由于此细菌在无明确眼表损伤时感染率低，但其进展迅速，后果严重，故及时发现，明确诊断尤为重要。故对以青光眼发作表现为首诊的患者，眼部检查更应细致，仔细观察角膜的病情变化，不留隐患。当怀疑角膜有感染时，应治疗与细菌、真菌培养同时进行，首选广谱抗细菌及抗真菌类药物，重症患者可采用结膜下注射或全身用药，待获得培养及药敏试验结果后修正用药。当确诊为铜绿假单胞菌感染后，一定要避免深入逆行感染及病房交叉感染。该病例提示，对疾病的检查一定要细致，当发现其病情的进展与原有疾病不相符时，一定要进一步检查以明确是否合并其他疾病，避免漏诊，从而制定正确有效的治疗方案。

参考文献

1. 王超庆，郑秀芸，靳文燕，等. 深板层角膜移植治疗绿脓杆菌性角膜溃疡的临床疗效. 中国实用眼科杂志，2006，24（3）：343－344.

2. 吴明权，魏士长，黄银秋，等. 绿脓杆菌耐药机制及其治疗对策研究. 中国医院用药评价与分析，2016，16（11）：1460－1461.

3. OSBORNE S A, AL AHMAR B, GERGES S. A case of double hypopyon secondary to pseudomonas aeruginosa keratitis in a patient with longstanding rubeotic glaucoma. Acta Ophthalmol Scand, 2005, 83（4）：510－511.

（于敬妮　王小莉　刘建荣）

笔记

病例 44　晶状体半脱位继发青光眼的手术治疗

病历摘要

【基本信息】

患者，女，63 岁。主诉"右眼视力下降 1 年，加重伴胀痛、头痛 4 天"。

否认外伤史，既往体健。

【眼科检查】

视力：OD 0.25，OS 0.8。眼压：OD > 60 mmHg（药物下），OS 11.9 mmHg。右眼结膜混合性充血，角膜雾状水肿，色素性 KP（＋），中央前房深 1.5 CT（图 44 - 1），周边前房消失，房闪（＋），瞳孔圆，直径 5 mm，对光反射迟钝，晶状体混浊，眼底模糊见视网膜平伏，视盘边界清，色淡红，C/D = 0.4。左眼结膜无充血，角膜透明，KP（－），前房深，房闪（－），瞳孔圆，直径 3 mm，对光反射灵敏，晶状体皮质轻度混浊，眼底视网膜平伏，视盘边界清，色淡红，C/D = 0.3。UBM 检查提示右眼前房浅，房角关闭，3:00、6:00 位悬韧带断裂（图 44 - 2）。OCT 检查：右眼视盘周围视网膜神经纤维层（retinal nerve fiber layer，RNFL）增厚（图 44 - 3）。视野检查：右眼鼻上暗点。角膜内皮细胞计数：右眼 1524 个/mm^2，左眼 2342 个/mm^2。眼部 B 超未见异常。

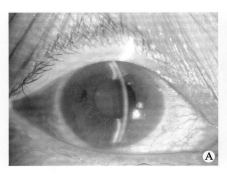
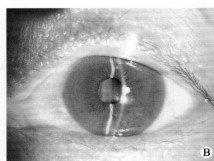

A：右眼；B：左眼。右眼结膜混合性充血，角膜雾状水肿，中央前房深 1.5 CT，周边前房消失，瞳孔直径 5 mm，晶状体混浊。左眼角膜透明，前房深，晶状体皮质轻度混浊。

图 44－1　裂隙灯显微镜下照片

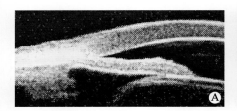
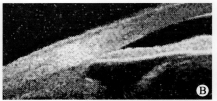

A：3:00 位；B：6:00 位。

图 44－2　UBM 图片：右眼晶状体悬韧带断裂

【诊断】

①右眼继发性青光眼；②右眼晶状体半脱位；③双眼年龄相关性白内障。

【诊疗经过】

入院后给予右眼布林佐胺滴眼液 3 次/日、酒石酸溴莫尼定滴眼液 3 次/日、卡替洛尔滴眼液 2 次/日联合甘露醇注射液 250 mL 静脉滴注，地塞米松 2.5 mg 右眼半球后注射。入院第 2 天患者眼压降至 8.7 mmHg。完善术前检查后，在表面麻醉下行右眼白内障超声乳化吸出、人工晶状体植入、张力环植入、房角分离术，术中见 2:00 ～ 6:00 位晶状体悬韧带断裂，晶状体向颞侧移位。术后

笔记

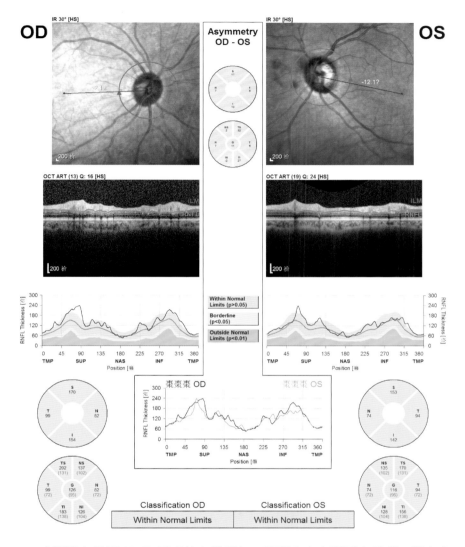

右眼视盘周围 RNFL 厚度较左眼增加，以颞上方和颞下方显著；颞上方 RNFL：右眼 202 μm，左眼 170 μm；颞下方 RNFL：右眼 183 μm，左眼 156 μm。

图 44 - 3　视盘 OCT 环形扫描照片

第 1 天：右眼视力 1.0，眼压 7.1 mmHg，角膜透明，前房深，人工晶状体位正（图 44 - 4），眼底视网膜平伏。术后 2 周视力右眼视力 1.2，眼压 10.1 mmHg。术后 1 个月：右眼视力 1.0，眼压 8.5 mmHg。

笔记

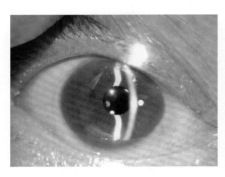

右眼术后第 1 天，角膜透明，前房深，瞳孔圆，直径 4 mm，人工晶状体位正。

图 44 - 4　裂隙灯显微镜下照片

病例分析

晶状体脱位常继发于外伤、自发性或遗传性疾病，可导致急性闭角型青光眼。由于晶状体悬韧带松弛或断裂，晶状体前囊与虹膜后表面相贴甚至粘连，晶状体和（或）玻璃体疝引起瞳孔阻滞，后房压力增高，前房变浅，房角关闭，导致眼压升高。此外，晶状体脱位引起小梁网炎症、水肿、变性，脱落的色素颗粒阻塞房水流出通道；脱位晶状体机械刺激睫状体引起神经血管反射，房水分泌增加，会导致眼压进一步升高。

当患者晶状体脱位较轻，无明显白内障及视力障碍，可应用药物降低眼压，亦可行 YAG 激光虹膜周边切开术加深前房。缩瞳剂会导致悬韧带进一步松弛，加重晶状体脱位。因此，晶状体脱位继发闭角形青光眼禁用缩瞳剂。当患者有中重度白内障，或者晶状体明显移位影响视力，在眼压控制、角膜清亮的情况下，应及时行白内障摘除术，必要时联合前部玻璃体切除术。是否一期植入人工晶状体，需结合患者悬韧带断裂范围综合考虑。若悬韧带断裂范围小于 180°，可植入囊袋张力环，一期植入人工晶状体。若悬韧带断裂范围大于 180°，建议人工晶状体缝线固定术。若患者房角广泛粘连，应用降眼压药物眼压失控，角膜水肿，可先行小梁切除术降低眼压，二期摘除晶状体。

本例患者右眼前房相比于左眼明显变浅，虽然否认外伤史，但是高度怀疑晶状体悬韧带异常导致的继发性急性闭角型青光眼。UBM 检查在晶状体半脱位的诊断中具有重要作用。该例患者 UBM 检查提示右眼 3:00、6:00 位晶状体悬韧带断裂，明确了患者的诊断。应用降眼压药物后，患者眼压下降，角膜恢复透明，及时摘除脱位的晶状体联合张力环植入，患者术后视力恢复理想，眼压控制良好。因此，术前认真细致检查患者，准确判断病情，对于制定合理的治疗方案非常重要。一旦明确诊断，结合患者眼部具体情况，给予积极有效的治疗，可明显改善患者的视力预后。

刘建荣病例点评

对于双眼眼轴短、前房浅的晶状体半脱位患者，若外伤史不明确，容易与原发性急性闭角型青光眼相混淆。裂隙灯显微镜下双眼对比检查非常重要。原发性闭角型青光眼双眼前房深度一致。继发性闭角型青光眼双眼前房深度明显不同，晶状体半脱位眼前房变浅，深度不均。UBM 检查有助于发现晶状体脱位，可见局部悬韧带回声不清、晶状体赤道部与睫状突距离增大。

手术治疗晶状体半脱位的方法较多，主要分为保留囊袋和不保留囊袋的 2 种方式。本例患者晶状体脱位范围较小（2:00 ~ 6:00 位），故囊袋内植入张力环即可达到良好的手术效果。对于晶状体脱位范围大于 180°者，可用张力环缝线固定法保留囊袋，人工晶状

笔记

体位于正常解剖位置，接近自然生理状态，并发症少。对于晶状体脱位范围大无法保留囊袋者，既要达到人工晶状体居中性良好，又要减少对玻璃体的干扰。

参考文献

1. ZHANG Y, ZONG Y, JIANG Y, et al. Clinical features and efficacy of lens surgery in patients with lens subluxation misdiagnosed as primary angle – closure glaucoma. Curr Eye Res, 2019, 44（4）: 393 – 398.

2. 许银霞，王胜良，贾亮，等. 晶状体悬韧带松弛及隐匿性晶状体不全脱位继发青光眼的临床特点及手术治疗. 临床眼科杂志, 2016, 24（2）: 121 – 123.

3. 刘奕志，刘玉华，吴明星，等. 超声生物显微镜在晶状体半脱位诊治中的应用. 中华眼科杂志, 2004, 40（3）: 186 – 189.

（王伟伟　刘建荣）

病例 45 　视网膜中央静脉阻塞致新生血管性青光眼

📋 病历摘要

【基本信息】

患者，男性，55 岁。主诉"右眼视力下降 1 个月，胀痛伴同侧头痛 10 天"。

患者 1 个月前右眼视力下降未在意，10 天前出右眼胀痛伴同侧头痛，就诊于我院眼科。测量眼压 31 mmHg，行眼底欧宝照相（图

45 - 1）和OCT（图45 - 2）检查，诊断为"右眼新生血管性青光眼，右眼视网膜中央静脉阻塞"，测血糖21.1 mmol/L，建议内分泌科就诊控制血糖。患者于2019年10月3日入住内分泌科控制血糖，2019年10月8日转入眼科病房。

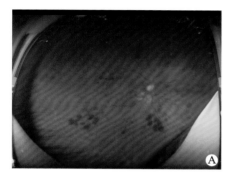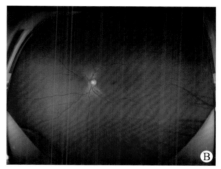

A：右眼视网膜静脉迂曲扩张，散在火焰状、点片状出血，视盘颞下方多发黄白色渗出。B：左眼底未见明显异常。

图45 - 1　眼底欧宝照相

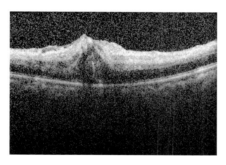

右眼黄斑部视网膜水肿。

图45 - 2　OCT图片

既往史：1年前发现空腹血糖8.0 mmol/L，未治疗。高血压病史5年，间断口服硝苯地平缓释片及依那普利，血压波动大。

【眼科检查】

视力：OD 手动/10 cm，OS 0.3；眼压：OD 32.1 mmHg（药物控制），OS 13.9 mmHg。右眼结膜混合性充血，角膜雾状水肿，可见大疱，KP(-)，前房深，房闪(-)，瞳孔不圆，直径约5 mm，对光反射消失，虹膜可见大量新生血管（图 45 - 3），晶状体混浊，眼底模糊见视网膜血管迂曲，散在片状出血及渗出，细节观察不清。左眼眼前节及眼底未见明显异常。UBM 提示右眼各象限房角关闭（图 45 - 4）。眼 B 超未见明显异常。

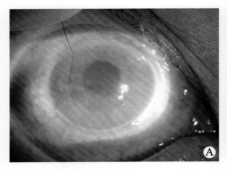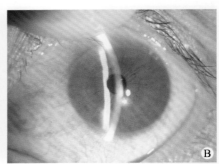

A：右眼结膜混合性充血，角膜雾状水肿，瞳孔不圆，直径约 5 mm，虹膜可见大量新生血管。B：左眼结膜轻度充血，角膜透明，瞳孔圆，直径 3 mm，虹膜未见异常。

图 45 - 3　裂隙灯显微镜下照片

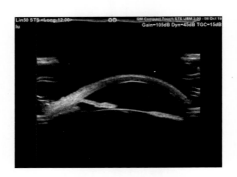

图 45 - 4　UBM 图片房角关闭

【辅助检查】

体格检查：双侧膝关节 15 cm 以下浅感觉减退。

实验室检查：血常规、甲状腺功能、心肌酶谱、肝肾功能、电解质、CEA、AFP、CA199 及病毒系列未见明显异常。尿微量白蛋白：488.7 μg/mg，24 小时尿蛋白测定 386 mg，糖化血红蛋白 9.9%；尿液分析：葡萄糖 28 mmol/L，尿隐血 25 cell/μL，蛋白质 1.0 g/L。

【诊断】

①右眼新生血管性青光眼；②右眼视网膜中央静脉阻塞；③双眼代谢性白内障；④2 型糖尿病、糖尿病肾病、糖尿病周围神经病变；⑤高血压 3 级（极高危）。

【诊疗经过】

患者血糖平稳后于 2019 年 10 月 10 日行右眼雷珠单抗（50 μL）玻璃体腔注射术。术后虹膜表面新生血管明显消退（图 45-5），眼压波动于 31～45 mmHg，于 2019 年 10 月 14 日局部浸润麻醉下行右眼复合式小梁切除术，术中应用丝裂霉素（0.5 mg/mL）5 min，预制可调节缝线 2 针。

术后第 1 天，右眼视力手动/30 cm，眼压 18 mmHg，滤过泡弥散隆起，角膜透明，前房深，房闪（＋），瞳孔区血性渗出膜，下方可见积血 3～4 mm（图 45-6），虹膜周切口通畅，晶状体混浊，眼底模糊见视盘色淡，后极部散在片状出血及渗出。给予眼局部抗炎、预防感染、麻痹睫状肌治疗。

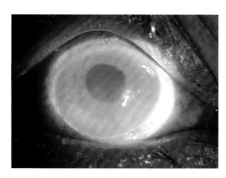

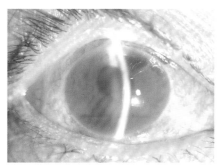

右眼玻璃体腔注射抗 VEGF 治疗后第 1 天，结膜充血，角膜雾状水肿，虹膜表面新生血管明显消退。

图 45-5　裂隙灯显微镜下照片

右眼复合式小梁切除术后第 1 天，角膜透明，瞳孔区血性渗出膜，下方可见积血 3～4 mm，虹膜周切口通畅。

图 45-6　裂隙灯显微镜下照片

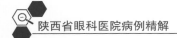
出院 1 周后复诊，右眼视力指数/30 cm，眼压 12.4 mmHg，滤过泡弥散平坦，角膜透明，前房深，房闪（＋），瞳孔区血性渗出膜较前吸收，下方积血 1～2 mm（图 45 - 7），虹膜周切口通畅，晶状体混浊，眼底视网膜平伏，视盘边界清晰，色淡白，C/D = 0.7，视网膜动脉纤细，静脉迂曲扩张，后极部散在片状出血、渗出。FFA 检查提示：右眼缺血型视网膜中央静脉阻塞，分 3 次完成全视网膜激光光凝术。随访至术后 2 个月，右眼视力指数/50 cm，眼压 13 mmHg，余检查大致同前。

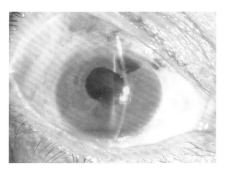

右眼复合式小梁切除术后第 7 天角膜透明，瞳孔区少许血性渗出膜，下方可见积血 1～2 mm，虹膜周切口通畅。

图 45 - 7　裂隙灯显微镜下照片

病例分析

本例患者由于视网膜中央静脉阻塞未治疗，导致出现新生血管性青光眼。此外，该患者有糖尿病病史，血糖控制较差，并发糖尿病视网膜病变，进一步加重视网膜缺血、缺氧。该患者虹膜表面大量新生血管，眼压高，出现眼痛、角膜水肿，药物控制眼压不佳，UBM 提示房角关闭，属于闭角型青光眼期，需要抗 VEGF 治疗联合青光眼手术来降低眼压，然后尽快完成 PRP 治疗。

临床上绝大多数 NVG 患者，药物难以控制眼压，治疗较为棘手，预后较差。小梁切除术为青光眼的经典手术方式，建立外引流通道，降低眼压。但是小梁切除术并未消除新生血管生成的原因，围手术期容易发生前房积血，并且由于难治性青光眼术后炎症反应强烈，释放出的炎性因子及 VEGF 等均会刺激纤维组织增生，使滤过通道瘢痕化，造成手术失败。研究发现，抗 VEGF 药物用于 NVG 治疗取得了良好效果。小梁切除术前行玻璃体腔注射抗 VEGF 药物，促使新生血管消退，为青光眼手术创造条件，可减少传统治疗方案引起的前房积血、纤维细胞过度增生等，但远期效果仍需进一步观察。PRP 在治疗 NVG 中有着十分重要的作用，其原理主要是激光封闭视网膜毛细血管无灌注区，使视网膜缺血得到改善，减少眼内 VEGF 的进一步释放。本例患者中，视网膜中央静脉阻塞（CRVO）发病仅 1 个月就继发新生血管性青光眼，病程较短，眼部症状明显，并且患者血糖高 1 年，并未进行治疗，应用 3 种降眼压药物眼压失控，为挽救患者视功能，需行抗 VEGF 药物玻璃体腔注射，然后行复合式小梁切除术降低眼压。术中应用丝裂霉素可抑制滤过泡瘢痕化，提高小梁切除术的成功率。本例患者玻璃体腔注射抗 VEGF 药物后，虹膜表面新生血管明显消退，但是角膜水肿，眼压仍高，波动于 31 ~ 45 mmHg。在小梁切除术中，咬切小梁和剪除周边虹膜时，均有出血，说明虹膜根部，以及小梁网上仍有新生血管。小梁切除术后第 1 天，眼压 18 mmHg，前房可见血性渗出膜、积血，加强眼局部抗炎治疗，同时严格控制血糖，眼压平稳出院。该患者出院后 10 天，及时行 FFA 检查，先后 3 次行视网膜光凝完成 PRP，血糖控制稳定，眼压波动于 10.9 ~ 17.4 mmHg。

综上所述，NVG 不是单一的眼科疾病，需要全面分析、综合治疗，推荐抗 VEGF 治疗和青光眼手术相结合，同时完成视网膜光凝的综合治疗方法，可有效控制患者眼压，最大限度保护患者的视功能。

王伟伟病例点评

缺血型 CRVO 有广泛的视网膜毛细血管无灌注，以及细胞死亡，18%~60% 会发生 NVG，多发生于 CRVO 发病 3 个月左右。此患者病情进展迅速，仅 1 个月就出现 NVG，并且已进入闭角期。这与患者血糖、血压偏高，控制不佳有关。眼压升高后会加剧视网膜缺血，形成恶性循环。房角由于新生血管增生粘连关闭，房水外流受阻，降眼压药物很难控制眼压，亟须通过手术治疗的方式来降低眼压。

对于尚有视功能的 NVG 患者，主要的手术方式有复合式小梁切除术、房水引流阀植入术和 Ex－Press 引流钉植入术等。复合式小梁切除术性价比最高，对于没有眼部手术史的 NVG 患者而言，术中联合使用抗瘢痕化药物，术后及时治疗原发病，定期随访，亦能有效地控制眼压。此外，亦可考虑睫状体分泌功能减弱术，如经巩膜睫状体光凝术、超声睫状体成形术、睫状体冷凝术等。若患者已经完全丧失视力且疼痛难忍时，可选择眼球摘除术。

总体而言，NVG 治疗效果较差，因此预防此病非常重要。对缺血性眼病患者的早期干预，即尚未发生新生血管增殖收缩导致房角关闭及视神经损伤时，是抗 VEGF 药物玻璃体腔注射的最佳时机。同时联合视网膜光凝治疗，改善视网膜缺血，抑制新生血管形成。

参考文献

1. ALKAWAS A A, SHAHIEN E A, HUSSEIN A M. Management of neovascular glaucoma with panretinal photocoagulation, intravitreal bevacizumab, and subsequent

笔记

trabeculectomy with mitomycin C. J of Glaucoma, 2010, 19 (9): 622 – 626.

2. ZHANG X, ZHOU M. Neovascular glaucoma: Challenges we have to face. Chinese Medical J, 2014, 127 (8): 1407 – 1409.

3. 葛坚. 临床青光眼. 3 版. 北京: 人民卫生出版社, 2016: 291 – 297.

4. 中华医学会眼科学分会青光眼学组. 中国新生血管性青光眼诊疗专家共识 (2019 年). 中华眼科杂志, 2019, 55 (11): 814 – 817.

5. ZHENG L, MINWEN Z, WEI W, et al. A prospective comparative study on neovascular glaucoma and non – neovascular refractory glaucoma following Ahmed glaucoma valve implantation. Chinese Medical J, 2014, 127 (8): 1417 – 1422.

6. 赵明威. 新生血管性青光眼治疗面临的临床问题与思考. 中华实验眼科杂志, 2016, 34 (7): 577 – 579.

（徐倩倩　王伟伟）

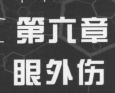

第六章
眼外伤

病例 46　"无光感"眼球破裂伤误判眼球摘除手术的成功救治

📋 病历摘要

【基本信息】

　　患者，男，48岁。主诉"被铁尺击伤致左眼视力下降1个月"。

　　1个月前患者左眼被铁尺击伤致视力下降，受伤当时于当地医院眼科就诊，查眼眶CT结果显示"左眼球破裂伤、左眼晶状体显示不清"，诊断"左眼球破裂伤＋左眼外伤性白内障＋左眼钝挫伤"，急诊行"左眼球破裂伤清创缝合联合结膜裂伤清创缝合术"，住院治疗半月余视力仍无改善，建议患者上级医院行左眼球摘除术。为求进一步诊治，患者来我院眼科就诊。

【眼科检查】

视力：OD 0.8，OS NLP；眼压：OD 22.1 mmHg，OS 16.4 mmHg，右眼前后节未见异常，左眼结膜充血，下方3:00~6:00位可见巩膜裂伤，缝线在位，角膜透明，前房深，前房内血可见4 mm积血，虹膜缺如，余眼内结构窥不清。

【辅助检查】

眼球B超提示："左眼无晶体眼？左眼玻璃体积血，左眼球后壁回声粗糙"（图46-1）。

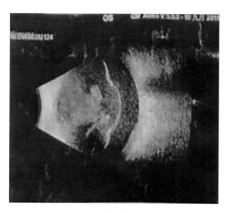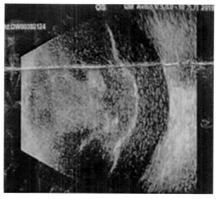

患眼玻璃体腔致密血性混浊，未见明显视网膜脱离征象。

图46-1　术前左眼B超

【诊断】

①左眼外伤性玻璃体积血；②左眼晶状体缺如；③左眼前房积血；④左眼球破裂伤缝合术后；⑤左眼球钝挫伤。

【诊疗经过】

入院后根据眼部B超结果，行左眼玻璃体切除、视网膜光凝、注硅油、前房冲洗。清除陈旧血性混浊玻璃体后见视盘界清色淡红，血管走行可，黄斑中反可见，3:00～5:00位可见已愈合条带状脉络膜破裂，并激光封闭，检查余周边视网膜未见异常。术后第1天，裸眼视力：OS CF/50 cm，术眼眼压14 mmHg；术后第4天裸眼视力 OS 0.01，加小孔验光：左眼 + 3.50 DS/ + 2.00 DC × 40° → 0.12；术眼眼压15 mmHg，角膜透明，虹膜缺如，晶状体缺如，玻璃体腔硅油填充（图46 – 2），眼底视盘界清色淡红，黄斑中反欠清，3～5点周边视网膜可见激光斑（图46 – 3）。查双眼黄斑 OCT 结果显示：左眼鼻侧黄斑区视网膜层间较颞侧水肿增厚；右眼黄斑区视网膜结构未见异常（图46 – 4）。

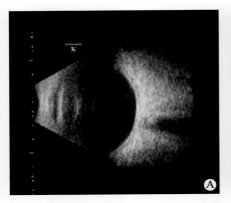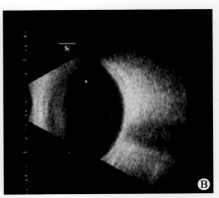

A：右眼玻璃体轻度混浊。B：左眼玻璃体腔硅油填充，晶状体缺如，视网膜未见脱离。

图46 – 2 术后第4日双眼眼部B超

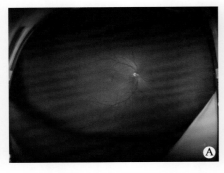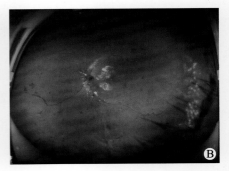

A：右眼（OD）视网膜大致正常。B：左眼（OS）3:00～5:00位周边视网膜可见激光斑。

图46 – 3 术后第4日双眼欧宝照相

笔记

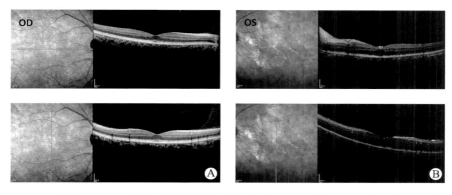

A：右眼（OD）黄斑区视网膜结构未见异常。B：左眼（OS）鼻侧黄斑区视网膜层间较颞侧水肿增厚。

图 46－4　术后第 4 日双眼黄斑 OCT

术后 2 周查体，裸眼视力：OD 0.8，OS 0.01；矫正视力：OD 1.0，OS 0.1；眼压：OD 19.3 mmHg，OS 27 mmHg，左眼视网膜平伏，给予布林佐胺滴眼液 2 次/日、马来酸噻吗洛尔滴眼液 2 次/日、曲伏前列腺素滴眼液 1 次/日点眼及口服醋甲唑胺片 25 mg，2 次/日。术后 3 周，术眼眼压为 26.3 mmHg，遂在局部麻醉下行左眼部分硅油取出术，取出约 0.3 mL 硅油，术后患者定期门诊复查眼压，术眼眼压波动在 20.5～30.3 mmHg，给予术眼布林佐胺滴眼液 2 次/日、马来酸噻吗洛尔滴眼液 2 次/日、曲伏前列腺素滴眼液 1 次/日点眼，口服醋甲唑胺片 25 mg，2 次/日，治疗 1 个月后术眼眼压波动在 22～26.5 mmHg。

术后 1.5 个月后复查，视力：OD 1.0，OS CF/5 cm；眼压：OD 20.2 mmHg，OS 41.8 mmHg；右眼前后节未见异常，左眼睫状充血（++），角膜上皮轻度混浊，虹膜缺如，晶状体缺如，视网膜平伏。建议行左眼玻璃体腔硅油取出术。

硅油取出术后 1 周复查，视力 OD 1.0，OS 0.01，加小孔验光：OS ＋9.50 DS/＋4.00 DC×20°→0.3；术眼眼压 15.3 mmHg，术后

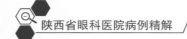

使用布林佐胺滴眼液 2 次/日、马来酸噻吗洛尔滴眼液 2 次/日、曲伏前列腺素滴眼液 1 次/日点眼，眼压控制在 15 ~ 20 mmHg，建议患者必要时行左眼引流阀植入控制眼压。

病例分析

开放性眼外伤常合并玻璃体积血，由外伤导致的玻璃体积血占玻璃体积血的 12% ~ 18.8%，仅次于糖尿病性视网膜病变和 Eales病。开放性眼外伤初期创口修复后，因眼部组织受伤或者外伤性白内障、玻璃体积血等导致眼屈光间质混浊，直接的眼部评估比较困难，需依靠影像学等辅助检查来评估眼后节情况。对于大量、陈旧玻璃体积血，玻璃体切除术是最有效的治疗方法，其目的为清除玻璃体积血，减轻外伤反应，降低 PVR 和牵拉性视网膜脱离的概率。对于严重眼外伤造成的后节损伤，玻璃体切除手术时机存在争议：越早行玻璃体切除手术，术中并发症发生概率越高；较晚行玻璃体切除手术，术后并发症的发生概率会增加，主要是外伤性增殖性玻璃体视网膜病变（tPVR）。文献报道眼外伤后 8 ~ 14 天为行玻璃体切除手术的最佳时间。但由于眼外伤病例存在个体差异，目前对于玻璃体切除手术时机的选择主要依赖于术者的经验。

该患者因外伤致左眼玻璃体腔积血，患者在初期眼球破裂修补术后未行眼部超声等影像学辅助检查，仅凭患眼视力（NLP）判断外伤对患眼视功能的损伤不可逆，缺乏客观依据。对于无光感眼的眼外伤患者，视觉电生理及视觉诱发电位等检查有助于病情的判断。患者来我院后进一步完善眼部超声等检查，结果未提示患眼合并视网膜脱离等较为严重的合并症，视网膜结构基本完整，患眼术后视力改善可能性大，遂建议患者行玻璃体切除术。术后患者视力较前改善，经随访观察，术眼矫正视力可提高致0.3。

严宏病例点评

　　严重的眼球破裂伤致玻璃体积血，由于积血致密，透光性严重受损，常导致视力检查为无光感眼。对于眼球破裂伤的玻璃体手术，关键需要通过影像检查（眼部B超、眼球MRI）判断眼内结构，主要是关注视网膜和脉络膜结构。根据眼内结构组织的损伤情况决定是否行玻璃体视网膜手术，以及手术的时机。本例患者一期行巩膜裂伤缝合术后，表现为无光感眼，一期缝合中发现眼内容大部分丢失，当地医生在未进行眼部B超等检查的前提下，就根据自己的判断，建议患者行眼球摘除，并告知眼球无保留机会。致密的玻璃体积血可以致患眼无光感，故误判了患者的病情。经过积极的玻璃体手术，保住了眼球，恢复部分视力。

　　由于患者眼内容物丢失，虹膜完全缺损，房角结构破坏，眼压失控，但取硅油后眼压得到较好的控制，未来需要根据情况，确定是否植入眼内引流阀来解决眼压问题。由于国内目前缺乏带虹膜人工晶状体，IOL植入后会导致视觉干扰相关性的问题，可以尝试通过有色角膜接触镜来缓解。总之，外伤性玻璃体积血是需要综合判断和治疗的眼病，选择合适的手术方式和时机至关重要。

参考文献

1. GOFF M J, MCDONALD H R, JOHNSON R N, et al. Causes and treatments of vitreous hemorrhage. Compr Ophthaloml Update, 2006, 7（3）: 97.

2. HAN L, JIA J, FAN Y, et al. The Vitrectomy Timing Individualization System for Ocular Trauma（VTISOT）. Scientific Reports, 2019, 9（1）: 12612 – 12619.

3. YU H, LI J, YU Y, et al. Optimal timing of vitrectomy for severe mechanical ocular

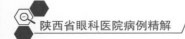

trauma：A retrospective observational study. Scientific Reports, 2019, 9（1）：1 - 6.

4. AGRAWAL R, SHAH M, MIRESKANDARI K, et al. Controversies in ocular trauma classification and management：review. Int Ophthalmology, 2013, 33（4）：435 - 445.

5. RUBSAMEN P E, COUSINS S W, WINWARD K E, et al. Diagnostic ultrasound and pars plana vitrectomy in penetrating ocular trauma. Ophthalmology, 1994, 101：809 - 814.

（武雅贞　严　宏）

病例 47　　隐秘性球内异物的成功救治

病历摘要

【基本信息】

患者，男，30 岁。主诉"左眼被异物击伤后视物不见 3 小时"，入院。

3 小时前患者在工地劳动时，自诉被"混凝土"击伤左眼，出现左眼视物不见，伴眼红痛、流泪等。遂来我院就诊。既往体健。

【眼科检查】

视力：OD 0.5，OS HM/眼前，左眼结膜混合充血，鼻下约 7 点角膜缘后约 5 mm 处见结膜裂伤及巩膜全层裂伤，长约 5 mm，伤口处玻璃体嵌顿，角膜轻度水肿，前房中深，瞳孔不圆，晶状体混浊，大于 180°晶状体脱位，玻璃体血性混浊，眼底窥不清。右眼未见明显异常。眼眶 CT：左眼球内颞上缘玻璃体内金属异物（图 47 - 1，

笔记

异物大小约 6 mm × 3 mm，CT 值 2963 HU）并球内积气，左眼视网膜下积液，并积血不除外。

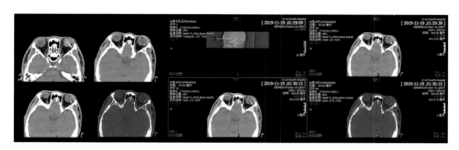

图 47 - 1　术前眼眶 CT

【诊断】

①左眼球内异物；②左眼巩膜穿通伤；③左眼外伤性玻璃体积血；④左眼外伤性白内障；⑤左眼外伤性晶状体半脱位；⑥左眼外伤性脉络膜脱离。

【诊疗经过】

入院后急诊全身麻醉下行左眼晶状体切除玻璃体切除电凝注硅油 + 巩膜裂伤清创缝合术。术中见玻璃体血性混浊，视盘水肿，边界不清，后极部视网膜灰白色水肿，视盘至黄斑中心凹间偏上见不规则视网膜裂伤，大小 2 ~ 3 PD，伴活动性出血，周围视网膜浅脱离，黄斑颞上方可见略微隆起病灶，大小约 3 PD，1:00 位周边赤道部视网膜局部水肿伴血管白线样改变，鼻下方巩膜伤口内侧可见2 根睫毛样异物附着。术中反复寻找，未能找到明确异物，故气液交换，球内注入硅油，暂停手术。暂考虑异物位于黄斑颞上脉络膜隆起处脉络膜上腔。术后行 OCT 检查未能达到异物所在深度。再次复查 CT，提示球内异物，与前次位置相似（图 47 - 2）。与患者及家属详细沟通病情后，要求再次手术探查异物。伤后 1 周再次行手术（左眼硅油取出球内异物取出视网膜脉络膜切开电凝光凝注硅油术）寻找异物，术中见黄斑颞上大小约 3 PD 脉络膜隆起灶，电凝辅助切开隆起区视网膜，并分离脉络膜，暴露脉络膜上腔的一枚黑灰色金属异物，大小约 3 mm×5 mm×2 mm（图 47 − 3），磁针磁棒辅助下顺利取出异物，异物取出后可见其后巩膜完整。术后第 1 天，左眼视力 HM/眼前，眼底视网膜平伏（图 47 − 4），术后 1 个月左眼视力 CF/40 cm，眼压 11.5 mmHg，眼底视网膜平伏（图 47 − 5）。

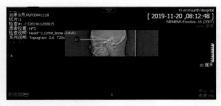
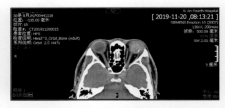
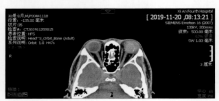
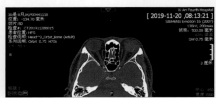

左眼球内可见似球形高密度硅油影填充眼球，CT 值 73 HU，球内近球后外壁仍可见高密度金属异物影，以及放射状金属伪影，晶状体缺如。

图 47 −2　首次手术后复查眼眶 CT

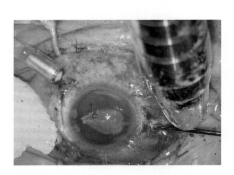

自脉络膜上腔取出的一枚不规则黑灰色金属异物，大小约 3 mm×5 mm×2 mm。

图 47 −3　术中所见异物

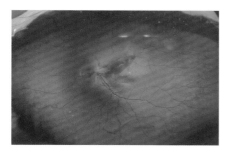

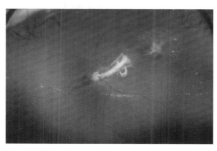

左眼底视网膜平伏，颞上异物床处视网膜水肿，黄斑区视网膜水肿伴出血。

图 47-4 眼后眼底彩照

左眼底视盘界清，视网膜平伏，黄斑区伤口处瘢痕形成，颞上异物床处激光斑清晰。

图 47-5 术后 1 个月眼底彩照

病例分析

有研究认为，球内异物（intraocular foreign body，IOFB）约52% 位于视网膜或者脉络膜，36% 位于玻璃体内，12% 位于前房或者晶状体。而脉络膜上腔异物鲜有报道，Hashim 于 2005 年报道了1 例。该病例中患者仅有一处穿通伤口，并可明显看到脉络膜破裂灶，术中使用视网膜脉络膜切开的方法，辅助磁力吸引成功取出异物，该文章重点报道了低压麻醉有效减少术中出血的作用。该患者除外入口处巩膜伤口外，还存在视盘黄斑区附近第 2 个视网膜脉络膜伤口，相当于贯通伤的出口处，即由此处进入脉络膜上腔，脉络膜的隆起灶位于黄斑颞上方，推测快速飞入的异物造成了眼球壁的入口外，在即将贯通眼球造成出口的位置受到了巩膜阻挡，而停留在脉络膜上腔，形成脉络膜隆起灶，其表面脉络膜及视网膜是完整的，说明其在脉络膜上腔移行一段距离。此隐而未现的异物，位置隐匿，给初次手术制造了困难。之后经过视网膜脉络膜切开成功取出了异物。

笔记

宋虎平病例点评

患者有明确外伤史，CT 提示异物位于颞上靠近球壁位置。脉络膜上腔异物位置隐蔽，不易发现。该异物较扁平，异物高速飞行在眼内再次穿透视网膜和脉络膜后，在脉络膜上腔移行一段距离，最终停留于脉络膜上腔，并未穿透巩膜而形成贯通伤的出口，位置隐匿，为寻找异物创造了一定的困难。即使初次手术中，我们在黄斑附近伤口处视网膜下反复寻找，也未能找到异物。这提示，当CT 明确提示球内异物，但术中未能明确找到异物的时候，对于"隐而未现的异物"需要反复思考其可能的隐秘藏身之处，如脉络膜上腔，房角或虹膜后与晶状体囊膜之间等，这些不易寻找的特殊位置。认为若具备以下特点可能提示存在脉络膜上腔异物：快速飞入的扁平异物，除入口外存在其他部位的视网膜全层伤口，视网膜裂伤附近有脉络膜隆起灶，隆起灶表面视网膜脉络膜完整，术中不能直视明确的异物。另外，脉络膜上腔异物取出需要视网膜脉络膜切开，可能引起大量出血，故 Hashim 采用了低压麻醉。我们采用了普通的气管插管全身麻醉方式进行了手术，没有尝试文献中提及的低压麻醉，并未引起脉络膜上腔出血，可见低压麻醉也并非是必需的。

参考文献

1. HASHIM H, LIM K S, CHOONG Y Y, et al. Hypotensive anesthesia in the management of a posterior suprachoroidal foreign body. Retina，2005，25（1）：87－89.

2. LOPORCHIO D, MUKKAMALA L, GORUKANTI K. Intraocular foreign bodies：A review. Surv Ophthalmol，2016，61（5）：582－596.

笔记

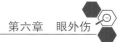

3. BHARTENDU S. New classification of ocular foreign bodies. Chinese J Traumatology, 2016, 19（6）: 319 – 321.

（周荣乐　宋虎平）

病例 48　眼内液检测解密被外伤掩盖的眼弓蛔虫病

📋 **病历摘要**

【基本信息】

患者，男，7 岁，主诉"左眼被巴掌打伤后视力下降 1 周"入院。

1 周前父亲生气后巴掌打伤患儿左眼，次日出现左眼视力下降，未重视。2017 年 5 月 22 日首诊我院。既往体健。

视力：OD 1.0，OS 0.25。右眼未见明显异常，左眼前节正常（图 48 – 1），玻璃体混浊，眼底视盘界清，血管略迂曲，黄斑区少许黄白色点状增殖膜，黄斑水肿（图 48 – 2）。OCT：左眼黄斑水肿（图 48 – 3）。诊断"左眼黄斑水肿"，予以迈之灵、银杏叶片等口服 2 周。

2017 年 6 月 1 日复诊，左眼视力进一步下降，左眼视力 0.12，黄斑水肿，黄斑区增殖膜加重（图 48 – 4）。2017 年 7 月 7 日复诊，左眼视力 0.04，左眼视盘水肿明显，黄斑区水肿加重，黄斑区增殖膜明显（图 48 – 5，图 48 – 6）。2017 年 8 月 24 复诊，左眼视力 0.02，左眼玻璃体混浊显著加重，左眼视盘前增殖膜明显，黄斑水肿加重，黄斑区增殖膜加重（图 48 – 7，图 48 – 8）。追问病史，患

笔记

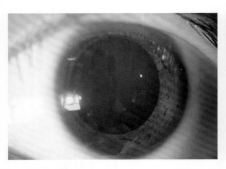
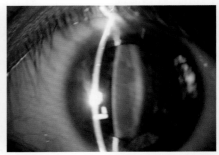

左眼角膜透明，前房深，房闪（－），细胞（－），瞳孔圆，药物性散大，晶状体透明。

图48－1　2017年5月22日左眼眼前节照相

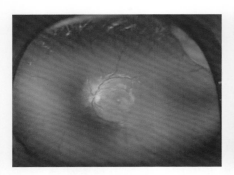
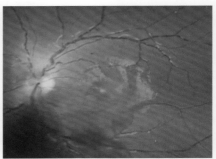

左眼眼底视盘界清，血管略迂曲，黄斑区少许黄白色点状增殖膜，黄斑水肿。

图48－2　2017年5月22日左眼底照相

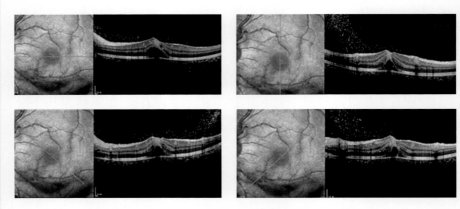

图48－3　2017年5月22日左眼OCT示黄斑水肿

儿自幼有犬类密切接触史 7 年，曾频繁收养流浪猫狗。首次门诊就诊前 1 周（2017 年 5 月 15 日），因面部白色虫斑，自服驱虫药物。故行左眼眼内液及血清弓蛔虫抗体检测，显示眼内液弓蛔虫 IgG 为 34.09 U/L，血清弓蛔虫 IgG 为 40.99 U/L，弓蛔虫 Goldmann – Witmer 系数 43.96 ＞3，支持眼弓蛔虫病诊断。

【诊断】

左眼弓蛔虫病。

【诊疗经过】

行全身及眼局部激素治疗。地塞米松 5 mg/日静脉滴注 3 天，之后改为泼尼松 30 mg/日口服，逐渐减量。左眼逐渐视力恢复到 0.25，左眼玻璃体混浊减轻。1 年后复发，行左眼玻璃体切除手术治疗，术后左眼视力 0.12。

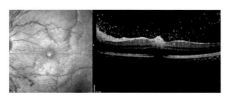
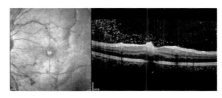
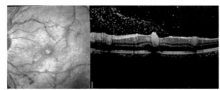
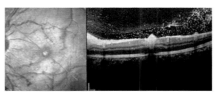

黄斑水肿，黄斑区增殖膜加重。

图 48 –4 2017 年 6 月 1 日左眼 OCT

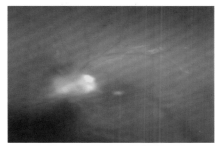

视盘水肿明显，黄斑区水肿加重，黄斑区增殖膜明显。

图 48 –5 2017 年 7 月 7 日左眼底照相

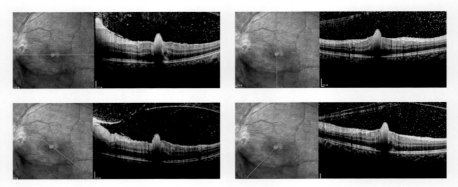

黄斑区水肿加重，黄斑区增殖膜明显。

图48-6 2017年7月7日左眼OCT

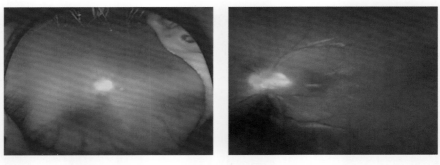

视盘前增殖膜明显，黄斑水肿加重，黄斑区增殖膜加重。

图48-7 2017年8月24日左眼底照相

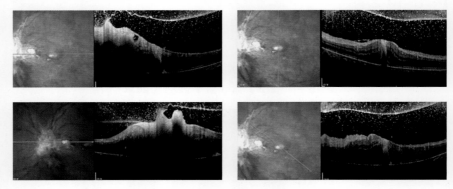

视盘前增殖膜明显，黄斑水肿加重，黄斑区增殖膜加重。

图48-8 2017年8月24日左眼OCT

📋 病例分析

　　眼弓蛔虫病（ocular toxocariasis，OT）是由于误食了被犬或猫弓蛔虫卵污染的食物，幼虫移行导致的以葡萄膜炎为主要表现的眼部疾病，严重者合并玻璃体混浊和（或）牵拉性视网膜脱离，对视力造成严重的危害。有多项研究分析显示眼弓蛔虫病与儿童卫生习惯不良并与猫、犬和（或）被其含有弓蛔虫卵排泄物污染的食物、沙坑（公园、住宅区）、土壤等接触密切，进而误食有关。在亚洲国家，OT 患者早期不容易被发现，故首诊时病情多较严重，特别是慢性眼内炎型，预后较其他类型差。就诊的不及时与本病患者群多为儿童且多居住于农村，未能及时引起家长重视有关。临床表现：多为单眼发病，临床表现各异。

　　主要分为 4 型：①周边肉芽肿型，病变位于赤道至锯齿缘，占 50%～60%。周边视网膜可见致密肉芽肿或者睫状体平坦部雪堤样改变；②后极部肉芽肿型，病变位于后极部至赤道，占 25%～36%，肉芽肿多隆起于视网膜色素上皮层上，黄斑区肉芽肿可严重影响视力；③慢性眼内炎型，占 5%～25%，平均发病年龄 2 岁，易与视网膜母细胞瘤相混淆，表现为前房反应、重度玻璃体炎、继发性白内障、玻璃体黄斑牵拉、黄斑前膜等；④混合型，合并后极部和周边肉芽肿，以玻璃体炎症为主，前房反应少见。最常见的首诊原因为视力下降，主要由玻璃体炎症、黄斑囊样水肿、牵拉性视网膜脱离、视网膜前膜、白内障等引起，并发症多为视网膜皱襞、视网膜脱离、黄斑区瘢痕、斜视等。治疗以减轻眼内炎症反应，防止增生膜形成为主。糖皮质激素主要用于减轻炎症反应，可单独或联合驱虫药使用。目前是否服用驱虫药尚有争

笔记

议，有研究认为驱虫药导致蛔蚴死亡，虫体溶解后激发的超敏反应会加重炎症损伤。

眼弓蛔虫病患者最佳手术时机为蛔蚴死前或死后形成明显炎症反应前。常见手术指征为持续的玻璃体混浊、牵拉性视网膜脱离、视网膜前膜、玻璃体积血等。该患者因存在明确外伤病史遮盖疾病的本质，容易造成误诊。

宋虎平病例点评

对于儿童患者，应详细询问病史，要谨慎所谓"眼外伤"病史，否则容易误导临床治疗，尤其是眼部表现与外伤不相符合的患者，要考虑外伤以外的因素。该患儿患病时间长，且逐渐加重，在第 4 次就诊时才被问及猫狗等接触史，对明确诊断至关重要，及时进行了房水及血液检查，即 Goldmann – Witmer 系数［指（房水或玻璃体中犬弓蛔虫特异抗体 IgG/血清中 IgG 特异抗体）/（房水或玻璃体 IgG 总量/血清 IgG 总量）的比值）］，该系数对于确诊有重要意义，若比值 >3，说明是眼组织自身产生抗体而非血液循环而来，因而可进一步诊断犬弓蛔虫感染。早期治疗以激素为主，该患儿多次全身使用激素，之后仍有复发，玻璃体混浊显著，视网膜前膜加重，故最终行玻璃体手术治疗。

对于儿童患者，病史询问非常重要，若存在黄斑水肿、黄斑前膜，尤其是有猫狗接触史者，眼弓蛔虫病也是一种应该考虑的疾病。

参考文献

1. 刘敬花，李松峰，邓光达，等. 儿童眼弓蛔虫病临床特点分析. 中华实验眼科病杂志，2019，37（5）：371 – 375.

笔记

2. 刘亚鲁，张琦，赵培泉. 眼弓蛔虫病. 中华眼底病杂志，2014，30（1）：112-114.

3. LIU Y, ZHANG Q, LI J, et al. Clinical characteristics of pediatric patients with ocular toxocariasis in china. Ophthalmologica, 2016, 235（2）：97-105.

（周荣乐　宋虎平）

病例 49　以结膜囊肿首诊的儿童外伤性球内异物手术治疗

病历摘要

【基本信息】

患儿，男，8岁。主诉"外伤后发现左眼肿物1个月"于2018年4月13日就诊于我院。

患儿于1个月前玩耍时不慎异物撞伤左眼，当即感左眼红、痛，不伴视力下降、畏光等不适，就诊于私人诊所，诊断为"左眼结膜下出血"，给予消炎药物治疗。后发现左眼下穹窿部一黄豆大小白色肿物，不伴眼磨、眼痛等不适，就诊于当地医院，行眼部B超示：左眼视神经无增粗，眼环光滑，晶状体形态规整，玻璃体形态规整。诊断为"左眼结膜囊肿"。为求手术治疗，就诊于我院。

【眼科检查】

查双眼眶CT示：双眼球内未见异常，以"左眼结膜囊肿"诊断收住入院手术治疗。入院后查体：发育正常，查体配合。视力：

OD 1.0，OS 0.8。眼压：OD 14.9 mmHg（1 mmHg = 0.133 kPa），OS 10.0 mmHg。右眼球结膜无充血，角膜清亮，前房深度可，瞳孔圆，3.0 mm，对光反射存在，晶状体透明，玻璃体透明，眼底小孔下见视盘色红界清，视网膜平伏，黄斑部光反清；左眼4:00位球结膜可见蚕豆大小白色肿物，呈疣状凸起，伴有组织充血（图49 - 1），余球结膜无充血，角膜清亮，前房深度可，虹膜纹理清，瞳孔圆，3.0 mm，对光反射存在，晶状体透明，玻璃体透明，眼底小瞳孔下视盘色红界清，黄斑部中反清。

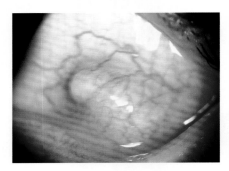

眼4:00位球结膜白色肿物。

图49 - 1　眼前节照相

【诊断】

左眼结膜肿物。

【治疗经过】

于2018年4月17日在全身麻醉下行手术治疗。术中4:00位角膜缘后5 mm处可见白色肿物，直径约为4.0 mm，沿肿物周围分离球结膜，见球结膜包裹一黑色异物，异物扎入眼内，周围组织质软、易出血，使用镊子夹持并取出异物，大小9.0 mm × 1.0 mm × 1.0 mm枣刺（植物性异物，图49 - 2）。间断缝合巩膜及球结膜。取前房液行基因芯片检查。

术后第1天：视力OD 1.0，OS 0.2。眼压：OD 13.5 mmHg，OS

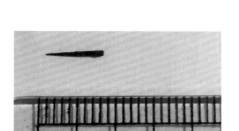

取出异物为大小 9.0 mm×1.0 mm×1.0 mm 枣刺。

图 49 - 2　异物影

12.0 mmHg。左眼球结膜创口对合好，缝线在位，角膜透明，前房深度可，房闪（－），虹膜纹理清，瞳孔圆，3.0 mm，对光反射存在，晶状体透明，玻璃体混浊，灰白色炎性细胞（＋）。眼底：颞下方视网膜前黄白色渗出，范围较局限，余结构大致正常（图 49 - 3）。因患儿对头孢拉定过敏，给予患儿万古霉素 0.5 g 静脉滴注，每日 2 次，左氧氟沙星滴眼液、妥布霉素地塞米松滴眼液、普拉洛芬滴眼液点眼，2 h 一次。前房液结果回报：眼内液常见的 20 种致炎微生物核酸、广谱细菌核酸、广谱真菌核酸均未测出，同时检测 G 实验（真菌相关实验，113.9 pg/mL，阴性），IL - 6 1960.5 pg/mL，提示眼内活动炎性剧烈。分别于 2018 年 4 月 20 日、4 月 24 日在喉罩全身麻醉下行左眼万古霉素 0.1 mL（浓度为 10 mg/mL）联合伏立康唑 0.1 mL（浓度为 50 μg/0.1 mL）玻璃体腔注射术。术后查体：视力 OS 0.8，眼压 OS 15.7 mmHg，左眼球结膜创口对合好，角膜透明，前房深度可，房闪（－），虹膜纹理清，瞳孔圆，3.0 mm，对光反射存在，晶状体透明，玻璃体炎性细胞（－）。眼底：眼底颞下方网膜前黄白色渗出部分吸收，安排出院。随访 4 个月时眼部查体：视力 OS 1.0，眼压 OS 15.4 mmHg，玻璃体絮状混浊，炎性细胞（－），眼底颞侧网膜前渗出明显吸收（图 49 - 4）。

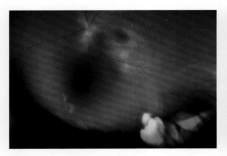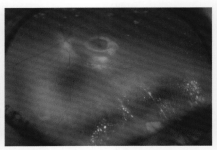

颞下方网膜前黄白色渗出，范围较局限。

图 49 -3　眼底欧宝照相

经药物玻璃体内注射后，颞下方网膜前黄白色渗出明显吸收，逐渐好转。

图 49 -4　治疗后眼底欧宝照相

病例分析

　　眼外伤是儿童后天获得性单侧盲的主要原因，儿童患者的病情较成年人更为复杂，治疗也更棘手。儿童眼外伤不应忽视，虽然很少致命，但在未来的很多年影响患者的生活。对我国儿童眼外伤的分析显示，学龄期儿童是最易受伤的，平均患病年龄在 7~10 岁，男性患病率明显高于女孩，以锐器伤最多，木质异物是最常见的致伤物，农村患病率高于城市。而外伤性眼内炎是外伤后致盲的主要因素之一，因儿童语言表达能力有限，加之药物治疗依存性差，以及不能很好地配合医生检查，儿童外伤性眼内炎的预后更差。Sheng 等中国近 20 年儿童外伤性眼内炎的研究显示：在中国儿童外伤性眼内炎的发病率为 7%~20.6%，明显高于发达国家。多见于一次性医用注射针头扎伤所致，主要的感染菌为表皮葡萄球菌。

　　后来我们仔细查阅患者的 CT 结果，发现在 CT 显影后期可见左眼球内异物影，CT 值 94 HU，考虑为非金属异物（图 49 -5）。因影像学医生的错误判断导致眼科医生错误的诊断及手术方案，所幸经合理治疗后本例患儿恢复正常。

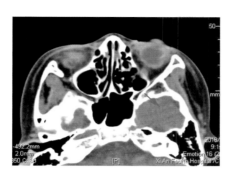

左眼球内异物影，CT值94 HU，提示非磁性异物。

图 49 – 5　眼眶 CT

宋虎平病例点评

在本病例中，患儿系学龄期儿童，有明确的外伤史，但伤道隐匿，在行B超检查时未探及异物。随着伤口处组织包裹机化而表现为肉眼可见的结膜肉芽肿样改变。影像学医生在CT显影上也未报告有异物，而在手术中发现木质异物，取出异物后炎症扩散，术后发生眼内炎改变，导致患儿视力下降明显。因细菌、真菌培养均阴性，有反应性炎症可能性，考虑到是木质异物，感染时间较长，细菌、真菌混合性感染可能较大，给予玻璃体内万古霉素联合伏立康唑注射2次后，病情控制，视力提升。而在这则病例的诊治过程中也存在误诊情况，给眼科及影像学医生深刻的教训：①不能忽视有外伤史的儿童，需要详细、反复多次的检查，才能做出正确的临床诊断，采取有效的治疗措施，尽可能降低外伤对视功能的损伤；②据估计，90%的眼外伤是可以预防的，对于儿童眼外伤，越早治疗，对视力的影响越小；③加强对农村留守儿童及农村儿童家长的安全教育，远离尖锐、带刺器具，尽量减少儿童眼外伤的发生。

眼外伤是学龄期儿童致盲、致残的主要原因，影响患儿的日常

笔记

生活，给家庭和社会带来损失。因儿童的语言表述能力尚未健全，不能准确地描述受伤经过，导致治疗滞后甚至误诊，因此要求眼科医生在儿童眼外伤的诊疗过程中做到细、精、准，进行及时准确的诊断治疗，最大的挽救儿童视功能。

参考文献

1. SII F, BARRY R, BLANCH R, et al. The UK Paediatric Ocular Trauma Study 1（POTS1）：development of a global standardized protocol for prospective data collection in pediatric ocular trauma. Clinic Ophthalmol, 2017, 2（11）：449 – 452.

2. SINGH S, SHARMA B, KUMAR K, et al. Epidemiology, clinical profile and factors, predicting final visual outcome of pediatric ocular trauma in a tertiary eye care center of Central India. Ind J Ophthalmol, 2017, 65（11）：1192 – 1197.

3. 王甜，颜华. 儿童眼外伤特点及治疗进展. 中华眼外伤职业眼病杂志, 2016, 38（11）：877 – 880.

4. 雷迅文，李强，章金枝. 甘肃省儿童眼外伤流行病学特征. 中华眼外伤职业眼病杂志, 2018, 40（2）：106 – 109.

5. SHENG Y, SUN W, GU Y, et al. Pediatric posttraumatic endophthalmitis in China for twenty years. J Ophthalmol, 2017（6）：5248767.

（李春花　宋虎平）

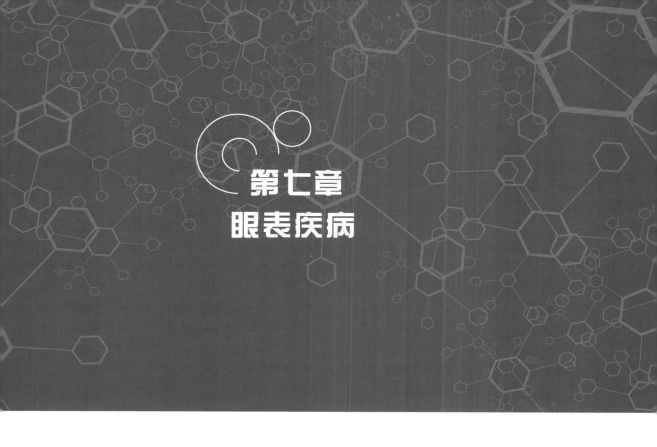

第七章
眼表疾病

病例 50　原发性干燥综合征致重度干眼

病历摘要

【基本信息】

患者，女，39 岁。主诉"双眼磨痛、视力下降、畏光 2 年"。

现病史：患者 2 年前无明显诱因出现双眼磨痛，伴视力下降、畏光，在外院诊断为"角膜炎"，给予抗生素、角膜修复剂等药物治疗，无明显好转，2018 年 4 月 20 日前来我院就诊。

既往史：患者自诉有类风湿病史 4 年，曾口服激素治疗。

笔记

【眼科检查】

视力：OD 0.5，OS 0.6；眼压：OD 11.2 mmHg，OS 13.8 mmHg；BUT 双眼均为 1 s，Schirmer Ⅱ 试验双眼均为 1 mm/5 min，双眼睑缘充血，结膜充血，角膜上皮弥漫损伤、丝状物形成，前房深，瞳孔 3 mm，对光反射灵敏，晶状体透明，玻璃体轻度混浊，眼底未见明显异常（图 50 - 1）。

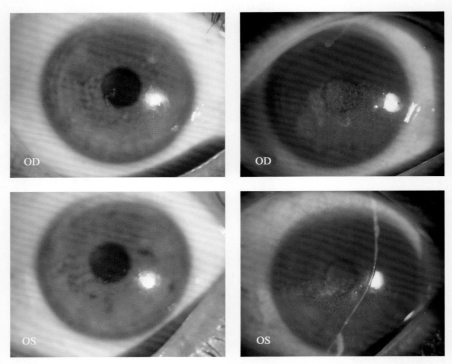

双眼结膜充血，角膜上皮弥漫性损伤、丝状物形成。

图 50 - 1　初诊时患者双眼前节情况

追问病史，患者有口干症状。建议患者行血清免疫学检查及唇腺活检。

【辅助检查】

实验室检查：血清免疫学指标显示抗 SSA - 60、抗 SSA - 52 显著升高，抗核抗体阳性，免疫球蛋白 IgG 明显升高，补体 C3、C4

明显下降，符合干燥综合征的血清学指标（表 50-1）。唇腺活检：下唇腺腺小叶结构尚可见，导管及肌上皮未见明显增生。淋巴细胞灶性浸润，灶性指数为 3，纤维组织轻度增生，符合干燥综合征 Ⅱ 度。角膜共聚焦显微镜检查显示：双眼角膜上皮基底细胞胞核反光增强，基底细胞活化，上皮下朗格汉斯细胞少量聚集，浅基质细胞活化（图 50-2）。

表 50-1 血清免疫学指标

项目	结果	参考区间
抗 SSA-60	349 AU/mL	0~100 AU/mL
抗 SSA-52	246 AU/mL	0~100 AU/mL
抗着丝粒蛋白 B 抗体	108 AU/mL	0~100 AU/mL
抗核小体抗体	110 AU/mL	0~100 AU/mL
抗组蛋白抗体	114 AU/mL	0~100 AU/mL
抗 ds-DNA 抗体	130 AU/mL	0~100 AU/mL
抗核抗体	阳性（斑点型 + 均质型 +）	阴性
IgG	26.2 g/L	7.51~16.5 g/L
补体 C3	0.66 g/L	0.79~1.52 g/L
补体 C4	0.15 g/L	0.16~0.38 g/L

【诊断】

①重度干眼（水液缺乏型）；②干燥综合征。

【治疗经过】

治疗方案：①基于 DEWS 分级的时间轴抗炎治疗，前 2 周给予 0.1% 氟米龙冲击治疗，3 次/日；②2 周后激素逐渐减量，加用他克莫司滴眼液 2 次/日；③无防腐剂人工泪液持续使用；④内科治疗干燥综合征。治疗 2 个月后（图 50-3），患者双眼视力均提高至 1.0，角膜上皮基本修复，眼表炎症得到控制。

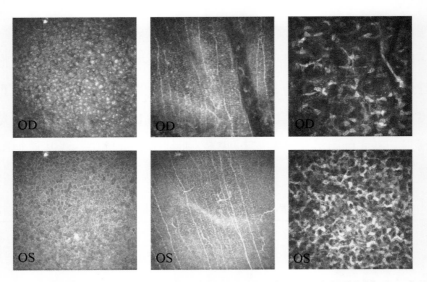

角膜上皮水肿增大，基底细胞胞核突出，反光增强，基底细胞活化，上皮下较多朗格汉斯细胞聚集，神经纤维稍增多，浅基质细胞活化。

图 50 -2　角膜共聚焦显微镜检查

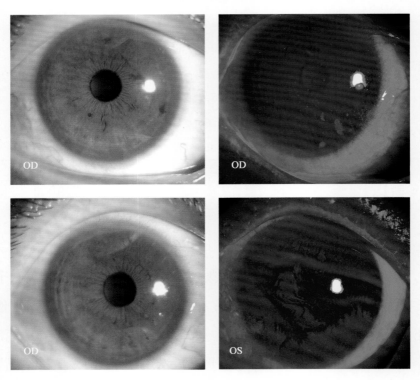

双眼结膜无充血，角膜透明，上皮基本修复，未见丝状物，BUT 仍较短，双眼均为 2 s。

图 50 -3　治疗 2 个月后眼前节情况

笔记

病例分析

　　干燥综合征分为原发性干燥综合征和继发性干燥综合征 2 种。原发性干燥综合征（primary Sjögren's syndrome，SS）是一种主要累及外分泌腺体的慢性炎症性自身免疫性疾病，由于 SS 通常累及泪腺导致泪液分泌减少而产生严重的干眼症状，患者往往因干眼症就诊于眼科。因此，眼科医生发现并诊断原发性干燥综合征相关性干眼很可能成为排查 SS 的第一道防线。多种自身免疫病可继发干燥综合征，如系统性红斑狼疮、类风湿关节炎、多发性肌炎等。

　　干燥综合征患者干眼的治疗原则：改善眼部不适症状，保护视功能，通过补充或恢复泪液正常成分，抑制眼表面炎症，恢复眼表面正常解剖结构。干燥综合征是水液缺乏型干眼的原因之一，泪膜高渗透压是干眼发病的核心机制，是该疾病发生的标志。泪膜高渗透压可以直接损伤眼表，以及通过诱发炎症而导致眼表损伤。因此抗炎治疗是十分重要的，可采取基于 DEWS 分级的时间轴治疗方案，1～14 天采用眼表激素短期冲击治疗，症状体征无改善，需要长期抗炎时（15～60 天）将激素减量，加用免疫抑制剂，降低激素相关并发症出现，需要更长时间抗炎治疗（61 天～6 个月）采用免疫抑制剂维持，激素短期冲击、间歇使用。炎症控制后逐渐停止使用抗炎药。激素使用过程中需全程监控眼压及避免其他并发症。通过联合免疫抑制剂或 NSAIDs 可减少激素使用的剂量和时间，取长补短，达到更安全和长期眼表抗炎的治疗效果。

　　在临床工作中，眼科医生一则容易将此类患者按照"角膜炎"

笔记

进行治疗，大量抗生素、抗病毒药物的使用反而加重角膜损伤；二则容易忽视全身系统性疾病的追查，局限于眼部治疗，全身疾病没有得到有效的诊治，眼部治疗效果也差。

李颖病例点评

在临床中该类重症干眼患者最容易与病毒性角膜炎，尤其是上皮型相混淆，需仔细询问病史，是否有感冒、劳累、免疫力下降等导致病毒感染的因素，且该例患者已在外院行抗生素、抗病毒等治疗无效，故排除病毒性角膜炎。本例患者为中年女性，症状为双眼磨痛、视力下降、畏光，并且长期、反复发作。对于这类患者，需仔细追问病史，是否伴有口干、皮肤干、关节痛等症状，检查患者四肢远端关节是否有变形等体征。当怀疑患者有干燥综合征，可以进行眼表泪液等指标的检查，该类干燥综合征患者泪液分泌试验通常有极低的泪液分泌量，并且需要进行血清免疫学指标或唇腺活检来明确干燥综合征的诊断。本例患者经过准确的实验室检查后确诊干燥综合征，根据治疗原则给予抗炎治疗，并且内科同时治疗，患者的症状和体征得到明细改善。

上皮出现丝状物是上皮异常增生的表现，上皮此时生长异常，在上皮修复的过程中可能会反复出现丝状物，此时建议不用或少用角膜修复剂，因其可能会加重上皮的异常增生。给予抗炎药物之后，加以人工泪液点眼，角膜上皮可以自我修复。在短期应用眼表激素时应当小心，注意观察角膜的情况，预防并发症的出现，此时免疫抑制剂的作用也就凸显出来，严重的干眼患者，建议在应用糖皮质激素的同时使用免疫抑制剂，因免疫抑制剂 FK506 滴眼液的起效时间为 2 周，而免疫抑制剂 CsA 的起效时间长达 2 个月。全

笔记

身情况控制不佳时，必须由内科医生长期控制病情。抗炎药的减量、停药时间需要根据患者的具体情况来定，共聚焦显微镜也可以起到一定的辅助诊疗作用。综上，在临床中遇到严重的干眼患者，需要考虑是否存在自身免疫方面的原因，明确诊断后给予正确的治疗，并联合内科治疗，眼表的炎症才能得到长久、稳定的控制。

参考文献

1. 刘祖国. 干眼. 北京：人民卫生出版社，2017：156 – 161.

2. BRON A J, DE PAIVA C S, CHAUHAN S K, et al. TFOS DEWS II pathophysiology report. Ocul Surf, 2017, 15 (3): 438 – 510.

3. 李景兰，高艺，颜鑫霖，等. 原发性干燥综合征相关性干眼在眼科诊疗中的现状及研究进展. 眼科学报，2019，34 (3): 163 – 169.

（王玉倩　李　颖）

病例 51　易误诊的"慢性结膜炎"——黏膜类天疱疮

病历摘要

【基本信息】

患者，女，68 岁。主诉"双眼磨、畏光 1 年，红、痛 3 个月"。

1 年前，无明显诱因患者双眼磨、畏光，于多家医院就诊，诊断为"双眼下睑内翻、倒睫"，给予药物点眼，未好转；4 个月前，来我院就诊，以相同诊断，于门诊行"双眼下睑内翻矫正术"，手术顺利；术后出现双眼红、痛伴视力下降，并逐渐加重。后转至眼表疾病科就诊。

既往史：体健，无特殊眼部病史。追问全身病史，患者诉有牙周炎、反复口腔溃疡病史4年。

【眼科检查】

视力：OD 0.3，OS 0.3；眼压：OD 11 mmHg，OS 13 mmHg。右眼睑缘圆顿、充血，下睑睫毛乱生、倒睫，球结膜充血，上下方结膜囊缩窄达50%，内外眦可见局部睑球粘连，眼球各方向运动略受限，角膜中央可见2 mm×2 mm上皮缺损区，边缘清洁，角膜周边新生血管侵入，前房常深，房闪（-），晶状体皮质轻度混浊，眼底未见明显异常；左眼睑缘圆顿、充血，下睑睫毛乱生、倒睫，球结膜充血，上下方结膜囊缩窄达75%，内外眦可见局部睑球粘连，眼球各方向运动受限，角膜中央透明，周边新生血管侵入，前房常深，房闪（-），晶状体皮质轻度混浊，眼底未见明显异常（图51-1）。

【辅助检查】

BUT：双眼3 s；Schirmer Ⅰ：OD 8 mm，OS 5 mm；睑板腺红外照相（图51-2）。

【诊断】

①双眼瘢痕性结膜炎；②右眼角膜上皮缺损；③双眼干眼；④双眼睑板腺功能障碍；⑤双眼白内障；⑥双眼睑内翻矫正术后。

【治疗经过】

处理：①排查风湿免疫科结缔组织病；②眼局部用药：玻璃酸钠滴眼液、0.1%氟米龙滴眼液、小牛血眼用凝胶点眼、典必殊眼膏涂睑缘。

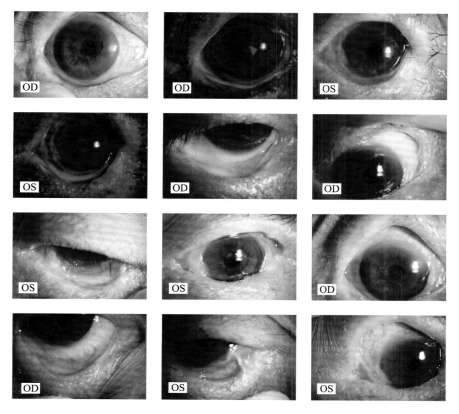

图 51 -1 初诊时患者的双眼前节情况

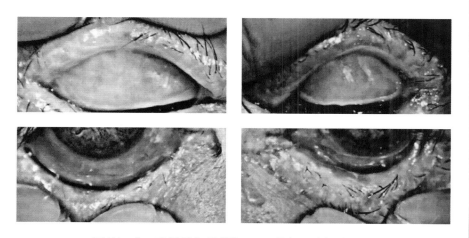

图 51 -2 睑板腺红外照相：双眼未见睑板腺显影

笔记

1 周后复诊：自觉症状好转。检查结果回报：C 反应蛋白 9.40 mg/L，抗 RNP 抗体 152 AU/mL，抗 ds – DNA 抗体 119 IU/mL。结膜活检免疫组化见基底膜有均一线状的免疫复合物沉积。

修正诊断：①双眼类天疱疮；②双眼干眼；③双眼 MGD；④双眼白内障；⑤双眼睑内翻矫正术后。

治疗：①风湿免疫科联合治疗，给予全身环孢素口服（200 mg/d）；②局部用药：小牛血眼用凝胶点眼、典必殊眼膏涂睑缘、加用他克莫司滴眼液；③监测眼压，定期复诊。

治疗 2 个月后：患者眼表炎症逐渐控制，患者症状明显缓解，睑球粘连未进一步发展（图 51 – 3）。

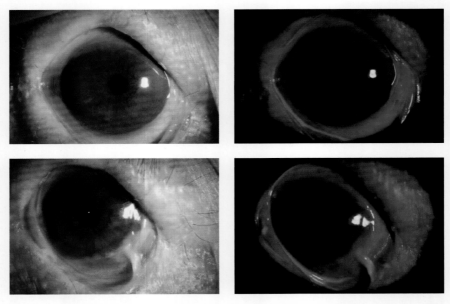

图 51 – 3　治疗 2 个月后复诊时患者的双眼前节情况

病例分析

黏膜类天疱疮是一种以自身抗体沿皮肤及黏膜基底膜沉积为特

笔记

病例 52　白内障术后角膜上皮功能障碍

📋 病历摘要

【基本信息】

患者，女，72 岁。主诉"左眼磨痛、视力下降 2 周"。

1 个月前在我院行左眼白内障超声乳化吸出人工晶状体植入术。2 周前患者无明显诱因出现左眼磨痛、视力下降，伴眼红不适，就诊于我院眼科门诊，发现角膜上皮剥脱，转至眼表专科。患者高血压病史 5 年，2 型糖尿病 10 年。家族史及个人史均无特殊。

【眼科检查】

视力：OD 0.6，OS 0.2。眼压：OD 16.3 mmHg，OS 15.5 mmHg。右眼结膜无充血，角膜透明，KP（－），前房深，房闪（－），瞳孔圆，直径 3 mm，对光反射灵敏，晶状体皮质混浊。左眼结膜充血，睑缘肥厚充血，角膜上皮弥漫性点状剥脱，瞳孔下方弧形浅基质浸润灶，荧光素染色（图 52－1），前房深，KP（－），房闪（－），浮游细胞（－），瞳孔圆，直径 3 mm，对光反射灵敏，人工晶状体位正。双眼底视网膜平伏，视盘边界清，色淡红，C/D＝0.3。

【诊断】

①左眼角膜上皮细胞功能障碍；②左眼人工晶状体眼；③右眼年龄相关性白内障。

笔记

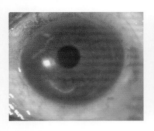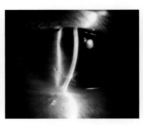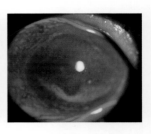

左眼结膜充血，角膜上皮点状剥脱，瞳孔下方弧形浅基质浸润灶。荧光素染色：上皮弥漫性点状着染，瞳孔下方片状着染。

图 52 - 1　初诊眼前节照片

【治疗经过】

治疗方案：给予左眼重组牛碱性成纤维细胞生长因子眼液 4 次/日，不含防腐剂的人工泪液 3 次/日，氟米龙眼液 2 次/日。1 周后复查，患者左眼不适明显改善，视力提高至 0.6，角膜透明，除瞳孔下方外上皮剥脱已愈，荧光素染色范围明显缩小（图 52 - 2）。嘱患者氟米龙眼液减量至 1 次/日，余药物用法不变。再过 1 周后复诊，左眼视力已提高至 0.8，角膜上皮完全修复，基质浸润灶消退（图 52 - 3）。

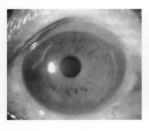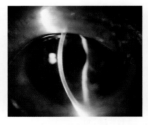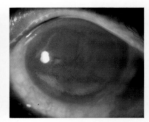

左眼结膜充血减轻，角膜透明，瞳孔鼻下方片状浅基质浸润灶。荧光素染色：瞳孔下方片状着染。

图 52 - 2　1 周复诊时眼前节照片

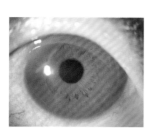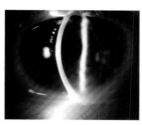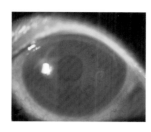

左眼结膜充血基本消退，角膜透明，浸润灶已完全吸收。荧光素染色：无着染。

图52-3　2周复诊时眼前节照片

病例分析

角膜上皮细胞功能障碍（corneal epithelial dysfunction，CED）是指在无角膜缘细胞功能失代偿的条件下，角膜上皮细胞再生、连接、黏附及移行功能异常。由于患者自身及围手术期各种因素的影响，少数白内障患者在术后1~2周，开始出现角膜上皮水肿及角膜点状染色等，在处理不正确时，角膜上皮会发生缺损，甚至发展为迁延性溃疡。治疗的关键在于早期发现与及时正确地处理。对于有全身代谢性疾病、术前泪液异常及长期睑缘炎等情况的患者，应特别注意术后角膜上皮细胞功能障碍。

角膜生理功能的健全与否，与角膜细胞功能的正常密不可分，其中上皮细胞的更新与修复功能起重要作用。细胞的更新与修复功能主要涉及细胞增殖、移行、黏附及连接4个重要环节。白内障手术后，以上细胞功能障碍单独或联合发生，均会产生相应的临床表现，从而影响视功能。

导致白内障手术后角膜上皮细胞功能障碍的因素可分为全身因素和眼局部因素。全身因素中包括代谢性疾病（如糖尿病）、自身免疫性疾病（如类风湿）、皮肤病（如银屑病）等，一项对糖尿病

笔记

患者白内障手术后角膜上皮细胞的研究结果显示，白内障术后，糖尿病患者上皮基底细胞的半桥粒相对长度明显下降，提示其上皮黏附功能明显受损；眼局部因素主要包括：眼表疾病（如睑缘炎、睑板腺功能障碍、干眼等）、围术期用药及处理（如手术前后过多的局部用药、聚维酮碘消毒时间的控制不严、术中对角膜上皮的保护不够等）。

CED 的处理原则：①停用以往的药物、早期选用无防腐剂的玻璃酸钠和促进上皮愈合眼用凝胶等进行治疗，有炎性浸润时可加用少量低浓度糖皮质激素；②角膜上皮出现缺损时可配戴绷带式角膜接触镜，晚间涂抗生素眼用凝胶；③出现神经营养性角膜病变的患者可给予自体血清治疗。对迁延性角膜溃疡，应注意晚间预防性应用抗生素眼用凝胶，必要时可以考虑羊膜移植。该病的及时诊断与治疗在于医生对该疾病的警惕性，早期发现与合理处置，2~4 周后角膜上皮可以恢复正常。

李颖病例点评

通常情况下，白内障超声乳化吸出联合人工晶状体植入术后泪膜稳定性下降会在一定时期内恢复稳定。本例患者在白内障术后早期视力良好，无明显不适，在术后 2 周出现眼磨痛、视力下降，伴眼红不适，眼部检查角膜上皮弥漫性点状剥脱，瞳孔下方弧形浅基质浸润灶，加之患者有糖尿病史，且为绝经后的老年女性，最常见的原因可能是手术后角膜上皮细胞功能障碍、糖尿病性角膜病变、诱发病毒性角膜炎及术前干眼加重等。因此，本病诊治的关键在于鉴别诊断、详细询问病史、全身疾病史、全身用药史、确定症状出现的时间，检查眼表泪膜稳态，以及明确可能的手术因素、感染因素等，这些信息的收集有助于鉴别诊断。本例患者通过详细问诊，围手术期血糖控制良好，术后 2 周内未出现明显的眼部症状。检查结膜囊未出现明显分泌物，角膜无明显感染病灶，在诊疗过程中未出现感冒、劳累、免疫力下降等可能导致病毒感染的因素，首先考虑由多种因素导致的角膜上皮功能障碍。按照 CED 规范治疗后患者视力提高，不适症状明显好转。证实我们的诊断与治疗是正确的。同时，应该了解，白内障手术前应该全面评估患者眼表泪膜稳态情况及患者全身情况，合理选择手术时机，才能减少术后并发症出现，达到最佳治疗效果。

参考文献

1. 曲景灏，王智群，张阳，等. 白内障摘除术后角膜上皮功能障碍临床病例分析. 中华眼科杂志，2017，53（3）：188 – 192.

2. 孙旭光，王森. 重视白内障术后角膜上皮细胞功能障碍. 中华眼科杂志，2015，51（3）：161 – 162.

（王玉倩　李　颖）

病例 53　春季卡他性角结膜炎

📋 病历摘要

【基本信息】

患者，男，9 岁，学生。主诉"双眼痒、红、畏光 3 个月"。

现病史：3 个月前患者无明显诱因出现双眼痒、红、畏光不适症状，在青海当地医院按"过敏性结膜炎"治疗，疗效欠佳，于 2018 年 6 月 20 日来我院就诊。

既往史：往年春夏季节曾有多次发作病史，局部用药后缓解。否认全身过敏性疾病，否认家族遗传病史。

【眼科检查】

视力：OD 1.0，OS 1.0；眼压：OD 12 mmHg，OS 11 mmHg；双眼结膜囊伴有少许黏稠拉丝状分泌物，结膜充血水肿显著，睑结膜乳头增生不明显，角膜缘见胶样结节，融合呈堤坝样，角膜缘可见荧光素染色（＋），前房深，房闪（－），瞳孔圆 3 mm，对光反射灵敏，晶状体透明，眼底未见明显异常（图 53 － 1）。

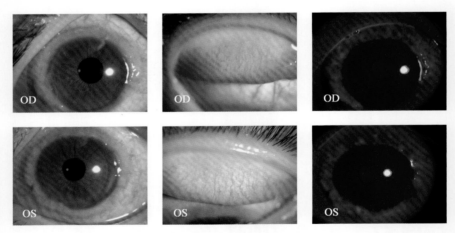

双眼结膜充血水肿显著，睑结膜乳头增生不明显，角膜缘见胶样结节，融合呈堤坝样，角膜缘可见荧光素染色。

图 53 － 1 初诊时患者的双眼前节情况

【辅助检查】

①过敏源检测：花粉、大籽蒿花粉、黄花蒿花粉、尘螨、棉絮呈阳性；②睫毛螨虫检测：阴性；③角膜荧光染色检查：双眼角膜周边及角膜缘胶样结节处少量荧光染色阳性；④眼表综合分析检查：NIKBUT OD 5.66 s，OS 5.23 s；睑板腺缺失面积分析：双眼上

睑缺失面积比例均为＜1/3；眼红评分：OD 2.6，OS 2.5；⑤印迹细胞学检测：见少量淋巴细胞和嗜酸性粒细胞，结膜杯状细胞较少。

【诊断】

①双眼春季卡他性角结膜炎（角膜缘型）；②双眼干眼（混合型）。

【治疗经过】

治疗方案：0.1% 氟米龙滴眼液 3 次/日（每周逐次减量），奥洛他定滴眼液 2 次/日，聚乙二醇滴眼液 3 次/日。3 周后复诊情况：患者症状缓解，偶尔眼痒、畏光，视力 OU 1.0，眼压 OU 12 mmHg，双眼结膜仅轻度充血，角膜缘无明显胶样结节，角膜荧光染色（−），余项眼部体征均正常（图 53−2）。遂调整用药，非甾体药物普拉洛芬滴眼液替换激素眼药，继续抗过敏及人工泪液对症治疗。5 周后复诊出现病情反复：患者再次出现眼睛红痒、畏光，视力同前，眼压正常，双眼结膜充血水肿，角膜缘见数个胶样结节，余项眼部体征均正常。角膜荧光素染色(−)（图 53−3）；行角膜共焦显微镜检查：结膜可见大量 Langerhans 细胞聚集，角膜上皮下也可见 Langerhans 细胞及炎细胞聚集（图 53−4）。再次调整治疗：增加免疫抑制剂 FK506 滴眼液 2 次/日，0.5% 氯替泼诺滴眼液滴眼液 4 次/日（每周逐次减量，3 周后停用）、奥洛他定滴眼液 2 次/日，海露滴眼液 3 次/日。7 周后复诊情况：视力同前，眼压正常。双眼结膜充血水肿明显减轻，角膜缘见胶样结节吸收，余项眼部体征均正常。角膜荧光素染色(−)。19 周后复诊情况：双眼结膜无明显充血，角膜缘光滑，无胶样结节，角膜荧光素染色(−)，余项眼部体征均正常（图 53−5），复查角膜共聚焦显微镜：双眼结膜未见明显 Langerhans 细胞，角膜上皮下 Langerhans 细胞及炎细胞显著减少（图 53−6）。嘱患者配戴湿房镜，尽量隔离过敏源，停药至今，眼部情况一直稳定。

笔记

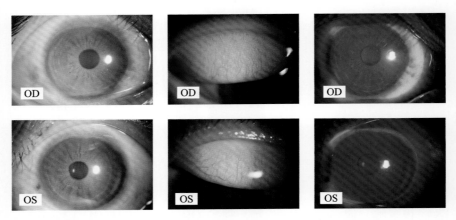

双眼结膜仅轻度充血，角膜缘无明显胶样结节，角膜荧光素染色(－)。

图53-2　患者治疗3周后复诊时情况

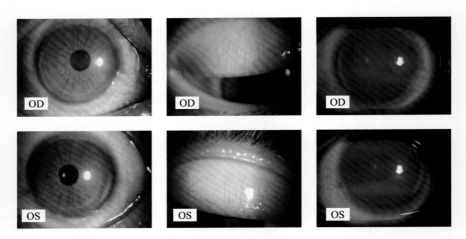

双眼结膜充血水肿，角膜缘见数个胶样结节，余项眼部体征均正常。角膜荧光素染色(－)。

图53-3　患者治疗5周后复诊时情况

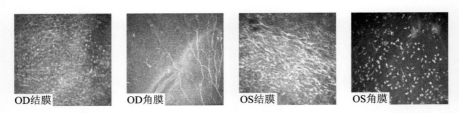

双眼结膜上皮大量Langerhans细胞聚集，角膜上皮下也可见Langerhans细胞及炎细胞聚集。

图53-4　患者治疗5周后角膜共聚焦显微镜检查

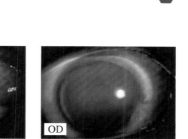

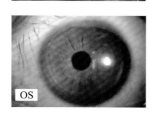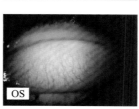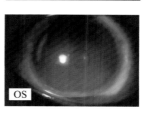

双眼结膜无明显充血，角膜缘光滑，无胶样结节，角膜荧光素染色（-）。

图53-5 患者治疗19周后复诊时情况

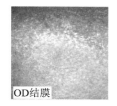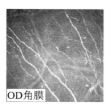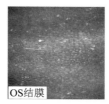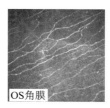

双眼结膜未见明显 Langerhans 细胞，角膜上皮下 Langerhans 细胞及炎细胞显著减少。

图53-6 患者治疗19周后角膜共聚焦显微镜检查

病例分析

春季卡他性角结膜炎（vernal keratoconjunctivitis，VKC）是一种双眼、季节性、反复性发作的过敏性结膜炎，是由Ⅰ型和Ⅳ型变态反应共同作用的结果。VKC有春夏发作，秋冬缓解的季节性特点，这与杂草生长、花粉传播、动物换毛、微生物繁殖等常在春夏季节盛行相吻合。患者多为儿童和青少年，以男性多见。VKC临床症状主要表现眼部奇痒、畏光流泪、异物感，眼部体征分为睑结膜型、角膜缘型和混合型。①睑结膜型，主要表现以铺路石样睑结膜乳头增生为特点，常伴发角膜盾性溃疡；②角膜缘型，初期表现为上方角膜缘出现增厚和半透明的胶样结节，灰黄色或粉红色，外观污浊，可单独出现，也可多个并融合成片，严重可在角膜缘一周形成堤坝样改变。早期角膜缘附近点状上皮病变，可逐渐发展为角膜上皮片状缺损、浸润和溃疡，愈合后形成云翳，环形云翳可有类似老年环样的改变；③混合型，指2型病变同时存在，比较少见。本例的实验室检查结膜刮片见嗜酸性粒细胞。研究报道在泪液和血清中见嗜酸粒细胞数量增加，部分IgE水平也会增高。

在临床诊断中，VKC需要与常见的其他眼表疾病相鉴别。①特应性角结膜炎（atopic keratoconjunctivitis，AKC），AKC是一种伴有面部特应性皮炎的慢性过敏性结膜炎，也可出现结膜巨乳头或角膜缘病变，但多发于成年人尤其中老年人，常年均可发病。②细菌性结膜炎，通常没有明显眼痒，分泌物多为黄色脓性，结膜乳头增生通常没有巨乳头表现，也不伴有角膜病变。结膜刮片可见大量中性粒细胞，无嗜酸性粒细胞。③病毒性结膜炎，通常没有明显眼痒，有较强的传染性，分泌物多为浆液性水样。结膜病变多以滤泡为主，角膜病变多为上皮下浸润，可伴耳前淋巴结肿大。结膜刮片无嗜酸性粒细胞。

VKC治疗原则；轻度VKC患者首选双效抗过敏药物；中重度VKC联合低浓度的糖皮质激素滴眼液及免疫抑制剂。研究报道糖皮质激素滴眼液能够早期、广泛干涉炎症的联级反应，是中度及重度VKC的最有效治疗方法，但使用时必须严格掌握适应证，一般不提倡长期"低剂量"的维持疗法，因其可能造成结膜和角膜病毒感染的加剧，青光眼、白内障等并发症形成。该患者属于 VKC 重度，早期局部应用皮质类固醇激素，疗效显著，在疾病明显缓解后，为了减少激素并发症出现，激素减量停药，导致病情反复，加用免疫抑制剂治疗 3 个月后，患者眼部症状好转。免疫抑制剂（如环孢素 A、他克莫司）与皮质类固醇激素相比，药物性并发症的发生更低，可代替糖皮质激素长期使用。人工泪液的应用，在缓解患者干眼症状的同时，通过冲刷眼表变应原及炎性释放介质，减轻炎症因子引起的眼部症状，从而缓解患者不适症状。

李颖病例点评

本例患者结合病史、发病季节性、典型临床表现（痒伴黏稠拉丝状分泌物、角膜缘见胶样结节，融合呈堤坝样）、实验室检查，符合春季卡他性角结膜炎（角膜缘型）诊断。按照 VKC 治疗原则，早期给予预防过敏源及对症抗过敏治疗，患者眼部症状明显减轻。5 周复诊时反复，考虑患者眼表炎症并没有完全好转，随即进行角膜共聚焦显微镜检查，提示双眼结膜上皮大量 Langerhans 细胞聚集，角膜上皮下也可见 Langerhans 细胞及炎细胞聚集，其结果和我们的判断相吻合，在激素减量的过程中，眼表炎症再一次加重，从而导致眼部症状反复。针对这种情况，采取短期激素冲击、免疫抑制剂长期用药，联合抗过敏及人工泪液局部点眼，治疗 3 个月后复诊，角膜共聚焦显微镜检查显示眼表炎症得到控制，患者眼部症状完全好转，逐渐停药，随访半年，无复发。

本例患者治疗关键在于判断激素减量、停药时机把控，免疫抑制剂何时介入治疗，应用时间及停药时机。在 VKC 治疗中，对于

笔记

轻度患者在预防过敏源同时首选双效抗过敏滴眼液；对中重度患者可行短期高浓度糖皮质激素滴眼液冲击治疗，同时联合使用抗过敏滴眼液及人工泪液，可迅速控制症状，随着病情缓解，降低激素浓度或逐步减少用药频率，短期内逐渐停药，非甾体滴眼液间断使用等；针对病情顽固的患者，尤其是VKC（睑结膜型）或反复发作者（角膜缘型），早期可联合应用免疫抑制剂滴眼液。其次，在VKC治疗中最有效措施是预防，患儿过敏情况稳定后，在发病季节采取配戴湿房镜可以有效隔离花粉、杂草等过敏源，达到理想的预防效果。对有规律季节性发病的患者，建议在发病前两周局部滴用肥大细胞稳定剂或双效制剂，有利于预防发作，或减轻发作症状。

总之，VKC有一定自限性，但患儿既往长期反复发病，症状、体征较重，对这类重型VKC如何减少发病频率，以及预防其带来的严重并发症，都值得进一步探讨和研究。

参考文献

1. 晏晓明，孙旭光. 过敏性结膜炎. 北京：人民卫生出版社，2017：101 – 127.

2. 李凤鸣，谢立信. 中华眼科学. 3版. 北京：人民卫生出版社，2014：1227 – 1230.

3. LEONARDI A，BORGHESAN F，FAGGIAN D，et al. Microarraybased IgE detection in tears of patients with vernal keratoconjunctivitis. Pediatr Allergy Immunol，2015，26（7）：641 –645.

（田 芳 李 颖）

病例 54　与睑缘炎相关的角结膜病变

病历摘要

【基本信息】

患者，女，16 岁。主诉"双眼红、畏光、异物感半年"。

现病史：患者半年前无明显诱因出现双眼红、畏光，伴有异物感，在外院诊断为"双眼下睑倒睫、角膜炎"，给予抗生素、角膜修复剂等滴眼液治疗后有所好转，但反复发作。

既往史：既往体健。

【眼科检查】

视力：OD 0.8，OS 0.8；眼压：OD 14 mmHg，OS 16 mmHg；BUT 双眼均为 2 s，双眼下睑倒睫接触角结膜，睑缘充血，睫毛根部大量鳞屑，睑板腺开口堵塞，结膜充血，角膜上皮弥漫性损伤，周边角膜可见新生血管长入，前房深，瞳孔 3 mm，对光反射灵敏，晶状体透明，玻璃体轻度混浊，眼底未见明显异常（图 54-1）。

眼部检查：建议患者行角膜共聚焦显微镜检查（图 54-2，图 54-3），眼表综合分析仪检查睑板腺（图 54-4），以及睫毛毛囊蠕形螨检查（右眼 3 只/6 根睫毛，左眼 4 只/6 根睫毛）。

【诊断】

①双眼蠕形螨睑缘炎；②双眼睑缘炎相关角结膜病变；③双眼睑板腺功能障碍；④双眼下睑倒睫。

笔记

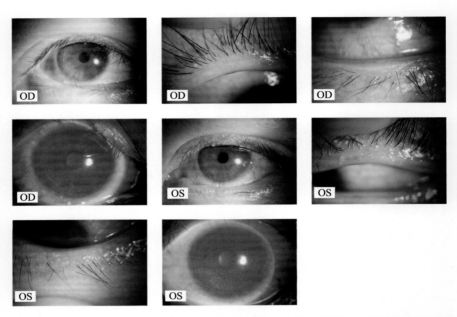

双眼下睑倒睫接触角结膜，睑缘充血，睫毛根部大量鳞屑，睑板腺开口堵塞，结膜充血，角膜上皮弥漫性损伤，周边角膜可见新生血管长入。

图 54 - 1　初诊时患者的双眼前节情况

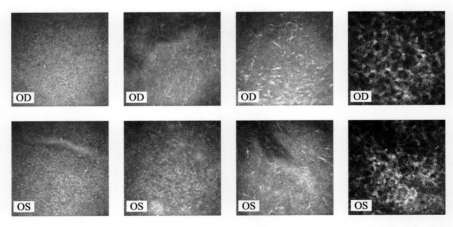

患者双眼角膜上皮细胞水肿增大，基底细胞胞核反光突出，基底细胞活化，可见大量朗格汉斯细胞聚集，角膜上皮下神经纤维稀疏，浅基质细胞活化。

图 54 - 2　角膜共聚焦显微镜检查角膜情况

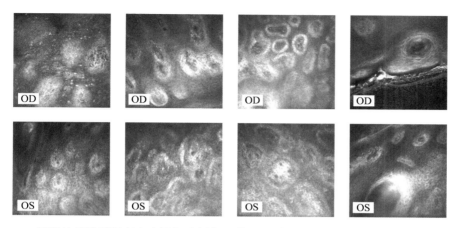

双眼睑板腺周围存在炎性细胞浸润，均可见堵塞、扩张的睑板腺腺体开口，睑板腺部分腺泡失去"车轮状"正常结构，呈现萎缩状态；部分腺泡扩张，腺泡壁不规则，内容物反光明显增强。

图54-3 角膜共聚焦显微镜检查睑板腺情况

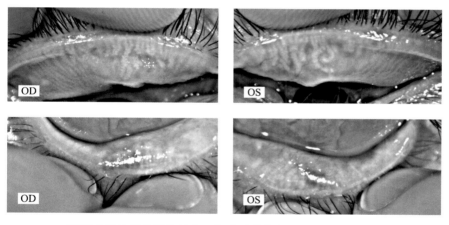

双眼睑板腺部分腺体扩张，部分腺体缺失、结构模糊不清。

图54-4 眼表综合分析仪检查睑板腺形态学情况

【治疗经过】

治疗方案：①睑缘清洁液清洁睑缘 2 次/日，妥布霉素地塞米松眼膏涂擦睑缘 1 次/日；②0.1% 氟米龙滴眼液滴双眼 2 次/日，逐渐减量；③玻璃酸钠滴眼液 4 次/日；④拔除双眼下睑倒睫。2 周后眼睑缘炎症明显改善。调整治疗方案：停用妥布霉素地塞米松眼膏，改为不含激素的妥布霉素眼膏涂擦眼睑缘 1 次/日；热敷双眼 1 次/日。开始除螨治疗：茶树油眼贴贴双眼 1 次/日；每 2 周在医院进行眼睑缘深度清洁治疗。治疗 2 个月后，患者双眼视力均提高至 1.0，双眼睑缘角膜上皮大部分修复，眼表炎症控制（图 54 - 5）。后期治疗方案：电解双眼下睑倒睫，此后继续使用人工泪液，激素停用后改为非甾体抗炎药，抗炎治疗及眼睑缘深度清洁治疗持续 3 个月。

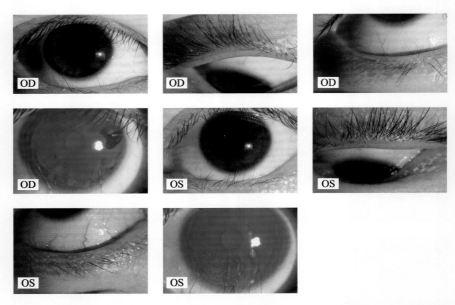

双眼下睑倒睫，睑缘无明显充血，睫毛根部无鳞屑，睑板腺开口部分堵塞，结膜无充血，角膜上皮基本修复，周边角膜新生血管消退。

图 54 - 5　治疗 2 个月后眼前节情况

病例分析

睑缘炎是睑缘炎症的统称，包括睑缘表面、睫毛毛囊及腺体等组织的炎症，是一种常见的眼病。睑缘炎相关角结膜病变（blepharo keratoconjunctivitis，BKC）主要指继发于睑缘炎的一系列结膜和角膜病变，也是儿童常见的眼表慢性炎症性疾病。该患者蠕形螨检测阳性，结合病史和临床表现，可诊断蠕形螨睑缘炎。蠕形螨导致的眼部病变包括睑缘炎、睫毛异常、睑板腺异常、眼表炎症反应等。本病例中的患者 16 岁，儿童睑缘炎的发病年龄在 6 个月到青少年期不等，但最常见的发病年龄在 4～7 岁，是临床中容易被忽视的眼表疾病，儿童睑缘炎更易发生 BKC，小龄儿童不能主诉，常表现为频繁揉眼与眨眼，眼红、畏光、流泪等。儿童 BKC 引起的角膜上皮粗糙、角膜新生血管长入、角膜瘢痕、角膜变薄等常导致角膜不规则散光，是引起视力下降的主要原因。

BKC 的病因是睑缘炎，因此针对睑缘炎的治疗是治疗 BKC 的关键。轻度 BKC 患者，推荐基础治疗方案：抗生素 + 非甾体抗炎药 + 人工泪液 + 物理治疗；对于中至重度 BKC 患者：先给予激素冲击治疗，待炎症控制后，改用基础治疗方案维持治疗。对于角膜穿孔或瘢痕位于中央区，严重影响视力的患儿，应及时行板层或穿透角膜移植等手术治疗。BKC 的复发也常由于睑缘炎症的复发而引起，因此患者的宣教也十分重要，睑缘炎明显改善后，患者也可以持续进行睑缘清洁。

本例患者早期睑缘炎症严重，考虑先使用抗生素激素眼膏控制睑缘炎症，在睑缘炎症控制的基础上再进行热敷、按摩、睑缘深度清洁等物理治疗及除螨治疗。2 个月治疗后患者症状明显减轻，坚持治疗 3 个月后稳定。

🏥 李颖病例点评

根据病史、临床表现、眼部检查及辅助检查结果，该患者诊断明确，治疗思路正确。BKC 是一种常见的眼表疾病之一，在诊疗工

笔记

作中常常被忽视，尤其是儿童BKC，因其起病隐匿、发病率高且临床表现多样，易被误诊或漏诊从而引起严重视力障碍，甚至弱视，因此对于存在频繁揉眼、眨眼，眼红、畏光、流泪等的儿童患者，检查时需要关注睑缘情况；应注意与病毒性角膜炎进行鉴别。前者角膜病变多发生于与眼睑缘接触部位，双眼对称性发病多见，多数患儿有睑板腺囊肿或睑缘炎病史，经过激素抗生素眼膏局部睑缘治疗后，角膜症状明显好转；后者角膜病灶与角膜缘以透明带相隔，且多为单眼发作，多有感冒、抵抗力下降等诱发因素，经过抗病毒治疗症状缓解。本例患者曾治疗后出现反复，睑缘蠕形螨及炎症可能是其反复发作的主要原因，因此，建议BKC患者常规检查睫毛毛囊蠕形螨。在治疗方面，针对睑缘炎的治疗是BKC治疗的重点，睑缘炎的好转或复发直接影响BKC的疗效。局部热敷、按摩、睑缘深度清洁等物理方法是治疗睑缘炎的前提，并根据BKC严重程度适当应用激素局部治疗，部分重度睑缘炎及BKC需要联合全身抗生素，通过分度分步坚持治疗，最终达到满意的治疗效果。

参考文献

1. 孙旭光. 睑缘炎与睑板腺功能障碍. 北京：人民卫生出版社，2015：74 – 94.

2. 余婷，洪晶. 儿童睑缘炎相关角结膜病变. 中国实用眼科杂志，2017，35（10）：941 – 947.

3. 孙旭光，侯文博，邓世靖. 睑缘炎及其相关角结膜病变. 中华眼科杂志，2012，48（7）：666 – 668.

4. 亚洲干眼协会中国分会海峡两岸医药交流协会眼科专业委员会眼表与泪液病学组. 我国蠕形螨睑缘炎诊断和治疗专家共识（2018年）. 中华眼科杂志，2018，54（7）：491 – 495.

（王玉倩　李　颖）

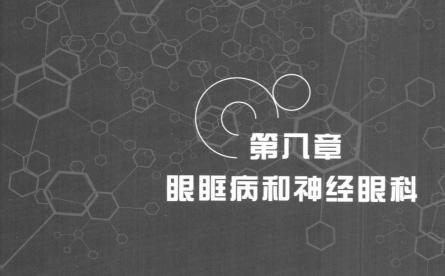

第八章
眼眶病和神经眼科

病例 55　首诊眼科的全身罕见疾病——
Erdheim – Chester 病

病历摘要

【基本信息】

患者，男，55 岁。主诉"双眼肿胀、突出伴流泪 1 年余"入院。

1 年余前出现双眼肿胀、突出、流泪，外院就诊行眼部 B 超示双眼眶内低回声肿物，因既往行心脏手术胸部有金属植入物，无法查眼眶 MRI，眼眶 CT（图 55 - 1）示双眼眶内不规则占位性病变，收住我院后行左眼眶肿瘤部分切除活检术，术后病检结果显示左眼眶内脂肪瘤样增生，表面可见纤维组织增生，内可见炎细胞浸润。其后给予甲泼尼龙 500 mg 冲击 3 天，用药后双眼肿胀较前减轻。9个月前情绪激动后出现双眼肿胀加重，收住我院再次给予甲泼尼龙 500 mg 冲击 3 天，用药后双眼肿胀较前减轻。半年前因双眼反复肿胀，门诊就诊给予甲泼尼龙每周 500 mg/次 ×6 周，此次门诊复诊因双眼眶压高，左眼视力明显下降，建议行左眼眶肿瘤切除术，门诊以"双眼眶肿瘤"之诊断收住入院。发病来，精神、饮食、睡眠可，大小便正常。

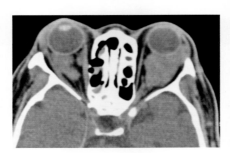

平扫示双眼眶内不规则占位性病变。
图 55 -1　眼眶 CT

既往史：20 年前行右耳鼓膜修补术，现佩戴助听器。10 年前右前臂机械伤致骨折行手术治疗。2 年前因左眼视力下降诊断"左眼黄斑病变"。1 年余前因右心房占位行手术治疗，病检结果为炎性纤维组织增生。发现甲状腺功能异常半年，药物治疗（左甲状腺素钠片 50 μg 口服，1 次/日；雷公藤多苷片 10 mg 口服，3 次/日）。

【眼科检查】

视力：OD 1.0，OS 0.12；眼压：OD 16 mmHg，OS 35 mmHg。双眼球显著突出，各方向运动均有受限（图 55 -2），右眼眶压（+++），颞上可见淡黄色质软肿物，动度大，眼睑肿胀，上睑遮盖 1/3 角膜，下睑退缩（++），结膜充血（+），下方球结膜水肿（++），泪

笔记

阜水肿（++），角膜透明，KP（-），前房深浅正常，房闪（-），瞳孔圆形，直径 3 mm，对光反应灵敏，晶状体轻度混浊，玻璃体混浊，眼底视盘界清，视网膜平伏，黄斑中反未见。左眼眶压（+++），颞上可见淡黄色类圆形质硬肿物（图 55 - 3），动度差，眼睑肿胀，上睑迟落（++），下睑退缩（++），眼睑闭合不全，结膜充血（+），下方球结膜水肿（++），泪阜水肿（++），鼻下方角膜上皮点状混浊，KP（-），前房深浅正常，房闪（-），瞳孔圆形，直径 3 mm，对光反应灵敏，晶状体轻度混浊，玻璃体混浊，眼底视盘界清，视网膜平伏，黄斑中反未见。眼球突出度：右眼 23 mm - 105 mm - 左眼 28 mm。

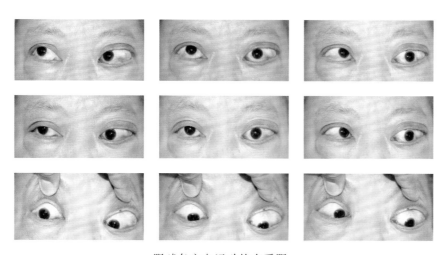

眼球各方向运动均有受限。

图 55 - 2 眼球运动九方位图（术前）

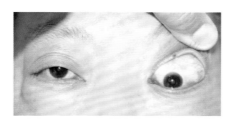

左眼眶颞上可见淡黄色类圆形质硬肿物，动度差。

图 55 - 3 左眼外观照

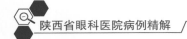

【辅助检查】

实验室及影像学检查：血常规：WBC $14 \times 10^9/L$，中性粒细胞计数 9.21×10^9 个/L，血小板计数 395×10^9 个/L；凝血四项：纤维蛋白原含量 7.03 g/L；尿常规（－）；肝功能（－）；电解质四项（－）；肾功能：肌酐 98 μmol/L；甲状腺功能：促甲状腺激素 8.97 μIU/mL，总三碘甲状腺原氨酸 1.25 nmol/L，抗甲状腺过氧化物酶抗体 >600 IU/mL；降钙素原（－）；C 反应蛋白：27.9 mg/L；血沉 51 mm/h；糖化血红蛋白 A1 6.4%；抗链球菌溶血素"O"（－）；类风湿因子（－）；ANA 谱（－）；免疫球蛋白 IgG 亚类均（－）。眼眶 CT（图 55 －4）：双眼球突出，双眼眶内不规则软组织密度影（较前增大），与部分眼外肌分界不清。眼部 B 超（图 55 －5）：双眼眶内低回声占位。左眼黄斑 OCT（图 55 －6）：RPE 层粗糙。

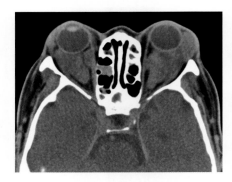

CT 平扫示双眼球突出，双眼眶内不规则软组织密度影（较前增大），与部分眼外肌分界不清。

图 55 －4　眼眶 CT

【诊断】

①双眼眶肿瘤；②双眼年龄相关性白内障。

【治疗经过】

治疗经过：手术行左眼侧路开眶眶内肿瘤切除术，术后 6 h 患

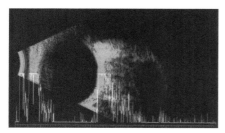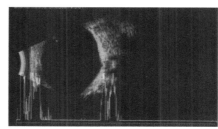

图 55-5　眼部 B 超：双眼眶内低回声占位
（A，右眼；B，左眼）

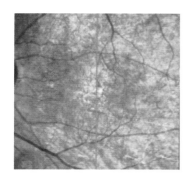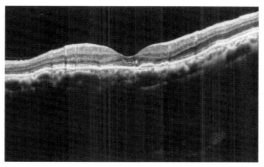

图 55-6　左眼黄斑 OCT：RPE 层粗糙

者出现心率低，波动于 30~60 次/分，请心内科会诊考虑与术眼加压包扎有关，建议心电监护、吸氧、适当抬高头位；给予生理盐水等适当扩容。给予Ⅰ级护理，更换敷料后适度包扎，心率仍波动于 30~60 次/分。术后第 1 天晨查房，患者自诉无不适，遂撤除心电监护及Ⅰ级护理。术后第 4 天开始，患者双眼球结膜水肿逐渐加重，每日换药观察。期间我院病检结果回报示左眼眶黄色瘤。分析病情考虑眼眶黄色肉芽肿可能性大，建议患者病理科会诊，并嘱患者完善心脏彩超、头颅 CT、胸部 CT、腹部 CT 相关检查。心脏彩超示主动脉硬化，双房增大，心包积液（少量），左心室收缩功能正常，彩色血流显示二尖瓣、三尖瓣少量反流，主动脉瓣、肺动脉瓣少量反流。头颅及胸部 CT（图 55-7，图 55-8）示：①脑白质缺血性改变；②双侧球后间隙软组织密度影，建议进一步检查；③双侧上颌窦炎症；④双肺间质性改变；⑤心影增大，心包积液，主动脉及冠脉壁钙化；⑥胸膜腔积液；⑦右侧第6、第7肋骨皮质欠光整，请结合临床；胸骨术后改变。腹部CT（图55-9，图55-10）示：①胆汁淤积；②双肾水肿，肾盂肾盏积水，双肾周渗出、积液，肾周筋膜增厚，请结合临床进一步检查；③左肾结石；④腹膜后渗出，散在增大淋巴结；⑤双侧胸膜腔、心包腔少量积液。双下肢X线（图55-11）示双侧股骨中下段及胫骨全段骨髓质异常改变，建议MRI检查。术后第9天，患者双眼球结膜仍高度水肿（图55-12），故给予甲泼尼龙500 mg冲击治疗3天，治疗后双眼肿胀及球结膜水肿显著减轻（图55-13）。相隔1天后，患者爬9层楼后出现心悸、头晕，心率波动于30~140次/分，请心内科会诊诊断：心律失常快-慢综合征，建议行临时起搏器治疗，患者及家属拒绝并签字。因患者曾行心脏手术，有严重心律失常，有发生晕厥，甚至猝死可能，告知家属，其后转入ICU，请心内科会诊，建议：①有永久起搏器植入指征，转心内科行永久起搏器植入术；②病程中有猝死风险，告知患者家属病情。患者自觉无不适症状，拒绝永久起搏器植入。病理科会诊结果：根据免疫组化及基因检测（*BRAFV600E*基因突变），病理提示非朗格汉斯细胞组织细胞增生症（图55-14，图55-15）。根据病理结果、基因检测、全身病情，最终诊断Erdheim-Chester病。给予泼尼松片30 mg口服（1次/日），维罗非尼960 mg口服（2次/日）。随访16个月，患者眼球突出、眼睑肿胀较术前显著改善（图55-16），全身无不适症状。

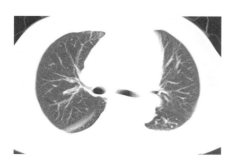

双肺间质性改变。

图 55 - 7 胸部 CT

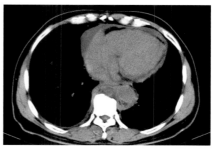

心包积液、胸腔积液。

图 55 - 8 胸部 CT

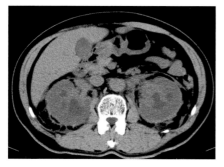

双肾体积增大，皮质增厚，密度减低，肾盂积水，肾周渗出。

图 55 - 9 腹部 CT

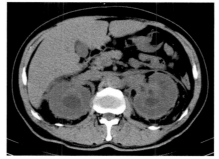

肾周渗出，腹膜后淋巴结肿大。

图 55 - 10 腹部 CT

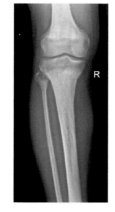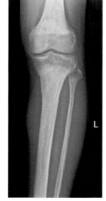

双侧股骨中下段及胫骨全段骨髓质异常改变。

图 55 - 11 双下肢 X 线

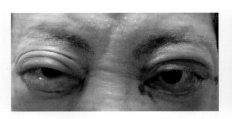

双眼球结膜仍高度水肿。

图 55 –12　术后第 9 天双眼外观照

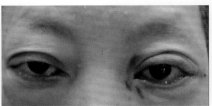

双眼肿胀及球结膜水肿显著减轻。

图 55 –13　甲泼尼龙 500 mg 冲击
治疗 3 天后双眼外观照

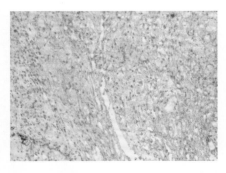

泡沫样及胞质嗜酸性组织细胞
CD68 阳性。

图 55 –14　IHC
（EnVision 法　10×10）

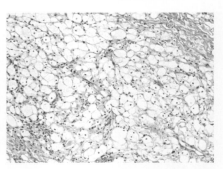

图 55 –15　纤维组织间大量
泡沫样细胞或胞质嗜酸性组织
细胞弥漫排列，并见淋巴细胞、
浆细胞等（HE 10×10）

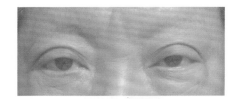

患者眼球突出、眼睑肿胀较术前显著改善。

图 55 –16　随访 16 个月双眼外观照

病例分析

Erdheim – Chester 病（ECD）在 1930 年首次被 William Chester 和 Jakob Erdheim 提出。它是一种罕见的非朗格汉斯细胞组织细胞增多病，属于成年人眼眶黄色肉芽肿病（adult orbital xanthogranulomatous disease，AOXGD）的一种类型。2016 年，ECD 被世界卫生组织重新归类为造血组织源性肿瘤。目前，全球约有 600 余例 ECD 患者，好发年龄在 50～70 岁，平均死亡年龄为 56 岁，该病确诊后 3 年的死亡率约 60%。由于该病的罕见性，其确切的发病机制尚未阐明，也没有明确的遗传因素。但有数据显示 54% 的 ECD 患者 *BRAFV600E* 基因突变。ECD 的临床表现没有特异性，许多 ECD 患者被误诊为 Paget 病、淋巴瘤、多发性硬化、结节病、垂体腺瘤、IgG4 相关硬化性疾病或其他肉芽肿性疾病。Estrada－Veras 等的研究中患者首发症状和诊断之间的平均时间是 4.2 年。眼部受累可表现为眼睑皮肤的黄色沉着、眼睑水肿、眼球突出、眼球运动受限、球结膜水肿、视力下降等。全身表现：骨骼受累最常见，约占 96%，常发生于胫骨、腓骨，主要表现为骨痛。中枢神经系统受累可表现为尿崩症、癫痫、小脑障碍等。在近 51% 的病例中可见中枢神经系统受累，其中约三分之一患者死亡。若出现心包积液、胸腔积液、间质性肺部则提示预后差。内分泌异常可表现为性功能减退、甲状腺功能减退、肾上腺功能不全等。典型的 ECD 三联征包括骨痛、中枢性尿崩症、眼球突出。病理特点：组织中可见大量单核泡沫细胞和分散或聚集的淋巴细胞、浆细胞和 Touton 巨细胞，存在不同程度的纤维化。免疫组化 CD68、CD163 和凝血因子ⅩⅢa 阳性，CD1a 和 CD207 阴性。治疗包括类固醇［泼尼松片 1 mg/（kg·d）］、免疫抑制剂、干扰素－α、*BRAFV600E* 基因靶向药物、克拉屈滨、英夫利昔、IL－6 阻断药、手术、放疗等。

🩺 刘洪雷病例点评

AOXGD 是一种累及眼眶和眼附属器的疾病，属于非朗格汉斯

笔记

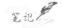

细胞组织细胞增多病（Ⅱ型）。分为 4 个亚型，分别是成年起病的黄色肉芽肿（adult – onset xanthogranuloma，AOX）、坏死性黄色肉芽肿（necrobiotic xanthogranuloma，NBX）、Erdheim – Chester 病（ECD）、成年人起病的眶周黄色肉芽肿合并哮喘型（adult – onset asthma and periocular xanthogranuloma，AAPOX）。发病率由高到低：NBX > ECD > AAPOX > AOX。其中 ECD 是 AOXGD 中全身累及范围最广、预后最差的一型。

患者在 1 年之内先后 3 次入院，因胸部有金属植入物，无法行眼眶 MRI 检查，使得诊断缺少一个重要的影像学依据。第一次手术行眶肿瘤部分切除活检，术后病理结果显示左眼眶内脂肪瘤样增生，表面可见纤维组织增生，内可见炎细胞浸润，当时未进一步和病理科医生沟通病情，故第一次住院未确诊该病。此外，ECD 属于罕见病，临床表现没有特异性，也给诊断带来了巨大困难。但最终在病理科医生的协助下，通过病理诊断、基因检测，并结合全身病情确诊 ECD，为患者的后续治疗指明了方向。综上所述，对于特殊、复杂病例，专科医生在诊疗过程中，除完善专科检查外，还应积极与协作科室沟通，更加全面解析病情。故多学科交流在疾病诊疗过程中至关重要。

参考文献

1. 张嘉莹，李瑾. 成人眼眶黄色肉芽肿病的临床研究进展. 国际眼科杂志，2017，17（12）：2274 – 2277.

2. ONEAL P A, KWITKOWSKI V, LUO L, et al. FDA approval summary: vemurafenib or the treatment of patients with erdheim – chester disease with the BRAFV600 Mutation. Oncologist, 2018, 23: 1 – 5.

3. KUMAR P, SINGH A, GAMANAGATTI S, et al. Imaging findings in Erdheim Chester disease: what every radiologist needs to know. Pol J Radiol, 2018, 83: e54 – e62.

笔记

4. SWERDLOW S H, CAMPO E, PILERI S A, et al. The 2016 revision of the World Health Organization classification of lymphoid neoplasms. Blood, 2016, 127 (20): 2375 – 2390.

5. HAROCHE J, CHARLOTTE F, ARNAUD L, et al. High prevalence of BRAF V600E mutations in Erdheim – Chester disease but not in other non – Langerhans cell histiocytoses. Blood, 2012, 120: 2700 – 2703.

6. ESTRADA – VERAS J I, O'BRIEN K J, BOYD L C, et al. The clinical spectrum of Erdheim – Chester disease：an observational cohort study. Blood Advances, 2017, 1 (6)：357 – 366.

7. DIAMOND EL, DAGNA L, HYMAN DM, et al. Consensus guidelines for the diagnosis and clinical management of Erdheim – Chester disease. Blood, 2014, 124 (4)：483 – 492.

（伍玉洁　刘洪雷）

病例 56　双眼同时减压治疗甲状腺相关眼病视神经病变

病历摘要

【基本信息】

患者，男，47 岁。主诉"双眼肿胀突出 10 个月，视物下降 2 个月"入院。

患者 10 个月前无明显诱因自觉双眼睑肿胀、眼球突出，伴发

红、酸痛不适，当地诊断"甲状腺功能亢进症"，住院给予隔日
500 mg 甲泼尼龙琥珀酸钠冲击半个月，眼睑肿胀稍有缓解。2 个月
前出现双眼视力逐渐下降、视物重影，再次当地医院就诊，诊断为
"甲状腺相关眼病，视神经水肿"，建议转院治疗。

既往史：患者 10 个月前因出现心慌、手抖、突眼、多汗等症
状，然后在当地医院诊断为甲亢，给予口服甲巯咪唑 10 mg/d
治疗。

【眼科检查】

视力：OD 0.1，OS 0.1；矫正视力：OD 0.15，OS 0.4。眼压：
OD 19 mmHg，OS 15 mmHg。右眼内斜 35°；双眼眶压（+++），眼
球中度突出，各个方向转动均明显受限（图 56 - 1），上睑退缩
（+）；双眼结膜充血（+++），右眼鼻侧结膜下可见粗大迂曲血
管，左眼全周结膜下可见粗大迂曲血管；眼底视盘边界模糊，充
血，黄斑中反欠清，视网膜平伏。眼球突出度：OD 18 mm -
98 mm，OS 18 mm。

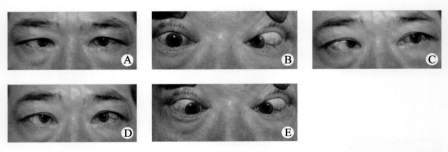

A：正视时，右眼内斜 35°，眼球中度突出，上睑退缩 + 。B：左转时左眼球
显著受限。C：右转时右眼球显著受限。D：上转不能。E：下转不能。

图 56 - 1　术前双眼外观照

【辅助检查】

实验室及影像学检查：甲状腺功能：促甲状腺激素 3.97 μIU/
mL，总甲状腺素 111.60 nmol/L，总三碘甲状腺原氨酸 2.18 nmol/

L，抗甲状腺过氧化物酶抗体 39.16 IU/mL，游离三碘甲状腺原氨酸 5.32 pmol/L，游离甲状腺素 18.14 pmol/L。视野：双眼视野显著受损，左眼显著（图 56 - 2）。眼眶 CT：双眼下、内、上、外直肌及上斜肌均增粗，以肌腹增粗为著，眼环未见增厚，左眼眶内侧壁局限性凹陷，余眼眶骨质结构未见异常，考虑 Graves 眼病（图 56 - 3）。

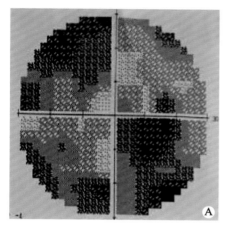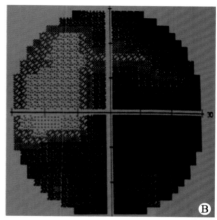

图 56 - 2　视野（A，右眼；B，左眼）

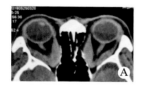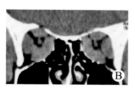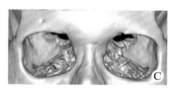

A：平扫显示眼外肌显著增粗的形态及程度。B：冠状位显示双眼外肌增粗后肌锥内的拥挤状态。C：正常三维合成眼眶。

图 56 - 3　术前眼眶 CT

【诊断】

①双眼甲状腺相关眼病；②双眼压迫性视神经病变；③右眼限制性内斜视；④复视；⑤双眼屈光不正；⑥甲状腺功能检查异常。

【治疗经过】

因既往多次激素冲击治疗无效，出现压迫性视神经病变，且视野提示左眼视功能受损严重，入院后尽快给予左眼深外壁减压联合泪阜结膜入路双眼内壁、下壁切除的减压手术，术中用磨钻充分将左眼眶外壁打磨至眶尖，至深外壁骨质呈"台阶状"，然后咬除台阶至脑膜返折处，暴露硬脑膜（图56-4）。术后给予全身消肿、止血、营养神经治疗，并加压包扎7天，期间复查CT（图56-5），出院时双眼视力：OD 0.1，OS 0.1；矫正视力：OD 0.8，OS 0.8。2周后门诊复查裸眼视力：OD 0.6，OS 0.5。门诊定期复查4个月，因右眼眶压较高再次入院行右眼深外壁减压手术（图56-6，图56-7），患者出院2周后复查矫正视力双眼均恢复至1.0，其后无复诊。

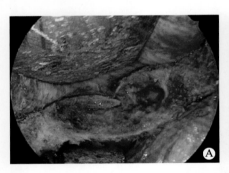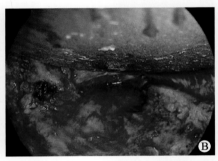

A：术中磨钻磨除眶外壁骨质，眶尖呈"台阶状"。B：咬除打磨薄的"台阶"，深至眶上裂外缘，上至蝶骨嵴，下至眶下裂，暴露颞叶前极的脑膜。

图56-4 术中眶尖手术截图

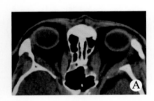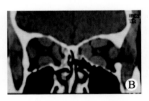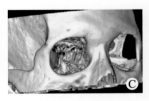

A、B：左眼外壁去除后局部缺损，双眼内壁向筛窦移位，内下方骨质改变，肌肉间隙增大。C：左眶外壁仅剩眶缘骨质，深部骨质缺损，三维重建CT显示"空洞"样缺损。

图56-5 第一次术后1周复查眼眶CT

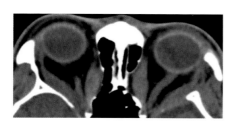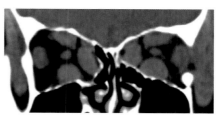

肌肉的粗细和走行无明显改变。

图 56 - 6　4 个月后第二次右眼术前眼眶 CT

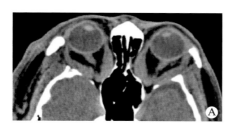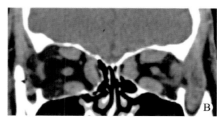

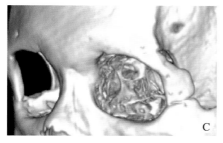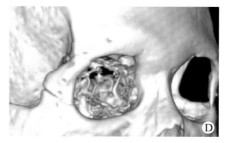

A、B：双眼减压术后的眼眶的形态及眶内容向两侧移位，眶尖拥挤现象明显改善。C、D：三维重建 CT 显示双眼眶深外壁"空洞"样缺损。

图 56 - 7　第二次术后 1 周复查眼眶 CT

病例分析

甲状腺相关眼病视神经病变（dysthyroid optic neuropathy，DON）是甲状腺相关眼病少见而严重的继发损伤，占 5% ~ 10% ，可进展迅速，也可表现隐匿。由眶内软组织水肿、眶压增高对视神经压迫导致。此时患者会表现为视力减退、视野缩小及病理性暗点，眼底可视盘水肿或苍白、视网膜水肿或渗出、视网膜静脉迂曲扩张。对此，首选糖皮质激素治疗，但大部分病例往往疗效不明显，病情短时间易反复并持续加重，相对而言，眼眶减压术对缓解视神经的压迫作用更加确切和迅速。所以，此病例我们选择同时双眼减压手术治疗，目的是尽量保留患者现有的视力，避免单侧减压术后对侧眼视力持续下降，延误对侧眼治疗的时机。

此类患者眶压异常增高，导致双眼同时视神经受压，视力逐渐下降，视神经受损更加严重的一侧先选择外壁最大切除，联合经双眼泪阜结膜切口，分离至眶内壁，在泪后嵴后方打开筛骨纸样板，并咬除筛－上颌骨后1/2，向下可延伸至眶下壁内1/2，深至眶尖；术中取出适量肌锥内脂肪。此手术方式既充分释放严重眼的眶内压，同时减轻了对侧眼部分眶内的压力，延缓视神经持续受损，后期根据患者恢复的情况，可择期再行对侧眼眶外侧壁减压手术。但综合以往甲状腺相关眼病视神经病变的手术患者，单纯经泪阜入路减压的这侧眼眶往往后期眶压持续偏高，伴眼球回退不理想，大部分仍需行深外壁减压手术。此例患者就诊相对较早，且视神经未出现萎缩的表现，故术后视力恢复理想。

刘洪雷病例点评

本病例无论症状及影像学表现均为 DON 的典型体现，视力是否提高与就诊时间有关，所以早期手术是挽救视功能的关键，同时手术操作技巧和经验是术后有良好预后的重要因素。

然而，对于双眼球突出不明显，伴视力逐渐下降，出现视盘水肿的病例，容易误诊为视神经炎。同时大多DON无视盘水肿表现，甚至就诊时已出现视神经萎缩的表现，从而因无法找出病因延误了手术治疗的最佳时间，致使术后预后欠佳。总体还是因为对甲状腺相关眼病继发的视神经病变认识不足所致。

对于DON的手术治疗，最大化减压充分释放眶尖的压力是关键，累及双眼时行双眼同时减压手术是综合国内外目前最前沿的治疗手段。

参考文献

1. 王毅, 肖利华. 改良眼眶减压术治疗重度甲状腺相关眼病的疗效观察. 中华眼科杂志, 2013, 49（3）: 242 - 250.

2. 王毅, 李月月. 最大化眼眶减压术治疗重度甲状腺相关眼病视神经病变的疗效及响因素. 中华眼科杂志, 2017, 53（6）: 416 - 423.

3. BARTALENA L, BALDESCHI L. The 2016 European Thyroid Association/European group on Graves' orbitopathy guidelines for the management of Graves' Orbitopathy. Eur Thyroid J, 2016, 5（1）: 9 - 26.

4. KORKMAZ S, KONUK O. Surgical treatment of Dysthyroid optic neuropathy: long - term visual outcomes with comparison of 2 - Wall versus 3 - Wall orbital decompression. Curr Eye Res, 2016, 41（2）: 159 - 164.

5. OH S R, TUNG J D. Reduction of orbital inflammation following decompression for thyroid - related orbitopathy. Biomed Res Int, 2013, 2013: 794984.

（刘萃红　刘洪雷）

笔记

病例 57　警惕泪囊肿瘤恶变

病历摘要

【基本信息】

患者，女，66岁。主诉"右眼内眦部肿胀伴间断出血2年，加重2个月"。

既往史：高血压病史10年，5年前因"脑出血"在当地医院住院治疗。

【眼科检查】

视力：OD 0.4，OS 0.5；右眼泪囊区肿胀，可触及大小约1.7 cm×1.5 cm肿物，质硬，活动度差，与周围组织分界清。挤压泪囊区未见分泌物溢出，双眼角膜清亮，前房深度可，瞳孔3.0 mm，对光反射存在，晶状体混浊，玻璃体混浊，眼底视网膜平伏。自发病以来，饮食睡眠欠佳。

【辅助检查】

影像学及内镜检查：眼眶CT（图57-1）示右眼泪囊区异常信号结节影，建议增强MRI进一步检查；磁共振检查（图57-2）示右泪囊区可见18 mm×13 mm结节影，显著不均匀强化。鼻内镜（图57-3）检查示右侧鼻腔下鼻甲肥大，鼻咽部可见新生物伴血性分泌物附着。

【诊断】

①右眼泪囊肿瘤；②双眼白内障；③高血压。

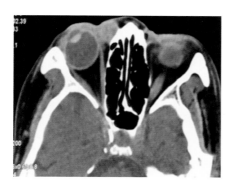

右泪囊区异常信号结节影。

图 57 - 1　眼眶 CT 检查

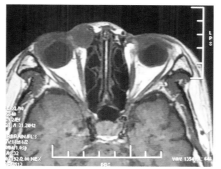

右泪囊区可见 18 mm×13 mm 结节影，显著不均匀强化。

图 57 - 2　眼眶磁共振检查

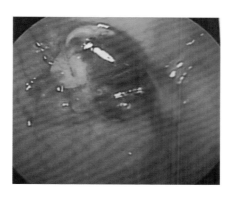

右侧鼻腔下鼻甲肥大，鼻咽部可见新生物伴血性分泌物附着。

图 57 - 3　鼻内镜检查

【治疗经过】

治疗方案：术前完善各相关检查，未见明显手术禁忌，拟行肿瘤摘除术。术中见：右侧鼻腔下鼻甲肥大，鼻咽部可见新生物伴血性分泌物附着，肿瘤边界清楚，上方达内眦韧带以上，泪囊窝周边骨质变薄，取出肿物大小约 1.5 cm×2.0 cm（图 57 - 4），术后病理回报为：Vimetin(＋)，S - 100(＋)，HMB45(＋)，确诊为黑色素瘤（图 57 - 5）。

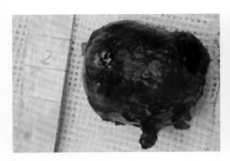

图 57 - 4　术中取出肿物大小约
1.5 cm×2.0 cm

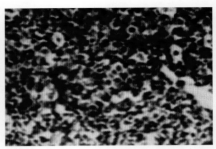

癌细胞弥漫排列。

图 57 - 5　组织病理检查
（HE 10×10）

术后修正诊断：①右泪囊恶性黑色素瘤；②鼻咽部转移性黑色素瘤；③双眼白内障；④高血压。

病例分析

泪囊恶性肿瘤临床上发病较少，多发生于成年人，中老年人居多。血性溢泪、泪道冲洗不畅和内眦韧带以上实质性肿块为泪囊恶性肿瘤的三联征。在本病例中，患者主诉症状不是以流脓、流泪为主，而是肿物伴有出血，与常见的泪囊炎区别很大，这引起了我们的警惕，积极完善眼眶 CT 及磁共振后，提示右泪囊区结节影，显著不均匀强化，骨壁已受侵犯，而鼻内镜的检查更加明确了肿瘤的诊断。手术切除，组织病检是诊断和治疗的当务之急，面对这种复杂手术，手术需要眼科医生和耳鼻喉科医生联合进行。术中完整的切除肿物，组织病理提示为黑色素瘤，属于恶性肿瘤的一种，术后给予联合放/化疗治疗，以提高患者生存率。

笔记

张华病例点评

　　泪囊肿瘤临床较少见，发生于泪囊的恶性黑色素瘤更为罕见，主要来源于泪囊上皮细胞，长期慢性炎症可使泪囊上皮异常增殖而恶变。病程长达数年久治不愈的慢性泪囊炎患者，一旦出现血性分泌物，特别是实性肿物达内眦韧带以上者，应高度怀疑泪囊恶性肿瘤，肿瘤可沿淋巴转移至耳前、颌下淋巴结或血行全身转移。对于泪囊原发性恶性肿瘤，早期手术切除是主要的治疗方法。如伴有局部蔓延、骨质侵蚀，则应该扩大切除，并辅以局部放疗的综合疗法。泪囊恶性黑色素瘤的治疗应早期切除，术后应行放疗，可以减少复发，争取较好的预后。

参考文献

1. 成磊，何为民. 110 例眼部恶性黑色素瘤的临床病理分析. 中华实验眼科杂志，2012，30（1）：59 – 62.

2. PARMER D N, ROSE G E. Management of lacrimal sac tumors. Eye, 2003, 17: 599 – 606.

3. 蒋永强，王彬，李晓华，等. 泪囊原发性恶性肿瘤 22 例临床病理学分析. 中华眼外伤职业眼病杂志，2019，41（2）：81 – 84.

4. KRISHNA Y, COUPLAND S E. Lacrimal Sac Tumors – A Review. Asia Pac J Ophthalmol（Phila），2017，6（2）：173 – 178.

（李春花　田冰玉　张　华）

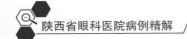

病例 58　药物灌洗在眼眶脉管畸形中的应用

病历摘要

【基本信息】

患者，女，6 岁。主诉"左眼睑肿胀 3 年，伴眼球突出 40 天"。

3 年前家长发现患儿左眼睑偶有肿胀，遂就诊于我院门诊，行眼眶 MRI 检查，初步诊断为"左眼眶肿瘤"，建议观察。40 天前家长发现患儿左眼球突出，伴眼红、偶有分泌物，伴视力下降，遂就诊于当地医院，诊断为"左眼结膜炎"，予以滴眼液（典必殊滴眼液、典必殊眼膏）局部用药，用药 1 周后上述症状无明显改善。1 个月前来我院门诊就诊，行相关检查诊断为"左眼眶肿瘤、左眼激素性青光眼"，建议停用激素类眼药后择期入院手术治疗。于发病后 1 个月收住入院拟行手术治疗。发病以来患者精神、饮食、失眠可，大小便正常。

既往史：无特殊。

【眼科检查】

视力：OD 1.0，OS 0.6；眼压：OD 16 mmHg，OS 14 mmHg。角膜映光（33 cm）：左眼 −10°，左眼眶压 ++ ~ +++，眼球中度突出（图 58 − 1），轻度下移，外转轻度受限，余方向运动无明显异常，上睑中度肿胀，眼睑颞侧可触及质硬包块，边界不清，无压痛，结膜充血，余内眼检查未见明显异常。右眼球运动无明显异常，眶压正常，眼睑无肿胀，内眼检查未见明显异常。

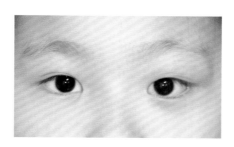

左眼球突出，颞侧可见包块。

图 58 - 1 患者外观照

【辅助检查】

实验室及影像学检查：①2016 年 4 月 15 日检查结果：眼眶 MRI（图 58 - 2，图 58 - 3）：左眼球后及左眼眶颞侧皮下异常信号影，考虑血管性病变并血肿可能，请结合临床。②2018 年 11 月 21 日检查结果：眼眶 MRI（图 58 - 4）：左眼球后及左眼眶颞侧皮下异常信号影，较 2016 年 4 月 15 日体积稍增大，T1WI 信号稍增高，考虑血管性病变并血肿可能。③2018 年 12 月 21 日检查结果：眼部 B 超：左眼球后外侧可见范围约 29 mm × 24 mm 的不规则异常回声，其内可见光带分隔，分隔间充满点状低回声，探头加压时，点状回声飘动，CDFI 未见明显血流信号。眼眶 CT（图 58 - 5）：左眼眶内占位，炎性可能，建议眼眶 MRI 平扫 + 增强进一步检查；左侧眼睑及眶周软组织略肿胀。

【诊断】

左眼眶肿瘤。

【治疗经过】

入院后完善相关术前检查，排除全身绝对禁忌证后，在全身麻醉行左眼侧路开眶 + 眶内肿瘤博莱霉素灌洗术。术中可见眶内囊性肿瘤组织，呈深紫色，囊膜光滑，向眶深部延伸，紧贴外直肌，术中用套管针从病变最明显的部位穿入瘤体内，可见淡红色液体流出，吸除部分囊内液后保持套管针于原位（图58-6），用稀释的博莱霉素注入瘤体内，反复灌洗至囊内液清亮。术后病理（BC2018-00262，图58-7）：囊内液涂片可见少许淋巴细胞及中性粒细胞。术后第6天查体：视力 OS 0.8，角膜映光（33 cm）位正，眶压正常，眼球轻度突出，外转轻度受限，余方向运动无明显异常，上睑无明显肿胀，结膜充血（+）、水肿（+），余内眼检查未见明显异常。术后3个月复查：视力 OS 1.0，角膜映光（33 cm）位正，眶压正常，眼球轻度突出，眼球各方向运动无明显异常，上睑无明显肿胀，内眼检查未见明显异常。并复查眼眶 MRI（图58-8）可见左眼球后瘤体明显消退。

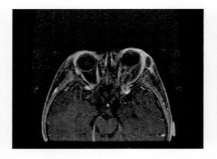

左眼球后及左眼眶颞侧皮下异常信号影，可见眼外肌及视神经受压推挤。

图58-2　眼眶 MRI 平扫 T1WI+C（2016年4月15日）

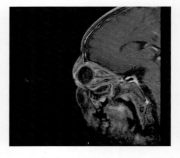

左眼球后异常信号影，包绕视神经。

图58-3　眼眶 MRI 矢状位 T1WI+C（2016年4月15日）

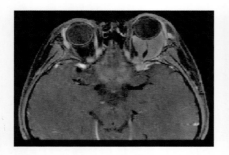

左眼球后肌锥间隙及眼眶颞侧皮下异常信号影（范围较2016年4月15日增大）。

图58-4　眼眶 MRI 平扫 T1WI+C（2018年11月21日）

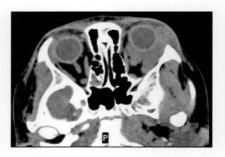

左眼球稍前突，球后肌锥间隙内见软组织密度肿块影。

图58-5　眼眶 CT（2018年12月21日）平扫

笔记

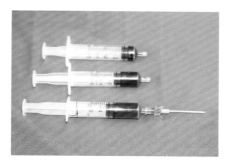

注射器内可见淡红色囊内液。

图 58 -6　囊内液

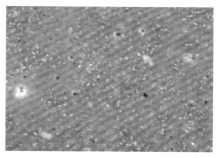

可见少许淋巴细胞及中性粒细胞。

图 58 -7　术后病理（囊内液）

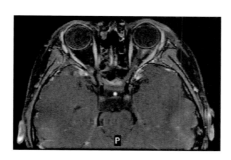

左眼球后视神经起始段旁肌锥间隙内肿块影消失，颞侧皮下异常信号影范围较 2018 年 11 月 21 日减小。

图 58 -8　眼眶 MRI（2019 年 3 月 25 日）平扫

病例分析

眼眶脉管畸形（orbit venous malformations，OVM），根据血管内皮细胞的生物学分类，将传统意义的"血管瘤（vascular anomalies）"分为血管瘤（hemangioma）和脉管畸形（vascular malformations）两大类，血管瘤存在血管内皮细胞的异常增殖，而脉管畸形是一组出生即有且瘤体体积随年龄增长同比例增大的病变，以异常脉管内径扩张或异常动静脉交通为特点。现在由国际血管瘤和脉管畸形研究学会（International Society for the Study of Vascular Anomalies，

笔记

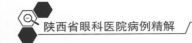

ISSVA）将脉管畸形分为 4 种类型，分别为单纯性畸形、混合性畸形、知名大血管来源脉管畸形及脉管畸形合并其他病变。其中，单纯性脉管畸形又可分为毛细脉管畸形、淋巴管畸形、静脉畸形、动静脉畸形、动静脉瘘等。

过去对于眼眶脉管畸形以手术切除治疗为主，但目前的治疗方法主要包括硬化治疗、冷冻治疗、栓塞治疗和手术治疗，以及上述各种措施的综合应用。此患者瘤体位于球后视神经旁及颞下，手术可切除表浅的颞下部分，但对于弥散于视神经及眼外肌旁的瘤体，手术切除对眼球功能的影响是巨大的，因此对此患者我们选择了血管内硬化治疗。血管内硬化治疗可选择无水乙醇、博莱霉素等。无水乙醇进入管腔后破坏血管内皮细胞，可造成病灶血管的纤维化闭塞和体积萎缩，而博莱霉素可诱导血管平滑肌细胞和内皮细胞增生，使管壁增厚，管腔狭窄，最终闭锁。无水乙醇注入管腔后，对血管内皮细胞等结构发挥强烈的破坏作用，从而达到治疗目的。博莱霉素较温和，进入管腔后立即流走，药物在血管腔内发挥作用的时间有限，且术后不会在局部形成硬结，因此对患者外观影响较小。对于多囊腔的脉管畸形，在不超过最大量的情况下可反复注射。

博莱霉素注射治疗不良反应较小，常见的不良反应有发热、局部软组织肿胀、消化道反应、局部破溃坏死等，而过敏性休克、脱发、皮肤反应及白细胞降低等相对少见。过度注射可导致注射组织发育不良和缺损，治疗早期并无表现，但后期可能严重影响外观，需引起重视。

📋 刘洪雷病例点评

在患儿病程中视力发育无影响时，我们选择降眶压保守观察，随诊 2 年后，因患儿出现眼球突出伴视力下降，MRI 检查发现瘤体范围变大，我们选择入院手术治疗，因为瘤体位于眶深部，与眼眶内重要神经及肌肉关系密切，所以我们选择博莱霉素灌洗治疗，治疗后瘤体变小，继续随诊观察。对于儿童眼眶脉管畸形的治疗方式，认为病变不活跃、不影响外观、无明显不适症状、对视功能发育无影响者，可密切随访观察；对于表浅的脉管畸形可以选择手术治疗；对于弥散的眶深部脉管畸形，就要考虑单纯切除所带来的风险，药物注射灌洗疗效确定，为此疾病的治疗提供了新的方向，而新的药物又减少了并发症。总体治疗不应消极等待，应及早使用有效、恰当的治疗措施，才能获得最佳的治疗效果。

参考文献

1. 杨新吉，李月月. 治疗儿童眼眶脉管畸形是否应该"等等看". 中华眼科杂志，2019，55：818－820.

2. 中华医学会整形外科分会血管瘤和脉管畸形学组. 血管瘤和脉管畸形的诊断及治疗指南（2019 版）. 组织工程与重建外科杂志，2019，15：277－317.

3. NIRAV D，RAICHURA D N B，MD SHAHID ALAM M S，et al. A prospective study of the role of intrales－ional bleomycin in orbital lymphangioma. J AAPOS，2017，21：146－151.

4. WASSEF M，BLEI F，ADAMS D，et al. Vascular anomalies classification：recommendations from the international society for the study of vascular anomalies. Pediatrics，2015，136：e203－e214.

（张壬嘉　刘洪雷）

病例 59　颅内动脉瘤栓塞术后视网膜分支动脉阻塞

病历摘要

【基本信息】

患者，女，32 岁。主诉"右眼上方视物遮挡 2 天"入院。

入院前 10 天突发头痛，颅脑 MRI 示右侧颈内动脉眼段动脉瘤（图 59 – 1A ~ 图 59 – 1C），数字减影脑血管造影（digital subtraction angiography，DSA）示右侧颈内动脉眼段动脉瘤（图 59 – 1D ~ 图 59 – 1F）。确定诊断后在全身麻醉下行血管内介入治疗，支架辅助栓塞动脉瘤，右侧颈内动脉眼段动脉瘤完全栓塞（图 59 – 2），全身麻醉苏醒后患者诉右眼上方视物遮挡。发病 2 天后转入本院眼科。

既往史：无高血压、糖尿病史，无心脏病史；无药物、毒物接触史。

家族史：无遗传病史，无传染病史。

【眼科检查】

视力：OD 0.8，OS 1.0；眼压：OD 10 mmHg，OS 11 mmHg；双眼眼球运动无异常，眼位正常，无眼眶压痛感，结膜色淡红无滤泡增生，角膜透明无混浊，前房中深，虹膜纹理清，无新生血管，双侧瞳孔直径约为 3 mm，直接、间接对光反射均灵敏，双眼晶状体透明，玻璃体轻度混浊；眼底：视盘边界清，色红，右侧颞下方视网膜灰白色水肿，黄斑樱桃红（图 59 – 3A），荧光素眼底血管造影

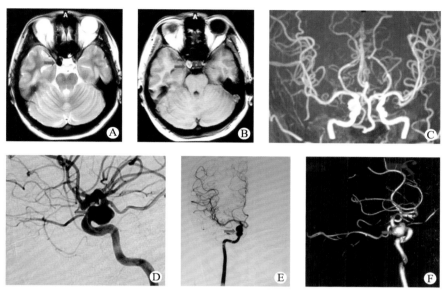

A：右侧颈内动脉 T2WI 低信号（红箭头）。B：右侧颈内动脉 T1WI 高信号，中央等信号（红箭头）。C：颅脑 MRA 右侧颈内动脉眼段动脉瘤（红箭头）。D：DSA 侧位片示右侧颈内动脉眼段动脉瘤（红箭头）。E：DSA 正位片示右侧颈内动脉眼段动脉瘤造影剂染色（红箭头）。F：DSA 三位重建图示右侧颈内动脉眼段动脉瘤（红箭头）。

图 59 - 1　右侧颈内动脉眼段动脉瘤颅脑 MRI 和
数字减影脑血管造影（DSA）

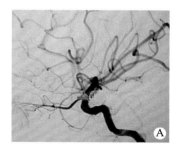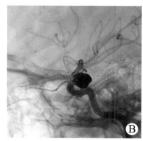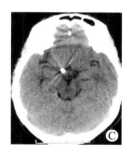

A：支架辅助动脉瘤栓塞术后 DSA 动脉瘤不显影（红箭头）。B：栓塞术后 DSA 动脉瘤腔内弹簧圈致密填塞（红箭头）。C：栓塞术后颅脑 CT 动脉瘤腔高密度弹簧圈（红箭头）。

图 59 - 2　右侧颈内动脉眼段动脉瘤支架
辅助栓塞术后 MRI 和 DSA

（FFA）示臂－视网膜循环时间（A－Rct）延迟，颞下分支显影不良，充盈迟缓，末梢荧光素充盈不良、渗漏（图59－3B～图59－3D）。

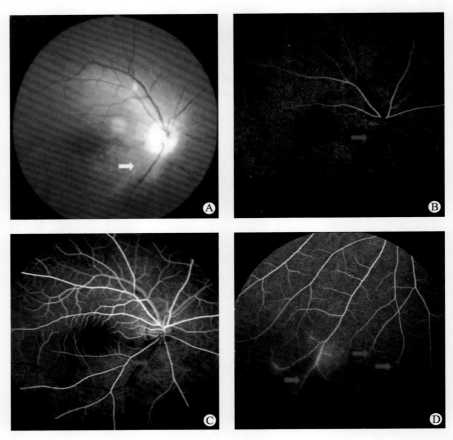

A：眼底照相示右眼颞下分支动脉变细、被鞘（白箭头）。B：FFA早期10.38 s颞下、鼻下分支不显影（红箭头）。C：FFA示右眼颞下、鼻下分支充盈迟缓，显影不良（红箭头）。D：FFA晚期远周边部血管血流中断，边缘荧光素渗漏，其周边无灌注（红箭头）。

图59－3　右侧颈内动脉眼段动脉瘤支架辅助
栓塞术后眼底像和FFA结果

【诊断】

①右眼视网膜分支动脉阻塞；②右侧颈内动脉眼段动脉瘤栓塞术后。

出院1个月复诊，右眼视野缺损范围缩小。

病例分析

文献报道，在颅内动脉瘤血管内栓塞治疗过程中或栓塞术后血栓栓塞症的发生率为 3%~28%，而 2%~15% 的患者在颅内动脉瘤血管内栓塞治疗过程中发生血栓栓塞并发症。对于颅内动脉栓塞过程中脑血管栓塞，血管造影能够明确栓塞部位，及时采取血管内溶栓、取栓等抢救措施，可降低栓塞并发症。颅内动脉瘤血管内介入弹簧圈栓塞术后视网膜中央动脉阻塞和视网膜分支动脉阻塞为罕见并发症，导致视网膜动脉阻塞的大多为微栓子，由在颅内动脉瘤栓塞过程中弹簧圈周围形成的血栓引起，因眼底视网膜血管内径小，术中血管造影无法显示视网膜动脉。

颅内动脉瘤血管内介入栓塞术中术后发生视网膜动脉阻塞的常见原因：①动脉瘤腔内血栓形成；②导管、导丝及栓塞材料损伤血管内皮；③弹簧圈解离电流、血流动力学改变；④血液高凝状态和血管损伤，血管痉挛，组织因子作用下纤维蛋白和血小板聚集；⑤载瘤动脉受压导致远端血流减低或栓塞。本例颈内动脉眼段动脉瘤栓塞后易导致眼动脉血流降低或阻断，使视网膜分支动脉阻塞，血管内介入治疗过程中微导管、微导丝损伤血管内皮，尽管导管持续冲洗和全身性肝素化，但这种损伤最有可能出现眼动脉开口处血栓形成，而导致视网膜动脉栓塞。

血管内介入术后出现视物遮挡、视力下降，应考虑到急性视网膜动脉阻塞的可能，眼科医生和神经介入医生应高度重视这种严重并发症，多学科协作诊治，尽早采用阿替普酶或尿激酶动脉内溶栓治疗挽救视力，及时给予溶栓、扩血管、神经修复等治疗，取得了较好疗效。本病救治的关键在于尽早发现并做出诊断，动脉内溶栓治疗

笔记

越早效果越好。对于青年患者出现视野缺损、视力减退容易漏诊。

王润生病例点评

该患者行右侧颈内动脉眼段动脉瘤栓塞，麻醉苏醒后发现右眼上方视物遮挡，眼底照相示右眼颞下分支动脉变细、血管被鞘，FFA 示臂 – 视网膜循环时间（A – Rct）延迟，颞下分支显影不良，充盈迟缓，末梢荧光素充盈不良、渗漏。"右眼视网膜分支动脉阻塞"诊断明确，及时给予溶栓、扩血管、神经修复等治疗，取得了较好疗效。

眼底视网膜血管内径小，DSA 血管造影无法显示视网膜动脉，术中很难发现，术后发现视觉症状及时请眼科医生确定诊断和治疗，尽管颅内动脉瘤血管内介入弹簧圈栓塞术后视网膜动脉阻塞为少见并发症，但可能造成不可逆的视力损伤或视野缺损，希望得到眼科和神经介入医生的高度重视，多学科协作及时诊断，采取有效治疗措施。

参考文献

1. NOMURA M, MORI K, TAMASE A, et al. Thromboembolic complications during endovascular treatment of rupturedcerebral aneurysms. Interv Neuroradiol, 2018, 24 (1): 29 – 39.

2. JUN H S, AHN J H, KIM J H, et al. Thrombus remnant despite intra – arterial thrombolysis for thrombus formation during endovascular treatment of ruptured cerebral aneurysms: Does it harm. Interv Neuroradiol, 2016, 22 (4): 407 – 412.

3. CASTILLO B J R, DE ALBA F, THORNTON J, et al. Retinal artery occlusion following coil embolization of carotid – ophthalmic aneurysms. Arch Ophthalmol, 2000, 118 (6): 851 – 852.

4. ASCASO F J, CRISTÓBAL J A. Partial retinal artery occlusion after coil embolization of an intracerebral aneurysm. Eur J Ophthalmol, 1999, 9 (2): 142 – 144.

5. SHIN S H, PARK S P, KIM Y K. Multiple small branch retinal arteriolar occlusions

following coil embolization of an internal carotid artery aneurysm. Indian J Ophthalmol, 2018, 66 (8): 1208 – 1210.

6. CHOUDHRY N, BRUCKER A J. Branch retinal artery occlusion after coil embolization of a paraclinoid aneurysm. Ophthalmic Surg Lasers Imaging Retina, 2014, 45: e26 – e28.

7. ELKORDY A M, SATO K, INOUE Y, et al. Central retinal artery occlusion after the endovascular treatment of unruptured ophthalmic artery aneurysm: A Case Report and a Literature Review. NMC Case Rep J, 2016, 3 (3): 71 – 74.

8. YOO M, JIN S C, KIM H Y, et al. Intra – arterial thrombolysis for central retinal artery occlusion after the coil embolization of paraclinoid aneurysm. J Cerebrovasc Endovasc Neurosurg, 2016, 18 (4): 369 – 372.

9. NAGAHATA M, KONDO R, SAITO S, et al. Which factors increase procedural thromboembolic events in patients with unruptured paraclinoid internal carotid artery aneurysm treated by coil embolization. Neuroradiol J, 2011, 24 (5): 712 – 714.

10. DAVIS M C, DEVEIKIS J P, HARRIGAN M R. Clinical presentation, imaging, and management of complications due to neurointerventional procedures. Semin Intervent Radiol, 2015, 32 (2): 98 – 107.

（雷　涛　王润生）

病例 60　外伤性视神经病变的综合诊治

病历摘要

【基本信息】

患者，男，9岁。主诉"高处坠落伤后右眼视力下降18 h"入院。

18 h 前，患者玩耍时不慎从高处坠落，当即出现右眼视力下降，伴头晕、头痛、恶心，呕吐 3 次，无昏迷，遂就诊于当地市医院急诊科，行头颅 CT 检查提示：颅骨骨折、颅内积气、右眼视神经管骨折、右眼眶壁骨折，请神经外科会诊无特殊处理后，立即转诊我院，检查后我院以"右眼外伤性视神经病变"收住入院。自发病来，患者神志清、精神可，食欲欠佳，睡眠良好，大、小便正常。

既往史：既往体健。否认既往眼病史。

【眼科检查】

视力：OD HM/眼前，OS 1.0；眼压：OD 指测 Tn，OS 16 mmHg。右侧前额、眉弓及颜面部皮肤擦伤，眼睑肿胀淤青，上睑遮盖约 2/3 角膜，颞侧结膜下片状出血，角膜透明，KP（－），前房常深，房水清，虹膜纹理清，瞳孔圆，直径约 7 mm，直接对光反射迟钝，间接对光反射灵敏，相对性瞳孔传入障碍（relative afferent pupillary defect，RAPD）（＋），晶状体透明，玻璃体清，眼底检查未见明显异常；左眼前节安静，瞳孔圆，直径约 3 mm，对光反应灵敏，晶状体透明，玻璃体清，眼底小瞳下未见明显异常（图 60－1）。

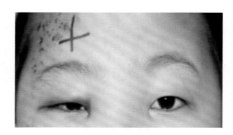

右侧前额、眉弓部皮肤擦伤，眼睑肿胀淤青，上睑遮盖约 2/3 角膜，颞侧结膜下片状出血。

图 60－1　术前外观照

【辅助检查】

实验室及影像学检查：血常规、免疫、生化等实验室检查均未见明显异常。视觉电生理检查提示：右眼 P - VEP 振幅重度降低，F - VEP 峰时后延，振幅重度降低（图60 - 2）。眼眶 CT 检查提示：①右侧颞骨、蝶骨大翼及体部，右额骨、筛骨，上颌窦前壁、后壁及内侧壁，右侧眶上壁及内侧壁骨折，右侧上颌窦、双侧筛窦、蝶窦及右侧额窦积液（部分血性）；②右额颞部颅内积气，右侧额颞部硬膜下血肿，左颞部硬膜外血肿；③右侧视神经管骨折，视神经挫伤可能；④右眼睑、颧部及额部皮下软组织挫伤（图60 - 3）。

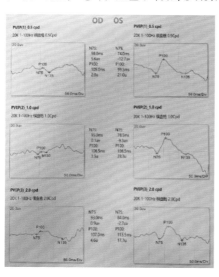
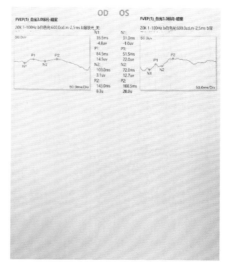

视觉电生理检查提示：右眼 P - VEP 各空间频率波形紊乱，振幅重度降低；右眼 F - VEP P1、P2 波峰时后延，振幅重度降低。

图60 -2　术前视觉电生理

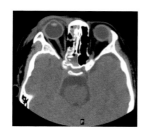
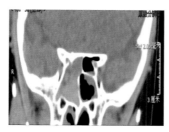
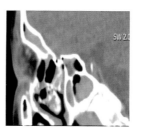

右侧蝶骨大翼及体部骨折，累及视神经管，右侧筛窦、额窦及双侧蝶窦积液。

图60 -3　术前眼眶 CT

【诊断】

①右眼外伤性视神经病变；②右眼视神经管骨折；③右眼眶壁骨折；④闭合性颅脑损伤；⑤颅面部多发骨折；⑥颜面部软组织挫伤。

【治疗经过】

入院后立即予以脱水、解痉、营养神经、改善循环等对症治疗，完善相关检查后，予以甲泼尼龙 250 mg/d 静脉输注，并请神经外科会诊，复查头颅 CT，排除手术禁忌后，急诊全身麻醉下行"内镜下经鼻右眼视神经管减压、全组鼻窦开放、脑脊液漏修补术"，术前复查右眼视力 0.12。术中见前颅底骨折，骨片游离嵌顿于视神经管骨折处，脑脊液漏，视神经管骨折，近眶侧骨折端向内、向下移位，视神经颈内动脉隐窝处骨折，骨折片隆起（图 60 - 4）。磨除 2/3 周长，自眶尖至颅口，全程开放视神经管，切开视神经鞘。术中补充诊断：右侧脑脊液鼻漏。术后鼻腔内滴用薄荷油及激素类药物，继续同前静脉用药。术后未见鼻腔出血，流清水样涕，无眼部及全身不适症状。术后第 1 天查房，测右眼视力 0.3，瞳孔圆，直径约 4 mm，直接对光反射迟钝，间接对光反射灵敏，RAPD（＋）。术后第 7 天查房，测右眼视力 0.8，瞳孔圆，直径约 3 mm，直接对光反射稍迟钝，间接对光反射灵敏，RAPD（＋）。

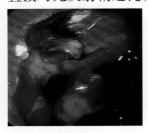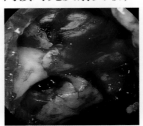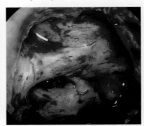

术中见前颅底骨折，骨折片游离，视神经管骨折、错位，视神经颈内动脉隐窝处骨折，骨折片隆起。术中磨除 2/3 周长，自眶尖至颅口，全程开放视神经管。

图 60 - 4　术中所见

病例分析

外伤性视神经病变（traumatic optic neuropathy，TON）是临床上一类严重威胁视力的常见的外伤性眼病，主要指眼眶外上方额、颞部突然遭受钝性外力作用后而导致的视神经病变，表现为患眼视力下降甚至丧失和严重的视野缺损，严重影响患者及其家属的身心健康和工作生活。TON 包括直接性外伤性视神经病变（direct traumatic optic neuropathy，DTON）和间接性外伤性视神经病变（indirect traumatic optic neuropathy，ITON）。DTON 见于移位骨折片对视神经的切割、碾压所造成的视神经损伤，也可见于异物对视神经的直接损伤；ITON 为作用力作用于头部或眉弓部传导至视神经，通过原发或继发性损伤机制对视力造成损伤，在外观上看未见明显组织损伤，但视力严重受损。视神经管段最易受累，主要是因为局部管腔狭窄、视神经鞘紧密附着于视神经骨管，活动度差。TON 治疗目的在于尽可能保护视神经元和轴突，挽救视功能。目前以视神经管减压术为主，同时辅以药物、高压氧等治疗。内镜下经鼻视神经管减压术（endoscopic transnasal optic canal decompression，ETOCD），通过快速解除视神经压迫能有效缓解机械性损伤，促进神经功能恢复，具有手术创伤小、减压充分、术中视野清晰、并发症少和恢复快等优点，已成为主流术式。TON 的临床疗效与多种因素有关，如受伤后残留视力、就诊治疗时间、伤者年龄、外力的作用方向、是否合并昏迷等。

该患者外伤后当即出现视力下降，虽合并颅脑损伤，但无意识障碍，就诊及时；眉弓部外伤后视力障碍，查体见右眼瞳孔散大，RAPD 阳性，屈光间质透明，眼底正常，"右眼外伤性视神经病变"

诊断明确；视力骤降，眼眶 CT 检查提示"右眼视神经管骨折"，视神经管减压手术指征明确；右眼视力 HM/眼前，积极予以药物治疗，减轻眶内组织炎症反应，缓解视神经肿胀和视神经纤维的拥挤状态，增加眼内血流灌注压，扩张血管，改善微循环，用药 2 天后，患者视力改善，随即安排手术，快速而充分地缓解视神经压力，术中使用鼠神经生长因子，促进神经系统损伤后的再生修复。

总之，外伤性视神经病变的患者一旦确诊，应尽早干预，综合治疗最为关键。ETOCD 可以有效缓解视神经压力，改善局部微循环，但影响视力预后的因素复杂，是否要进行手术及何时手术，需要临床医生结合自己的手术技巧及患者年龄、受伤时间、伤后视力、致伤因素、是否合并全身病变等多方面综合考虑。

刘洪雷病例点评

近些年，TON 的发病率不断上升，严重损伤视力，因此早诊断、综合治疗就成为临床医生关注的重点。

TON 一般可以被明确诊断。颅、眶、颌面部，尤其额、颞部外伤后出现急性视力下降，排除眼内屈光间质混浊及眼底病变，眼眶 CT 及 MRI 亦可提供重要的参考依据。但往往此类患者多合并有不同程度的颅脑及颌面部损伤，尤其是伴有意识障碍或眼睑肿胀的患者，无法获得准确病史、配合专科查体时，影像学分析就显得尤为重要。钝性外伤后若出现以下 CT 征象，则预示着视神经损伤：①后组筛窦或蝶窦腔内积血；②视神经管骨折；③视神经显著增粗、扭曲扩张；④球后肌锥内，尤其是眶尖部血肿或气肿。

综合目前临床现况，外伤性视神经病变的治疗药物主要有糖皮质激素、神经营养剂、脱水剂、血管扩张药物、神经生长因子；在条件允许的医院，ETOCD 已成为一个常规术式。对外伤后视力保留在光感及光感以上的患者多建议行 ETOCD 联合药物治疗；对无光感患者，考虑其视力提升概率较小，应慎重制定治疗方案。

综上所述，TON 是临床上的常见急症，早诊断、综合治疗对患者的预后尤为重要；但多因合并颅脑或全身病变，"生命第一"的原则会间接延误对视力损伤的诊治，这就要求临床医生要加强专业知识学习，娴熟掌握基本查体，培养独立阅片及综合分析的能力，科室间及科室内部应加强协作，及时会诊、转诊，以便为患者提供更好的治疗策略，改善患者视功能。

参考文献

1. 中华医学会眼科学分会神经眼科学组. 我国外伤性视神经病变内镜下经鼻视神经管减压术专家共识（2016 年）. 中华眼科杂志，2016，52（12）：889－893.

2. ZIMMERER R, RANA M, SCHUMANN P, et al. Diagnosis and treatment of optic nerve trauma. Facial Plast Surg, 2014, 30（5）：518－527.

3. LAI I L, LIAO H T, CHEN C T. Risk factors analysis for the outcome of indirect traumatic optic neuropathy with steroid pulse therapy. Ann Plast Surg, 2016, 76（S1）：S60－S67.

4. HE Z. Endoscopic decompression of the optic canal for traumatic optic neuropathy. Chin J Traumatology, 2016, 19（6）：330－332.

5. SOSIN M. Treatment Outcomes following Traumatic Optic Neuropathy. Plastic & Reconstructive Surgery, 2016, 137（1）：231.

（王　娜　刘洪雷）

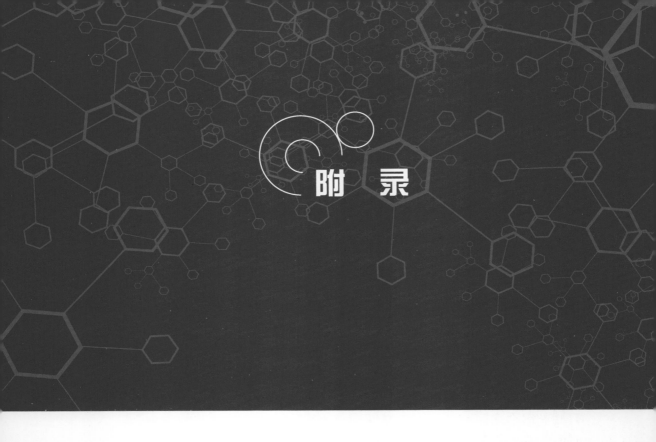

附 录

陕西省眼科医院简介

　　西安市人民医院（原西安市第四医院），陕西省眼科医院是陕西省重点学科和优势专科，经过多年来数代医务人员的不懈努力，已成为西部地区临床规模最大，集临床、科研、教学和康复为一体的大型综合型眼科医院。为国家住院医师规范化培训眼科专科培训基地，陕西省眼科县级骨干医生培训基地，西安交通大学、西北工业大学、西安医学院、陕西中医药大学博士、硕士研究生带教点，西安医学院眼视光专业教学医院。

　　陕西省眼科医院拥有130年历史，学术基础雄厚。20世纪50年代初就在亚洲地区率先设计制作有机玻璃后房人工晶状体，开展

笔记

了后房型人工晶状体植入术及角膜移植术。20 世纪 60 年代初开展了视网膜脱离复位术。20 世纪 70 年代建立眼病研究室，在全国率先开展了视觉电生理的眼功能检查及荧光素眼底血管造影、氩激光眼底病治疗。20 世纪 80 年代中期在西北率先开展了现代显微手术及玻璃体切除治疗玻璃体积血及复杂视网膜脱离、眼内异物取出等手术。20 世纪 90 年代由西安市科技局批准设立西安市眼底病研究所。

2003 年成立了世界眼科组织（World Eye Organization，WEO）西安眼科中心。2004 年陕西省卫生厅批准成立陕西省眼科医疗中心。2015 年与陕西省 13 家医院成立了陕西省眼科医疗集团。2017 年作为牵头单位联合西部地区眼科组成西部眼科联盟，目前已有 116 家医疗机构参与；并大规模开展眼科日间手术诊疗模式，现已涵盖 65 个病种 89 种术式，明显提高了工作效率，降低了患者就医的经济负担。2018 年陕西省卫生健康委员会批准成立陕西省眼科医院。2020 年初，医院牵头的陕西省眼视光疾病临床医学研究中心由陕西省科技厅联合陕西省卫生健康委员会批准成立，陕西省眼视光疾病临床医学研究中心通过构建协同网络，形成综合解决临床问题的方案，带动和引领我省眼视光疾病诊疗技术水平和服务能力的提升，同时，获批国家眼部疾病临床医学研究中心——陕西省分中心。

陕西省眼科医院拥有一支医术精湛、医疗作风过硬的专业技术梯队。现有医务人员 400 余人，其中医师约 180 人，高级职称医师 66 人，拥有博士和硕士研究生学历 120 人。现研究生导师 6 人，西安医学院特聘教授 1 名，西北工业大学医学研究院特聘研究员 3 名，西安交通大学和西北工业大学博士研究生导师 2 名。2019 年眼科年门诊量达 61 万余人次，手术量 3.9 万余台，其中白内障手术

笔记

1.6 万余台，角膜激光屈光性手术 1.1 万余眼，玻璃体视网膜手术 4460 例。近年来完成百余项眼科科研课题，近 5 年获得国家自然科学基金项目 5 项，省级课题 32 项，市级课题 19 项，省市级科技奖励 20 余项，发表 SCI 收录论文 50 余篇。2019 荣获西安市年第二届"中国医师节""最美医师团队"称号，多名专家获得省市最美医师称号。

陕西省眼科医院在原有专业病区构架基础上，进行了现代化眼科专科医院的调整改革，现设有眼底病院、白内障人工晶状体中心、眼视光中心、眼屈光中心、眼外伤中心、青光眼中心、眼整形与眼眶病中心、中西医结合眼病诊疗中心、儿童眼病中心、眼表疾病中心十大眼科中心，角膜库、激光治疗中心两个平台，眼科医院病区和日间手术病区，以及陕西省眼视光疾病临床医学研究中心、西安市眼底病研究所、《广仁眼科》（原《西部眼科》）杂志社。眼科专业为国家认证药物临床试验管理规范（Good Clinical Practice，GCP）机构，主持 2 项全球药物三期/四期临床研究项目等。

陕西省眼科医院积极开展防盲、治盲和扶贫工作，先后派遣医疗队至西藏阿里地区、陕西省偏远地区开展卫生支农工作。同时，响应国家近视防控政策要求，积极开展进社区和学校科普宣教、筛查和防治研究。在各级领导的关心和支持下启用的西安市第四医院新院区（西安市人民医院），必将为医院的发展带来新的发展机遇和活力。医院全体同仁将继续奋发进取，共同努力，为将陕西省眼科医院建成各眼科亚专业齐全、人才梯队合理、临床特色鲜明、西部一流、国内知名的眼科医院而努力。